W0357479

Dr. med. Max Hösl
Arzt für Orthopädie
92237 Sulzbach - Rosenberg
KV 68 / 44 045 - Tel. 0 96 61 / 5 17 87

*Allen/Leitsymptome*

H. C. Allen

# *Leitsymptome*
## *wichtiger Mittel der homöopathischen Materia Medica*

Übersetzt, bearbeitet, mit Nachträgen versehen und ergänzt
von
Dr. med. Manfred Freiherr von Ungern-Sternberg
und
Dr. rer. nat. Andreas Grimm

Ulrich Burgdorf
Verlag für homöopathische Literatur

5,49

4. Auflage 1995

Titel der amerikanischen Originalausgabe:
Keynotes and Characteristics with Comparisons of some of the Leading Remedies of the Materia Medica

© Copyright 1995 by Ulrich Burgdorf Verlag, 37085 Göttingen, Germany

Alle Rechte vorbehalten, einschließlich der auszugsweisen oder photomechanischen Wiedergabe, der Mikroverfilmung, der Übertragung in eine maschinenlesbare Sprache sowie der Programmierung und der Speicherung auf Datenträger.

Herstellung: Paderborner Druckzentrum, Paderborn
Printed in Germany

ISBN 3-922345-16-6

## Vorwort zur zweiten Auflage

Im Zuge der Überarbeitung der ersten Auflage dieses Werkes zur Vorbereitung einer zweiten fiel auf, daß an manchen Stellen des englischen Originaltextes unerklärliche, unbekannte Symptome zu finden waren, so z. B. unter *Tarantula*: »...choleric affections, where whole body, or right arm and left leg are affected...«. Der Begriff »choleric affections« ergibt in seinem Textzusammenhang keinen Sinn und ist auch vom Englischen her ungewöhnlich. Daher wurde nun versucht, auf die Quelle des fraglichen Symptoms zurückzugehen. Im Falle des Beispiels stellte sich heraus, daß sich der gesamte Absatz auf die von Allen meistbenutzte Sekundärquelle, nämlich auf Herings »Guiding Symptoms« und hier auf die Darstellungen von Choreafällen bezieht und daß es richtig heißen muß: »Choreatic affections«. Wegen solcher Fehler begannen der Verlag und die Herausgeber nunmehr das gesamte Original in Frage zu stellen und die Symptome so weit als möglich auf ihre Quellen zurückzuführen, soweit vorhanden auf die deutschsprachigen. So konnten weitere Fehler identifiziert werden, und es erschien unumgänglich, den Text insgesamt einer Überprüfung zu unterziehen, da das englische Original offenbar noch nie lektoriert worden war und wahrscheinlich in seiner letzten Ausgabe auch nicht mehr von H. C. Allen auf sinnentstellende Fehler durchgesehen worden war. Außerdem besteht ja die Crux jeder Übersetzung eines homöopathischen Buches ins Deutsche darin, daß den englischen Werken, aus denen die Autoren geschöpft haben, sehr oft ihrerseits deutschsprachige Quellen zugrundeliegen, die ins Englische übertragen wurden und nun wieder rückübersetzt werden müssen, wobei sich die Fehlermöglichkeiten naturgemäß vervielfachen.

Da sich Allens »Keynotes« seit vielen Jahrzehnten als ein hervorragendes Werk für die tägliche Arbeit erwiesen haben, lag es mir am Herzen, nunmehr die kleinen und großen Fehler zu beheben, um die deutsche Ausgabe hinsichtlich ihrer Verläßlichkeit noch zu steigern. Für diese Arbeit konnte, da ich wegen des großen Zeitaufwandes dazu nicht in der Lage war, Herr Dr. Andreas Grimm gewonnen werden. Dessen mühevoller und zeitintensiver Arbeit verdankt das Werk nun seine wissenschaftliche Treue und zahlreiche Ergänzungen aus den Werken Hahnemanns. Hierfür ist Herrn Grimm besonders zu danken.

Leitsymptome sind Symptome, die schon für sich allein auf ein bestimmtes Mittel aufmerksam machen. Aufmerksam geworden sein heißt aber, die Arzneimittelsymptome sorgfältig mit dem individuellen Fall zu vergleichen und eine Verordnung erst nach Sicherung der Arzneidiagnose zu geben. Das wörtlich vollständige Symptom kann diese Anforderungen erfüllen.

Es erschien sinnvoll, den Text mit eigenen Erfahrungen und Lesefrüchten zu ergänzen. Soweit es sich dabei um Symptome handelt, die in Hahnemanns Werken zu finden sind, sind sie mit Quellenangabe im Wortlaut in den Text eingefügt worden; handelt es sich um Ergänzungen von mir, sind sie entsprechend gekennzeichnet. Mit meinen Praxis-Tips versuche ich, die Dynamik des jeweiligen Mittels anschaulicher zu machen, um das Wiedererkennen der Arznei beim Patienten zu erleichtern. Zuweilen führe ich auch bewährte klinische Indikationen an, die für die homöopathische Praxis nützlich sein können. Natürlich dürfen sie nicht als »Rezepte« verstanden und unkritisch übernommen werden, sondern es muß immer eine genaue Prüfung des Einzelfalles erfolgen. Weiterhin erschien es mir sinnvoll, die Weihepunkte der Mittel anzugeben, damit diese einer weiteren klinischen Überprüfung unterzogen werden können.

Ich hoffe mit diesem Buch den Kolleginnen und Kollegen ein brauchbares Werkzeug an die Hand zu geben. Leitsymptome wichtiger Arzneien und deren Modalitäten und Hinweise auf Vergleichsmittel stehen dem Benutzer in kondensierter Form zur Verfügung und können seine homöopathische Differentialdiagnose stützen. Dem Studenten kann es die zentralen Symptome der behandelten Arzneien so konzis vermitteln wie kaum ein anderes Werk. Ich hoffe damit aber auch den Weg auf die Quellen der Materia Medica zu weisen, denn hier kann die Arzneidiagnose zuverlässig gesichert werden, und mancher Arzneimittelschatz ist aus diesen Quellen noch nicht gehoben.

Detmold, im September 1990

*Dr. med. Manfred Freiherr von Ungern-Sternberg*

In den Arzneimitteldarstellungen dieses Buches werden die in der internationalen homöopathischen Literatur gebräuchlichen Symbole für

Aggravation < = verschlimmert durch

und

Amelioration > = gebessert durch

verwendet.

Einfügungen des Herausgebers sind mit *U.-ST.* gekennzeichnet, Nachträge aus Hahnemanns *Reiner Arzneimittellehre* mit RAML, Bandzahl, Symptomnummer, und aus den *Chronischen Krankheiten* mit CK, Bandzahl, Symptomnummer; aus Herings *Guiding Symptoms* mit GS, Bandzahl, Seitenzahl. Nachträge aus Werken anderer Autoren sind jeweils mit dem vollen Namen in kursiven Großbuchstaben gekennzeichnet.

## VERZEICHNIS DER ARZNEIMITTEL UND IHRER ABKÜRZUNGEN

Arzneien, die im Text vorkommen, denen aber kein eigenes Kapitel gewidmet ist, sind *kursiv* gedruckt.

| | |
|---|---|
| **A**brotanum | Abrot. |
| Acidum aceticum | Acet-ac. |
| Acidum benzoicum | Benz-ac. |
| Acidum carbolicum | Carb-ac. |
| Acidum fluoricum | Fl-ac. |
| Acidum muriaticum | Mur-ac. |
| Acidum nitricum | Nit-ac. |
| Acidum phosphoricum | Ph-ac. |
| Acidum picrinicum | Pic-ac. |
| Acidum sulfuricum | Sulf-ac. |
| Aconitum napellus | Acon. |
| *Actaea spicata* | *Act-sp.* |
| Aesculus hippocastanum | Aesc. |
| Aethusa cynapium | Aeth. |
| Agaricus muscarius | Agar. |
| Agnus castus | Agn. |
| *Ailanthus glandulosa* | *Ail.* |
| *Aletris farinosa* | *Alet.* |
| Allium cepa | All-c. |
| *Allium sativum* | *All-s.* |
| Aloe socotrina | Aloe |
| *Alumen* | *Alumn.* |
| Alumina | Alum. |
| Ambra grisea | Ambr. |
| Ammonium carbonicum | Am-c. |
| Ammonium muriaticum | Am-m. |
| Amylium nitrosum | Aml-ns. |
| Anacardium orientale | Anac. |
| *Anhalonium lewinii* | *Anh.* |
| *Anisum stellatum* | *Anis.* |
| Anthracinum | Anthr. |
| Antimonium crudum | Ant-c. |
| Antimonium tartaricum | Ant-t. |
| *Aphis chenopodii glauci* | *Aphis* |
| Apis mellifica | Apis |
| Apocynum cannabinum | Apoc. |
| *Aralia racemosa* | *Aral.* |
| *Aranea diadema* | *Aran.* |
| Argentum metallicum | Arg-m. |
| Argentum nitricum | Arg-n. |
| Arnica montana | Arn. |
| Arsenicum album | Ars. |
| *Arsenicum jodatum* | *Ars-j.* |
| *Arum dracontium* | *Arum-d.* |
| Arum triphyllum | Arum-t. |
| *Asa foetida* | *Asaf.* |
| Asarum europaeum | Asar. |
| *Astacus fluviatilis* | *Astac.* |
| Asterias rubens | Aster. |
| Aurum metallicum | Aur. |
| ***B**adiaga* | *Bad.* |
| Baptisia tinctoria | Bapt. |
| Barium carbonicum | Bar-c. |
| Belladonna | Bell. |
| *Bellis perennis* | *Bell-p.* |
| Berberis vulgaris | Berb. |
| Bismutum subnitricum | Bism. |
| *Blatta orientalis* | *Blatta* |
| Borax veneta | Bor. |
| Bovista | Bov. |
| Bromum | Brom. |
| Bryonia alba | Bry. |
| *Bufo rana* | *Bufo* |

| | |
|---|---|
| Cactus grandiflorus | Cact. |
| Caladium seguinum | Calad. |
| Calcium arsenicosum | Calc-ar. |
| Calcium carbonicum H. | Calc. |
| *Calcium fluoricum* | *Calc-f.* |
| *Calcium jodatum* | *Calc-j.* |
| Calcium phosphoricum | Calc-p. |
| Calendula | Calend. |
| Camphora | Camph. |
| Cannabis indica | Cann-i. |
| Cannabis sativa | Cann-s. |
| Cantharis | Canth. |
| Capsicum annuum | Caps. |
| Carbo animalis | Carb-an. |
| Carbo vegetabilis | Carb-v. |
| Carcinosinum | Carc. |
| Carduus marianus | Card-m. |
| *Cascarilla* | *Casc.* |
| Caulophyllum thalictroides | Caul. |
| Causticum H. | Caust. |
| Chamomilla | Cham. |
| Chelidonium majus | Chel. |
| China | Chin. |
| *Chininum sulfuricum* | *Chin-s.* |
| *Chionanthus virginica* | *Chion.* |
| *Chlorum* | *Chlor.* |
| Cicuta virosa | Cic. |
| *Cimex lectularius* | *Cimx.* |
| Cimicifuga racemosa | Cimic. |
| Cina | Cina |
| *Cinnabaris* | *Cinnb.* |
| *Cinnamomum* | *Cinnm.* |
| *Clematis erecta* | *Clem.* |
| *Cobaltum metallicum* | *Cob.* |
| Coca | Coca |
| *Cocainum hydrochloricum* | *Cocain.* |
| Cocculus indicus | Cocc. |
| Coccus cacti | Coc-c. |
| Coffea cruda | Coff. |
| Colchicum autumnale | Colch. |
| Collinsonia canadensis | Coll. |
| Colocynthis | Coloc. |
| *Comocladia dentata* | *Com.* |
| *Condurango* | *Cond.* |
| Conium maculatum | Con. |
| *Convallaria majalis* | *Conv.* |
| *Copaiva* | *Cop.* |
| *Corallium rubrum* | *Cor-r.* |
| Crocus sativus | Croc. |
| Crotalus horridus | Crot-h. |
| Croton tiglium | Crot-t. |
| *Cubeba officinalis* | *Cubeba* |
| *Culex moscae* | *Culex* |
| Cuprum metallicum | Cupr. |
| *Curare* | *Cur.* |
| Cyclamen europaeum | Cycl. |

| | |
|---|---|
| *Daphne indica* | *Daph.* |
| Digitalis purpurea | Dig. |
| Dioscorea villosa | Dios. |
| Diphtherinum | Diph. |
| *Dolichos pruriens* | *Dol.* |
| Drosera rotundifolia | Dros. |
| Dulcamara | Dulc. |

| | |
|---|---|
| *Elaps corallinus* | *Elaps* |
| *Epigea repens* | *Epig.* |
| Equisetum hiemale | Equis. |
| *Erechthites hieracifolia* | *Erech.* |
| *Erigeron canadensis* | *Erig.* |

| | |
|---|---|
| *Eugenia jambosa* | *Eug.* |
| Eupatorium perfoliatum | Eup-per. |
| *Eupatorium purpureum* | *Eup-pur.* |
| *Euphorbium officinarum* | *Euphorb.* |
| Euphrasia | Euphr. |
| | |
| **F**errum metallicum | Ferr. |
| *Ferrum phosphoricum* | *Ferr-p.* |
| *Formica rufa* | *Form.* |
| | |
| ***G**ambogia* | *Gamb.* |
| Gelsemium sempervirens | Gels. |
| *Gettysburger Wasser* | |
| Glonoinum | Glon. |
| *Gnaphalium polycephalum* | *Gnaph.* |
| Graphites | Graph. |
| *Gratiola officinalis* | *Grat.* |
| *Grindelia robusta* | *Grin.* |
| *Guajacum officinale* | *Guaj.* |
| *Gymnocladus canadensis* | *Gymn.* |
| | |
| **H**amamelis virginica | Ham. |
| *Hekla-Lava* | *Hekla* |
| Helleborus niger | Hell. |
| Helonias dioica | Helon. |
| Hepar sulfuris calcareum | Hep. |
| Hydrastis canadensis | Hydr. |
| *Hydrocyanicum acidum* | *Hydr-ac.* |
| Hyoscyamus niger | Hyos. |
| Hypericum perforatum | Hyper. |
| | |
| **I**gnatia amara | Ign. |
| *Indigo tinctoria* | *Indg.* |
| *Indium metallicum* | *Indium* |
| Ipecacuanha | Ip. |
| *Iris versicolor* | *Iris* |
| *Jalapa* | *Jal.* |
| *Jatropha curcas* | *Jatr.* |
| Jodum | Jod. |
| | |
| **K**alium arsenicosum | Kali-ar. |
| Kalium bichromicum | Kali-bi. |
| Kalium bromatum | Kali-br. |
| Kalium carbonicum | Kali-c. |
| *Kalium jodatum* | *Kali-j.* |
| *Kalium muriaticum* | *Kali-m.* |
| *Kalium nitricum* | *Kali-n.* |
| *Kalium permanganicum* | *Kali-perm.* |
| *Kalium phosphoricum* | *Kali-p.* |
| *Kalium sulfuricum* | *Kali-s.* |
| Kalmia latifolia | Kalm. |
| *Kava kava* | |
| Kreosotum | Kreos. |
| | |
| **L**ac caninum | Lac-c. |
| Lac defloratum | Lac-d. |
| Lachesis | Lach. |
| *Lachnanthes tinctoria* | *Lachn.* |
| *Lactis acidum* | *Lac-ac.* |
| *Lappa arctium* | *Lappa* |
| *Lathyrus sativus* | |
| *Laurocerasus* | *Laur.* |
| Ledum palustre | Led. |
| *Leptandra virginica* | *Lept.* |
| Lilium tigrinum | Lil-t. |
| *Lithium carbonicum* | *Lith.* |
| Lobelia inflata | Lob. |
| Lycopodium clavatum | Lyc. |
| Lyssinum = Hydrophobinum | Lyss. |

| | |
|---|---|
| **M**agnesium carbonicum | Mag-c. |
| Magnesium muriaticum | Mag-m. |
| Magnesium phosphoricum | Mag-p. |
| *Magnesium sulfuricum* | *Mag-s.* |
| *Magnetus polus australis* | *Mag-aust.* |
| *Mancinella* | *Manc.* |
| *Mandragora officinarum* | *Mand.* |
| *Manganum* | *Mang.* |
| *Manganum aceticum* | *Mang-ac.* |
| *Manganum muriaticum* | *Mang-m.* |
| Medorrhinum | Med. |
| Melilotus alba | Meli. |
| Menyanthes trifoliata | Meny. |
| *Mephitis* | *Meph.* |
| Mercurius corrosivus | Merc-c. |
| Mercurius cyanatus | Merc-cy. |
| Mercurius dulcis | Merc-d. |
| Mercurius jodatus flavus | Merc-j-f. |
| Mercurius jodatus ruber | Merc-j-r. |
| Mercurius solubilis H. aut Mercurius vivus | Merc. |
| Mercurius sulfuricus | Merc-sulf. |
| Mezereum | Mez. |
| Millefolium | Mill. |
| *Moschus* | *Mosch.* |
| Murex purpurea | Murx. |
| *Mygale lasiodora* | *Mygal.* |
| | |
| **N**aja tripudians | Naja |
| Natrium carbonicum | Nat-c. |
| Natrium muriaticum | Nat-m. |
| *Natrium phosphoricum* | *Nat-p.* |
| Natrium sulfuricum | Nat-s. |
| *Niccolum* | *Nicc.* |
| *Nitri spiritus dulcis* | *Nit-s-d.* |
| Nux moschata | Nux-m. |
| Nux vomica | Nux-v. |
| | |
| **O***cimum canum* | *Oci.* |
| *Oleander* | *Olnd.* |
| Opium | Op. |
| *Origanum majorana* | *Orig.* |
| *Oxalicum acidum* | *Ox-ac.* |
| | |
| **P***alladium* | *Pall.* |
| *Paris quadrifolia* | *Paris* |
| Petroleum | Petr. |
| Petroselinum | Petros. |
| *Phellandrium* | *Phell.* |
| Phosphorus | Phos. |
| Physostigma venenosum | Phys. |
| Phytolacca decandra | Phyt. |
| *Pix liquida* | *Pix* |
| *Plantago major* | *Plan.* |
| Platinum metallicum | Plat. |
| Plumbum metallicum | Plb. |
| Podophyllum peltatum | Podo. |
| Psorinum | Psor. |
| *Ptelea trifoliata* | *Ptel.* |
| Pulsatilla pratensis | Puls. |
| Pyrogenium | Pyrog. |
| | |
| **R**anunculus bulbosus | Ran-b. |
| *Ranunculus sceleratus* | *Ran-s.* |
| Ratanhia | Rat. |
| Rheum | Rheum |
| Rhododendron | Rhod. |
| *Rhus radicans* | *Rhus-r.* |
| Rhus toxicodendron | Rhus-t. |
| *Rhus venenata* | *Rhus-v.* |

| | |
|---|---|
| *Robinia pseudacacia* | *Rob.* |
| Rumex crispus | Rumx. |
| Ruta graveolens | Ruta |
| | |
| **S**abadilla | Sabad. |
| Sabina | Sabin. |
| *Salicylicum acidum* | *Sal-ac.* |
| Sambucus nigra | Samb. |
| Sanguinaria canadensis | Sang. |
| *Sanguinaria nitrica* | *Sang-n.* |
| Sanicula aqua | Sanic. |
| *Santoninum* | *Santonin.* |
| Sarsaparilla | Sars. |
| *Scilla maritima* | *Scilla* |
| Secale cornutum | Sec. |
| *Sedum acre* | *Sed-ac.* |
| Selenium | Sel. |
| *Senecio aureus* | *Senecio* |
| *Senega* | *Seneg.* |
| Sepia | Sep. |
| Silicea | Sil. |
| *Sinapis alba* | *Sin-a.* |
| Spigelia | Spig. |
| Spongia tosta | Spong. |
| Stannum metallicum | Stann. |
| Staphisagria | Staph. |
| *Sticta pulmonaria* | *Stict.* |
| Stramonium | Stram. |
| *Strontium* | *Stront.* |
| *Strychninum* | *Stry.* |
| Sulfur | Sulf. |
| Symphytum officinale | Symph. |
| Syphilinum (= Luesinum) | Syph. |
| | |
| **T**abacum | Tab. |
| Tarantula hispanica | Tarant. |
| Taraxacum | Tarax. |
| *Tellurium* | *Tell.* |
| Terebinthina oleum | Ter. |
| *Teucrium marum verum* | *Teucr.* |
| Theridion curassavicum | Ther. |
| Thlaspi bursa pastoris | Thlas. |
| Thuja occidentalis | Thuj. |
| Trillium pendulum | Trill. |
| *Trombidium muscae domesticae* | *Trom.* |
| Tuberculinum (= Bacillinum) | Tub. |
| | |
| **U***rtica urens* | *Urt-u.* |
| *Ustilago maydis* | *Ust.* |
| | |
| **V**aleriana | Valer. |
| Variolinum | Vario. |
| Veratrum album | Verat. |
| Veratrum viride | Verat-v. |
| *Verbascum* | *Verb.* |
| *Viburnum opulus* | *Vib.* |
| | |
| **X***anthoxylum* | *Xan.* |
| | |
| **Z**incum metallicum | Zinc. |
| *Zingiber* | *Zing.* |

# ABROTANUM

Eberraute / Compositae — Weihepunkt: Äußerer Nabelring li. o.; B 21

Verstopfung wechselt mit Durchfall ab: Lienterie.

Marasmus bei Kindern mit deutlicher Abzehrung, besonders an den Beinen (*Jod.*, *Sanic.*, *Tub.*); schlaffe Haut, hängt lose in Falten (am Nacken: *Nat-m.*, *Sanic.*).

Bei Marasmus kann der Kopf vor Schwäche nicht aufrecht gehalten werden (*Aeth.*).

Marasmus nur der unteren Extremitäten.

Heißhunger; rasche Abmagerung trotz guten Essens (*Jod.*, *Nat-m.*, *Sanic.*, *Tub.*).

Schmerzhafte Kontraktionen der Glieder durch Krämpfe oder nach Kolik.

Rheumatismus: übermäßige Schmerzen vor Auftreten der Schwellung; durch plötzlich stockende (bzw. durch Unterdrückung einer) Diarrhö oder andere(r) Absonderungen; abwechselnd mit Hämorrhoiden oder mit Dysenterie.

Gicht: steife oder geschwollene Gelenke mit prickelndem Gefühl. Hand- und Fußgelenke schmerzhaft und entzündet.

Überall sehr lahm und empfindlich wie wund.

Juckende Frostbeulen (*Agar.*).

Große Schwäche und Kraftlosigkeit und eine Art auszehrendes Fieber bei Kindern; unfähig zu stehen.

Kinder sind boshaft, reizbar, verdrießlich, verzagt; heftig, unmenschlich, mit Verlangen, grausam zu handeln.

Altes, bleiches, runzliges Gesicht (*Op.*).

**VERWANDTSCHAFT:** nach *Hep.* bei Furunkeln; nach *Acon.* und *Bry.* bei Pleuritis, wenn ein Druckgefühl zurückbleibt, das auf der befallenen Seite die Atmung behindert.

**Anmerkung und Praxis-Tip des Übersetzers:**

**VERSCHLIMMERUNG:** kalte Luft; Feuchtigkeit; Nebel; unterdrückte Absonderungen; nachts.

**BESSERUNG:** Bewegung; lockerer Stuhl.

Ein wichtiges Symptom ist der Feldwechsel (Metastasierung) von z. B. Rheuma und katarrhalischen Beschwerden; Akne Rosacea und vergröberte Kapillarvenen und auch Hämangiome sind bewährte Indikationen.

# ACIDUM ACETICUM

Eisessig / $CH_3COOH$

Paßt für blasse, magere Personen mit schlaffer Muskulatur; **Gesicht bleich, wächsern** (*Ferr.*).

Hämorrhagie: aus jeder Schleimhaut, aus Nase, Kehle, Lunge, Magen, Darm, Uterus (*Ferr.*, *Mill.*); Metrorrhagie; vikariierend; Nasenbluten nach Traumen (*Arn.*).

Marasmus und andere zehrende Krankheiten bei Kindern (*Abrot.*, *Jod.*, *Sanic.*, *Tub.*).

**Große Entkräftung: nach Verletzungen** (*Sulf-ac.*); **nach chirurgischen Eingriffen; nach Narkosen**.

Durst: stark, brennend, auch durch große Mengen nicht zu stillen bei Wassersucht, Diabetes, chron. Diarrhö; **ABER KEIN DURST BEI FIEBER**.

Saures Aufstoßen und Erbrechen in der Schwangerschaft, Sodbrennen und reichliche Speichelbildung, Tag und Nacht (*Lac-ac.* – Speichelfluß < nachts: *Merc.*).

Diarrhö: reichlich, erschöpfend, großer Durst; bei Wassersucht, Typhus, Phthise; mit Nachtschweiß.

Echter Krupp, pfeifende Atmung, Husten beim Einatmen (*Spong.*); letzte Stadien.

Inhalationen von Apfelessigdämpfen wurden erfolgreich bei Krupp und bösartiger Diphtherie verwendet.

Kann nicht auf dem Rücken liegend schlafen (schläft besser auf dem Rücken: *Ars.*); Gefühl des Sinkens im Abdomen verursacht Dyspnö; **ruht besser auf dem Bauch liegend** (*Am-c.*).

Zehrendes Fieber, Haut trocken und heiß; **roter Fleck auf der linken Wange und durchnässende Nachtschweiße**.

Fleischvergiftungen. – *U.-ST.*

**VERWANDTSCHAFT:** Antidot für betäubende Dämpfe (*Aml-ns.*); Holzkohlen- und Gasdunst; *Op.* und *Stram.*

**Apfelessig ist Antidot für** *Carb-ac.*

Folgt gut auf *China* bei Hämorrhagie; auf *Digitalis* bei Wassersucht. Verschlimmert die Symptome von *Arn.*, *Bell.*, *Lach.*, *Merc.*; besonders den Kopfschmerz von *Bell.*

# ACIDUM BENZOICUM

Benzoesäure, Destillat aus Styrax-Harz / $CH_6H_5COOH$ Weihepunkt: Lu 2 re.

Gichtig-rheumatische Diathese bei gonorrhoischem oder luetischem Terrain.

Gichtige Konkrementbildungen; Arthropathie; affiziert alle Gelenke, speziell die Knie, Knacken bei Bewegung; Knotenbildung (*Berb.*, *Lith.*, *Lyss.*).

**URIN DUNKELBRAUN, SEHR INTENSIVER URINGERUCH.**

Enuresis nocturna zarter Kinder; Harnträufeln alter Männer mit Prostatahypertrophie; strenger, charakteristischer Geruch; hoher Harnsäurespiegel.

Blasenkatarrh nach unterdrückter Gonorrhö.

Diarrhö der Kinder; weiß, **stinkt sehr**, erschöpfende, flüssige Stühle laufen ›direkt durch die Windel‹ (*Podo.*); dunkelroter, stinkender Urin.

Husten; mit Auswurf grünen Schleims (*Nat-s.*); extreme Müdigkeit und Mattigkeit.

Schmerzen ziehend, stechend in den Großzehengrundgelenken; Röte und Schwellung der Gelenke; Gicht < nachts.

**VERWANDTSCHAFT:** ähnlich: *Cop.*, *Ferr.*, *Kali-n.*, *Thuj.*; besonders wenn *Nit-ac.* bei Enuresis nicht heilte; *Berb.*, *Lith.* bei arthritischen Beschwerden. Nützlich bei erfolgloser Behandlung von Gicht mit *Colchicum*; nach Abusus von *Cop.* bei Unterdrückung von Gonorrhö.

Unverträglich: Wein, der die Harnsymptome und die gichtig-rheumatischen Beschwerden verschlimmert.

**Anmerkung des Übersetzers:**

**VERSCHLIMMERUNG:** Wetterwechsel; im Freien; durch Aufdecken; Kälte.

**BESSERUNG:** reichliche Harnausscheidung; Hitze.

# ACIDUM CARBOLICUM

Phenol / $C_6H_5OH$ Weihepunkt: Mitte zwischen N 16 und M 21 re.

Wird nur mit Alkohol potenziert (Ausnahme von der Regel zur Herstellung von Säurepräparaten).

Schreckliche Schmerzen; **plötzlich auftretend**, kurze Zeit anhaltend und plötzlich verschwindend (*Bell.*, *Mag-p.*).

Äußerste Schwäche, Kollaps; Haut blaß und in kalten Schweiß gebadet (*Camph.*, *Carb-v.*, *Verat.*).

Physische Anstrengung, sogar viel Umhergehen, bringt in irgendeinem Körperteil einen Abszeß hervor – aber meistens im re. Ohr. – R. T. *COOPER*.

Dumpfer, schwerer Stirnkopfschmerz, **als ob ein Gummiband eng über die Stirn gespannt wäre, von Schläfe zu Schläfe** (*Gels.*, *Plat.*, *Sulf.*).

Wenn Verbrennungen zu Ulzeration und jauchiger Absonderung tendieren.

Eitrige Absonderung aus Mund, Nase, Hals, Rektum und Vagina (*Anthr.*, *Psor.*, *Pyrog.*).

Maligne Scharlach- und Pockenerkrankung (*Am-c.*).

Rißwunden von stumpfen Instrumenten; Knochen bloßgelegt, zermalmt; große Abschürfungen weicher Teile (*Calend.*).

Verlangen nach Whisky und Tabak (*Asar.*, *Carb-v.*).

Erbrechen: bei Säufern, in der Schwangerschaft, bei Seekrankheit, bei Krebs; von dunkler, olivgrüner Flüssigkeit (*Pyrog.*).

Dysenterie: flüssiger Schleim, wie Fetzen von Schleimhaut, und starker Tenesmus (*Canth.*); Diarrhö, dünner Stuhl, unfreiwillig, schwarz, unerträglich stinkend.

**Verstopfung, MIT SCHRECKLICH ÜBELRIECHENDEM ATEM** (*Opium*, *Psor.*).

Leukorrhö: scharf, reichlich, stinkend, grün.

**VERWANDTSCHAFT:** vgl. *Ars.*, *Kreos.* bei Verbrennungen; bei Ulcera mit ungesunder, stinkender Absonderung: *Gels.*, *Merc.*, *Sulf.*

Phenol wird antidotiert durch verdünnten Apfelessig, äußerlich wie innerlich, wenn es zufällig oder in suizidaler Absicht geschluckt worden ist.

**Anmerkung und Praxis-Tip des Übersetzers:**

**VERSCHLIMMERUNG:** Lärm; Lesen; Schwangerschaft; Haarekämmen.

Wichtiges Mittel bei Insektenallergie. Kollaps nach Bienen- oder Wespenstichen. Toxische Zustände bei akuten Infektionskrankheiten, wie Diphtherie mit Gaumensegellähmung. Bewährt: C 3.

# ACIDUM FLUORICUM

Acidum hydrofluoricum / HF    Weihepunkt: G 12 li., MP 5 li.

Krankheiten alter Menschen oder vorzeitig alternder Menschen; bei syphilitisch-merkurialer Dyskrasie; **junge Menschen, die alt aussehen**.

Gesteigerte körperliche Leistungsfähigkeit ohne Gefahr für die Gesundheit (*Coca*, – *Anh.* – *U.-ST.*); leidet weniger unter Temperaturextremen wie Sommerhitze oder Winterkälte.

Alte Narben röten sich an den Rändern und drohen sich zu offenen Geschwüren zu entwickeln (*Caust.*, *Graph.*). – Keloide. – *U.-ST.*

Krampfadern und Ulcera, hartnäckige, langwierige Fälle, bei Frauen, die mehrere Geburten hinter sich haben.

Karies und Nekrose speziell der langen Röhrenknochen, psorisch oder syphilitisch, Mißbrauch von *Mercur* oder *Silicea* (*Agn.*).

Flacher Naevus bei Kindern (re. Schläfe); Teleangiektasien (vgl. *Calc-f.*, *Tub.*).

Ulcera: rote Ränder und Bläschen; Decubitus; reichliche Eiterung; < durch Wärme, > durch Kälte; heftige, blitzartige Schmerzen, die sich auf eine kleine Stelle beschränken.

Rapider Zahnverfall; Zahnfisteln, Tränenfisteln; Exostosen der Gesichtsknochen (*Hekla*).

**VERWANDTSCHAFT:** ergänzend: *Coca*, *Silicea*.

Folgt gut nach *Ars.* bei Aszites von Alkoholikern; nach *Kali-c.* bei Hüftleiden; nach *Coff.*, *Staph.* bei empfindlichen Zähnen; nach *Ph-ac.* bei Diabetes; nach *Sil.*, *Symph.* bei Knochenerkrankungen; nach *Spong.* bei Struma.

**Anmerkung und Praxis-Tip des Übersetzers:**

**VERSCHLIMMERUNG:** Hitze; Zimmerwärme; nachts; Alkohol; saure Nahrungsmittel.

**BESSERUNG:** kaltes Baden; schnelle Bewegung; kurzer Schlaf; Zurückbeugen des Kopfes; Essen.

Nach *WRIGHT-HUBBARD* (KH 4/81) ist *Acidum fluoricum* mehr ein Männermittel. Man denke besonders daran beim Typ Casanova – liebenswürdiger Schmetterling, Flaneur, liebäugelt gern, junger Nachtschwärmer – brennendes Verlangen nach Abwechslung. Liebt Umgang mit Fremden. Neigung zu ausgedehnter Stirnglatze.

Männliche Frauen, die gern ihre Männlichkeit demonstrieren, sich exklusiv geben.

Wollüstig, unternehmungslustig (glaubt in jeder Gans einen Schwan zu sehen). Energische Bewegungen.

Keine Angst vor Mißhelligkeiten; liebt lange Spaziergänge.

# ACIDUM MURIATICUM

Salzsäure / HCl  Weihepunkt: M 12

Paßt für Menschen mit dunklem Haar, dunklen Augen, dunklem Teint.

Reizbar, mürrisch, neigt zu Ärger und Verdruß (*Nux-v.*); Ruhelosigkeit und Schwindel.

Erkrankungen kraftlosen Typs, mit Stöhnen, Bewußtlosigkeit, Verdrießlichkeit.

Geschwüre mit pilzartigen Wucherungen und pseudomembranösen Ablagerungen im Darmkanal.

**GROSSE SCHWÄCHE:** sobald er sich hinsetzt, schließen sich seine Augen; **UNTERKIEFER HÄNGT NACH UNTEN; RUTSCHT IM BETT HERUNTER**.

Mund und After sind hauptsächlich angegriffen; die Zunge und der Afterschließmuskel sind gelähmt.

Bösartige Affektionen des Mundes; besetzt mit Ulcera, tief, perforierend; mit schwarzem oder dunklem Grund; stinkender, fauliger Atem; starke Erschöpfung; Diphtherie, Scharlach, Krebs.

Kann den Gedanken an oder den Anblick von Fleisch nicht ertragen (*Nit-ac.*). »Widerwille gegen Fleisch.« (CK IV, 185)

Wenn der After sehr empfindlich ist, sei es mit oder ohne Hämorrhoiden; After wund während der Menses.

Hämorrhoiden: **geschwollen**, **blau**, **EMPFINDLICH UND SCHMERZHAFT BEI BERÜHRUNG**; **plötzlich bei Kindern** auftretend; zu wund, um die geringste Berührung zu ertragen, sogar das Bettuch ist unangenehm; **fallen während des Urinierens vor**.

Diarrhö: unwillkürlicher Stuhlabgang **während des Urinierens**; **beim Abgang von Winden** (*Aloe*); kann nicht urinieren **ohne gleichzeitigen Stuhlgang**. »Dünner, wässrichter Stuhl geht ihm unversehens beim Harnen ab, ohne vorheriges Noththun.« (CK IV, 261)

Urin läuft langsam; Blase schwach, muß lange Zeit warten; muß so pressen, daß der Anus vortritt.

Weibliche Genitalien: kann nicht die **geringste Berührung** der Genitalien ertragen, nicht einmal die des Bettuches (*Murx.*).

Typhus oder Typhoid*; tiefer, benommener Schlaf; bewußtlos in wachem Zustand; lautes Stöhnen oder Murmeln; Zunge belegt an den Rändern, **zusammengeschrumpft**, **trocken**, **lederartig**, **gelähmt**; unwillkürliche, stinkende Stühle **während des Urinierens**; **Herunterrutschen im Bett**; Puls setzt bei jedem dritten Schlag aus.

Herzklopfen wird im Gesicht gefühlt.

Sommersprossen; Ekzema solaris.

**VERWANDTSCHAFT:** folgt gut auf *Bry.*, *Merc.*, *Rhus-t.*

Heilt Muskelschwäche nach exzessivem Genuß von Opium und Tabak.

**Anmerkung des Übersetzers:**

**VERSCHLIMMERUNG:** Berührung; feuchtes Wetter; Gehen; kalte Getränke; Baden; Sitzen; menschliche Stimme.

**BESSERUNG:** Bewegung; Wärme; Liegen auf der linken Seite.

---

*Engl. »typhoid«: 1. typhusartig, stuporös bei Fieber
2. »typhoid fever« = Typhus, Erreger: Salmonella typhi
Typhus = Fleckfieber, Erreger: Rickettsien
Nach älterer Literatur:
Typhus: verschiedene pathologische Zustände, charakterisiert durch trockene Zunge, Stupor, Delirium und große Schwäche. Später wurden bei niederem Fieberverlauf unterschieden: Typhus exanthematicus = Flecktyphus und Typhus abdominalis = typhoid fever (C. G. Raue, Special Pathology, 2nd ed., Philadelphia 1881).

# ACIDUM NITRICUM

Salpetersäure / $HNO_3$ Weihepunkt: Di 17 li., M 42

Besonders geeignet für dünne Personen mit straffem Gewebe, dunklem Teint, schwarzen Haaren und Augen – eher für Brünette als für Blonde – und nervösem Temperament.

Personen, die an chronischen Erkrankungen leiden und sich leicht erkälten; Neigung zu Diarrhö; selten passend bei Obstipierten.

Alte Menschen mit großer Schwäche und Diarrhö.

Außerordentliche **körperliche** Reizbarkeit.

Schmerzen: **STECHEN, WIE VON SPLITTERN**; »Stiche in der Nase, wie von Splittern, beim Berühren derselben.« (CK IV, 260). Plötzlich kommend und gehend; bei Temperatur- oder Wetterwechsel; im Schlaf; Nagen hier und da, als ob sich Geschwüre bildeten.

Empfindung: wie ein Band um den Kopf, um die Knochen (*Carb-ac.*, *Sulf.*); »Kopfschmerz, als wäre der Kopf fest zusammengebunden« (CK IV, 93); Gefühl **eines Splitters** in den befallenen Körperteilen: Geschwüre, Hämorrhoiden, Kehle, eingewachsene Zehennägel, schlimmer bei der leisesten Berührung.

Beschwerden: abhängig von irgendeinem starken Gift; von Quecksilber, Syphilis, Skrofulose; bei erschöpfter, kachektischer Verfassung.

Nach fortgesetztem Schlafmangel, langdauernder Angst, Überanstrengung von Geist und Körper beispielsweise bei der Krankenpflege (*Cocc.*); seelischer Schmerz durch den Verlust des liebsten Freundes; Indifferenz; Lebensmüdigkeit; Traurigkeit vor den Menses.

Große Besorgnis wegen seiner Erkrankung; denkt ständig an seine vergangenen Kümmernisse; krankhafte Furcht vor der Cholera (*Ars.*); deprimiert und ängstlich am Abend.

Reizbar, halsstarrig; haßerfüllt und nachtragend; hartnäckiger Groll, unbewegt durch Entschuldigungen.

Schwerhörigkeit besser beim Fahren in Eisenbahn oder Wagen (*Graph.*).

Sehr empfindlich gegen Wagengerassel auf Straßenpflaster; Kopfschmerzen durch Hutdruck (*Calc-p.*, *Carb-v.*, *Nat-m.*).

Ozaena: grüne Borken jeden Morgen aus der Nase.

Diarrhö: große Anstrengung, aber wenig geht ab; als bliebe Stuhl zurück und könnte nicht herausgebracht werden (*Alum.*); Schmerzen, als ob es Anus und Rektum zerrisse oder einrisse (*Nat-m.*); heftige schneidende Schmerzen **nach dem Stuhlgang**, stundenlang (*Rat.*, *Sulf.* – während und danach: *Merc.*).

Fissuren im Rektum; reißende, krampfartige Schmerzen während des Stuhlgangs; durchbohrend, sogar nach weichem Stuhl (*Alum.*, *Nat-m.*, *Rat.*).

Urin: **spärlich**, **dunkelbraun**, **STARK RIECHEND**, ›wie Pferdeharn‹; **kalt beim Abgang**; trübe, aussehend wie Rückstände in einem Apfelweinfaß.

Geschwüre: leicht blutend; in den Mundwinkeln (*Nat-m.*); **splitterartige Schmerzen**, besonders bei Berührung (*Hep.*); gezackte, unregelmäßige Kanten; Basis sieht wie rohes Fleisch aus; reichliche Granulation; nach Quecksilber oder Syphilis oder beidem, bei einer skrofulösen Anlage.

Ausscheidungen: dünn, stinkend, ätzend; braun oder schmutzig gelblich-grün gefärbt; kaum pus laudabile. – »Stinken und Bluten« – *U.-ST.*

Hämorrhagie: aus dem Darm bei typhusartigen Zuständen oder bei Typhus (*Crot-t.*, *Mur-ac.*); nach Fehlgeburten oder post partum; nach körperlicher Überanstrengung; hell, reichlich, oder dunkel.

Knacken: in den Ohren beim Kauen; in den Gelenken bei Bewegung (*Cocc.*, *Graph.*); »Knacken im Ohre beim Kauen (Frühstücke).« (CK IV, 257)

Warzen, Kondylome: sykotisch oder syphilitisch; groß, gezackt, gestielt; bluten leicht beim Waschen; feucht, mit Absonderung; stechende Schmerzen (*Staph.*, *Thuj.*).

Betroffen sind bevorzugt die schleimhautüberzogenen Körperöffnungen, an denen Haut und Schleimhaut aneinandergrenzen; Mund, Nase, Rektum, Anus, Urethra, Vagina (*Mur-ac.*). – Stimmbandpolypen. – *U.-ST.*

**VERWANDTSCHAFT:** komplementär: *Ars.* und *Calad.*

Feindlich: *Lach.*

Ähnelt *Arsenicum* in seiner krankhaften Furcht vor der Cholera.

Häufig schwer von *Mercur* zu unterscheiden; paßt aber besser für dunkelhaarige Menschen, während *Mercur* mehr für hellhaarige Personen geeignet ist.

Erleichtert durch Quecksilbermißbrauch verursachte Beschwerden, besonders bei Reizbarkeit; schlimme Folgen wiederholter Digitalisdosen.

Folgt gut auf *Calc.*, *Hep.*, *Merc.*, *Nat-c.*, *Puls.* oder *Thuj.* – aber am wirkungsvollsten nach *Kali-c.*

**VERSCHLIMMERUNG:** abends und nachts; nach Mitternacht; Berührung; Temperatur- oder Wetterwechsel; während Schweißstadium; beim Gehen.

**BESSERUNG:** beim Fahren im Wagen (umgekehrt: *Cocc.*).

**Praxis-Tip des Übersetzers:**

Wichtiges Mittel bei Blasenpolyposis, Darmpolypen; (Dick-)Darmkrebs und postoperativen Darmfisteln bei Patienten, die sich von kummervollen und Ärger-Erlebnissen nicht lösen können. Verschlimmert beim Denken an seine Krankheit.

Carcinophobie treibt ihn von Arzt zu Arzt, will unbedingt die objektive Meinung eines weiteren Arztes hören. Kann sein Leben nicht genießen. Vor lauter Angst redet er davon, sich zu erschießen – hat aber Furcht, zu sterben.

Ein sehr typisches ich-nahes Symptom ist das Verlangen nach Fett und Speck – in der Erschöpfungsphase kehrt sich das Symptom in Aversion um.

# ACIDUM PHOSPHORICUM

Phosphorsäure / $H_3PO_4$ Weihepunkt: M 27 re., KG 15

Paßt am besten auf Menschen mit ursprünglich kräftiger Konstitution, die durch **SÄFTEVERLUST** geschwächt worden sind, durch sexuelle Exzesse (*Chin.*); durch heftige akute Krankheiten; durch Ärger oder eine lange Folge von Gemütsbewegungen, wie Gram, Sorge, enttäuschte Zuneigung.

Beschwerden: durch Sorge, Verdruß, Gram, Kummer, Heimweh (*Ign.*); schläfrig, neigt zum Weinen; Nachtschweiße gegen Morgen.

Blasse, kränkliche Gesichtsfarbe, Augen eingesunken und von blauen Ringen umgeben (*Puls.*).

**IST TRÄGE, APATHISCH; gleichgültig gegenüber den Dingen des Lebens; erschöpft und benommen vor Kummer**; gegenüber jenen Dingen, die früher von größtem Interesse waren, besonders bei Schwäche und Abmagerung.

Delirium: murmelnd, unverständlich; liegt im Stupor oder in benommenem Schlaf, ist sich der Dinge, die um ihn her vorgehen, nicht bewußt; wenn er geweckt wird, ist er voll bei Bewußtsein, antwortet langsam und korrekt und fällt in Stupor zurück.

Bei Kindern und jungen Leuten, die zu schnell wachsen (*Calc.*, *Calc-p.*); Rücken- und Gliederschmerzen, wie zerschlagen.

Kopfschmerzen: **niederdrückendes Gewicht auf dem Scheitel**; »Druck im Kopfe, wie von einer Last, von oben herab, oder als wenn der Kopf oben zerschlagen wäre« (CK V, 91); durch langanhaltenden Kummer oder Erschöpfung der Nerven; in Hinterkopf und Genick; gewöhnlich von hinten nach vorne; < durch die geringste Bewegung, Geräusch, besonders Musik; »Kopfschmerz durch die geringste Erschütterung oder durch Lärm ungeheuer vermehrt« (CK V, 68); > im Liegen (*Bry.*, *Gels.*, *Sil.*).

Kopfschmerzen bei Schülerinnen durch Anstrengung oder Überbeanspruchung der Augen (*Calc-p.*, *Nat-m.*); bei Jugendlichen, die zu schnell gewachsen sind.

Patient zittert, Beine schwach, stolpert leicht oder tut Fehltritte; schwach und gleichgültig gegenüber den Dingen des Lebens.

Interstitielle Knochenentzündungen, skrofulös, sykotisch, syphilitisch, durch Quecksilber; Periostitis, brennende, ziehende Schmerzen, wie mit einem Messer geschabt (*Rhus-t.*); »Empfindlicher Schmerz, wie Schaben mit einem Messer, auf der Beinhaut aller Knochen.« (CK V, 714)

Karies, Rachitis, aber keine Nekrose; Wachstumsschmerzen.

Bohrende, ziehende, grabende Schmerzen in den Nerven der Extremitäten; Stumpfnekrose nach Amputationen (*All-c.*).

Diarrhö: **schmerzlos**; **nicht schwächend**; **weiß** oder gelb, wäßrig; durch saure Speisen, unwillkürlich, mit dem Flatus (*Aloe*, *Nat-m.*); choleraartig, durch Furcht.

Urin: sieht aus wie Milch gemischt mit gallertartigen, blutigen Stücken; zersetzt sich schnell; **reichliches Urinieren nachts von klarem**, **wäßrigem Urin**, der sofort eine weiße Wolke bildet (Überschuß an Phosphaten, bei nervlichem Verfall).

Masturbation; wenn der Patient deswegen von Schuldgefühlen sehr gequält wird (vgl. *Dios.*, *Staph.*).

Pollutionen: **häufig**, **reichlich**, **schwächend**; nach dem Koitus; nach einer Pollution gesteigertes sexuelles Verlangen; mehrere in einer Nacht; **verlegen**, **traurig**, **verzweifelt an der Heilung** (mit unwiderstehlichem Drang zu masturbieren: *Ust.*).

Brust: schwach durch Reden oder Husten (*Stann.*); bei Phthisis.

Nervöse Schwäche durch Säfteverlust, zu schnelles Wachstum, Niedergeschlagenheit.

Zerebraltyphoid oder Typhus; **VOLLKOMMENE APATHIE UND**

**STUPOR**; teilnahmslos, ›liegt da wie ein Klotz‹, ohne der Umgebung irgendwelche Beachtung zu schenken; Darmblutung, dunkles Blut.

**VERWANDTSCHAFT:** vgl.: *Phos.*, *Puls.*, *Pic-ac.*, *Sil.*; *Mur-ac.* bei Typhoid; *Nit-s-d.* bei apathischem Stupor und Delirium.

*Ph-ac.* wirkt gut vor und nach *China* bei erschöpfenden Schweißen, Diarrhö, Schwäche; nach *Nux-v.* bei Ohnmacht nach einem Mahl.

**VERSCHLIMMERUNG:** durch psychische Affektionen; durch Säfteverlust; besonders Sperma; Onanie; sexuelle Exzesse; Reden verursacht Schwäche in der Brust (*Stann.*).

**Praxis-Tip des Übersetzers:**

Aus der psychischen Asthenie wird später die physische – aber kein Lebensüberdruß wie bei *Phosphor*. Erwartungsspannung mit Durchfall. Furcht vor Krankheit wegen Schwäche, Stumpfheit und Niedergeschlagenheit.

Findet in der Unterhaltung nicht die richtigen Worte.

# ACIDUM PICRINICUM

Pikrinsäure / $HOC_6H_2(NO_2)_3$ Weihepunkt: LG 13

Wirkt häufig kräftigend auf einen verbrauchten und ausgelaugten Organismus; ein deutliches Bild von ›nervöser Erschöpfung‹ (*Kali-p.*).

Fortschreitende, perniziöse Anämie; **Neurasthenie**.

**Geistige Erschöpfung:** bei Gelehrten oder Geschäftsleuten; geringste Aufregung, geistige Anstrengung oder Überarbeitung führt zu Kopfschmerzen und verursacht Brennen entlang der Wirbelsäule (*Kali-p.*).

Kopfschmerzen: bei Studenten, Lehrern und überarbeiteten Geschäftsleuten; durch Kummer oder niederdrückende Gemütsbewegungen; **in der Hinterkopf- und Halsgegend** (*Nat-m.*, *Sil.*); < oder ausgelöst von geringster Bewegung oder **geistiger Anstrengung**.

Priapismus, mit Rückenmarkserkrankung; heftige, lang anhaltende Erektionen; reichliche Pollutionen; Satyriasis (*Canth.*, *Phos.*).

Kleine Furunkel an allen Stellen des Körpers, besonders im äußeren Gehörgang.

**Brennen am Rückgrat entlang** und große Schwäche der Wirbelsäule und des Rückens; Rückenmarkserweichung (*Phos.*, *Zinc.*). – Polysklerose. – *U.-ST.*

**MATTIGKEIT**, welche von einem leichten Gefühl der Ermüdung bei Bewegung bis zu vollständiger Lähmung fortschreitet.

**Müdes, schweres Gefühl** über den ganzen Körper, besonders der Extremitäten, < bei Anstrengung.

**VERWANDTSCHAFT:** vgl. *Arg-n.*, *Gels.*, *Kali-p.*, *Ph-ac.*, *Phos.*, *Petr.*, *Sil.*

**VERSCHLIMMERUNG:** geringste **geistige Anstrengung**; Bewegung; Lernen; nasses Wetter.

**BESSERUNG:** durch kalte Luft und kaltes Wasser.

# ACIDUM SULFURICUM

Schwefelsäure / $H_2SO_4$

Paßt für Hellhaarige; alte Menschen, besonders Frauen; Hitzewallungen in den Wechseljahren.

Unwillig, Fragen zu beantworten, nicht aus Starrsinn, sondern aus Unfähigkeit.

»Hastiges Wesen; alles, was sie thut, kann sie nicht schnell genug verrichten, was sie jedoch ungemein angreift.« (CK V, 12) (*Arg-n.*)

Schmerz von sich gradweise und langsam steigernder Intensität, der plötzlich aufhört, wenn er den Höhepunkt erreicht hat, und oft wiederkommt (*Puls.*).

»Zusammenschnürung der Stirn, erst steigend, dann plötzlich verschwindend.« (CK V, 48)

Drückender Schmerz wie von einem stumpfen Gegenstand. Tendenz zu Gangrän nach mechanischen Verletzungen, besonders bei alten Leuten.

**Kind riecht sauer** trotz sorgfältigen Waschens (*Hep.*, *Mag-c.*, *Rheum*).

Gefühl, als ob das Gehirn in der Stirn locker wäre und hin- und herfiele (*Bell.*, *Bry.*, *Rhus-t.*, *Spig.*).

»Schwere des Kopfes, und Schmerz darin, als fiele das Gehirn vor und wollte heraus.« (CK V, 31)

Aphthen; Mund, Zahnfleisch oder ganze Mundhöhle; Zahnfleisch blutet leicht; Geschwüre schmerzhaft; stinkender Atem (*Bor.*).

Chronisches Sodbrennen, **saures Aufstoßen, macht die Zähne stumpf** (*Rob.*).

»Jedes Getränk erkältet den Magen, wenn nichts Geistiges beigemischt ist.« (CK V, 182)

Gefühl, als ob man überall zitterte, ohne tatsächliches Zittern; inneres Zittern bei Trinkern.

Schlimme Folgen von mechanischen Verletzungen, mit Quetschungen, wundgescheuerter und livider Haut; Entkräftung (*Acet-ac.*).

Ekchymose; Narben werden blutrot oder blau, sind schmerzhaft (werden grün: *Led.*).

Petechien: Purpura haemorrhagica; blaue Flecken; bläuliche, rote, juckende Flecken.

Hämorrhagie von schwarzem Blut aus allen Körperöffnungen (*Crot-h.*, *Mur-ac.*, *Nit-ac.*, *Ter.*).

Gehirnerschütterung durch Sturz oder Schlag, wenn die Haut kalt und der Körper in kalten Schweiß gebadet ist.

Schwach und erschöpft durch irgendeine tiefsitzende Dyskrasie; keine anderen Symptome (*Psor.*, *Sulf.*).

**VERWANDTSCHAFT:** komplementär: *Puls.*

Vergleichsmittel: *Ars.*, *Bor.*, *Calend.*, *Led.*, *Ruta*, *Rheum*, *Symph.*

Bei Quetschungen und Rißverletzungen der Weichteile wetteifert es mit *Calendula.*

Folgt gut: nach *Arn.* bei Quetschungsschmerz, bläulicher Haut und reichlichem Schweiß; nach *Led.* bei Ekchymose.

Wird gefolgt von: *Puls.*

Beschwerden durch Branntweintrinken.

Ein Teil Schwefelsäure mit drei Teilen Alkohol gemischt, 3 x tgl. 10 - 15 Tropfen, 3 - 4 Wochen lang, hat sich bewährt zur Dämpfung des Verlangens nach Alkohol. – *HERING.*

**Praxis-Tip des Übersetzers:**

Kann nicht weinen. Innere Hast, dadurch oberflächlich in seinen Kontakten, möchte alles auf einmal erledigen: drückt auf die Spülung noch vor dem Urinieren – oder liest ein paar Zeilen und muß schon wieder etwas anderes beginnen. Bringt nichts zu Ende. Geistesabwesend – vergißt, was er tun wollte.

Ruhelos, legt sich hin und steht nach ein paar Minuten wieder auf. Wegen Erschöpfung legt er sich wieder hin.

Unzufriedenheit, wegen Kontaktschwierigkeiten, mit seinen eigenen Gefühlen und denen anderer. Äußerlich ruhig, ist er so reizbar, daß er die Beherrschung verliert und Gegenstände zertrümmert oder schlägt, weil er nicht mehr anders kann.

Mag nicht wegen materieller Dinge kämpfen, ist aber berührt durch menschliches Leid. Herzschmerz bei Gemütsbewegung ist oft der Anlaß, zum Arzt zu gehen, nimmt seine Krankheit vorher nicht wahr. Kopfschmerz im Liegen. Kopfsymptome und Parotitis linksseitig – sonst Mittel für die rechte Seite.

# ACONITUM NAPELLUS

Sturmhut / Ranunculaceae Weihepunkt: H7, KS 9

Im allgemeinen indiziert für akute oder frische Fälle, eher bei jüngeren Personen, besonders Mädchen von vollblütigem Habitus **mit sitzender Lebensweise**. Gegen Wetterwechsel empfindliche Personen. Dunkle Haare und Augen, steife (rigide) Muskulatur.

Durch **trockene**, **kalte Luft**, **trockene Nord- oder Ostwinde*** verursachte Leiden, oder nach Zugluft in verschwitztem Zustand. Schlimme Folgen unterdrückten Schweißes.

**GROSSE FURCHT UND ÄNGSTLICHKEIT DES GEMÜTS** mit starker nervöser Erregung. Angst, auszugehen, Angst in einer Menschenmenge mit vielen oder aufgeregten Leuten; Angst beim Überqueren der Straße.

Das Gesicht drückt **FURCHT** aus, **durch die Furcht ist das Leben erbärmlich geworden**. Ist sicher, daß seine Krankheit sich als tödlich erweist. Sagt seine Todeszeit voraus. Angst, während der Schwangerschaft zu sterben.

Ruhelos, ängstlich, tut alles in großer Hast; muß öfter seine Lage wechseln; alles erschreckt ihn.

Schmerzen: unerträglich, machen ihn verrückt; Ruhelosigkeit; nachts.

»Bei jeder Wahl des Sturmhuts als homöopathisches Heilmittel ist vorzüglich auf die Gemüths-Symptomen zu sehen, damit besonders diese recht ähnlich seyen.« (RAML I, S. 438). Das sind: Folgen von Schreck, Pein von Gemüt und Körper, Ruhelosigkeit, nicht zu besänftigende Unruhe. Diese Unruhe des Gemüts, Sorge, Furcht begleiten die unbedeutendsten Beschwerden.

Musik ist unerträglich, macht sie traurig (*Sabin.* – während Menses: *Nat-c.*).

---

*Engl. »dry north or west winds«. Hier wurde das Symptom gemäß den klimatischen Verhältnissen im Osten Nordamerikas von den dort lebenden Autoren umformuliert. Vgl. dazu *Sep.*
Dt.: »kalter, scharfer Ostwind« (G. H. G. *JAHR*, Systematisch-Alphabetisches Repertorium, Leipzig 1848, Bd. I, S. 82)

Beim Erheben aus liegender Stellung wird das rote Gesicht totenblaß, oder der Kranke wird schwach oder schwindlig und fällt und fürchtet sich, abermals aufzustehen. Oft gleichzeitig Verlust von Sehvermögen und Bewußtsein.

Amenorrhö plethorischer junger Mädchen. **NACH SCHRECK** zur Behebung oder Verhinderung einer Mensesunterdrückung.

Für das kongestive Stadium einer Entzündung, bevor eine Lokalisation erfolgt.

Fieber: **TROCKENE UND HEISSE HAUT**; Gesicht rot oder abwechselnd blaß und rot; **brennender Durst auf große Mengen kalten Wassers**. **STÄRKSTE NERVÖSE RUHELOSIGKEIT, WIRFT SICH GEPEINIGT HERUM**; wird unerträglich gegen Abend und beim Schlafengehen.

Konvulsionen: bei zahnenden Kindern; Hitze, Rucken und Zukken einzelner Muskeln. Kind nagt an seinen Fäusten, ist aufgeregt und kreischt; Haut heiß und trocken; hohes Fieber.

Husten: Krupp; trocken, heiser, erstickend; laut, rauh, krächzend; hart, klingend, pfeifend; bei **Exspiration** (*Caust.* – beim Einatmen: *Spong.*); **VON TROCKENEN, KALTEN WINDEN ODER ZUGLUFT**.

*Aconit* sollte niemals lediglich zur Kontrolle des Fiebers gegeben werden, auch niemals abwechselnd mit anderen Mitteln für diesen Zweck. Wenn der Fall *Aconit* erfordert, ist kein anderes Mittel nötig, da es ihn heilen wird.

Falls nicht durch Unruhe begründet, ist es fast immer schädlich in den ersten Stadien typhoiden Fiebers.

**VERWANDTSCHAFT:** komplementär: zu *Coffea* bei Schlaflosigkeit im Fieber, Intoleranz gegen Schmerzen; zu *Arnica* bei Verletzungen; zu *Sulfur* bei allen Fällen. Selten angezeigt bei Fiebern, die Ausschläge hervorrufen.

*Aconit* ist das akute *Sulfur* und wird bei akuten Entzündungszuständen sowohl vor als auch nach *Sulfur* gegeben.

**VERSCHLIMMERUNG:** abends und nachts, Schmerzen sind unerträglich; im warmen Zimmer; beim Erheben vom Bett; beim Liegen auf der kranken Seite (*Hep.*, *Nux-m.*).

**BESSERUNG:** in der frischen Luft (*Alum.*, *Mag-c.*, *Puls.*, *Sabin.*).

**Praxis-Tip des Übersetzers:**

Paroxysmale Tachykardie mit Todesangst nach plötzlichen oder unerwarteten Todesfällen geliebter Personen (C 200).

Die Anfälle – gleichgültig in welchem Organbereich – sind plötzlich und stürmisch, nicht unbedingt häufig. Panische Angst mit Herzklopfen, Wallungen und Unruhe.

Der Kranke sagt: »Ich sterbe – bald!«

# AESCULUS HIPPOCASTANUM

Roßkastanie / Hippocastanaceae — Weihepunkt: MP 8

Personen mit Neigung zu Hämorrhoidalleiden, die an gastrischen, biliösen und katarrhalischen Beschwerden leiden.

**Völlegefühl in verschiedenen Körperteilen**, wie von übermäßiger Blutfülle; Herz, Lunge, Magen, Gehirn, Becken, Haut.

Venöse Kongestion, besonders im Pfortader- und Hämorrhoidalgebiet.

Verzagt, schwermütig; leicht reizbar; verliert schnell die Gemütsruhe und gewinnt schwer wieder seine Fassung; **höchst mürrisch**[*] (*Cham.*).

Schleimhäute von Mund, Hals, Rektum sind geschwollen, brennen, fühlen sich trocken und wund an.

Schnupfen: dünn, wäßrig, brennend; Wundheit, empfindlich gegen eingeatmete kalte Luft.

Follikuläre Pharyngitis: heftiges Brennen und Wundheitsgefühl im Hals; Trockenheit und Rauheit des Halses.

Neigung zu häufigem Schlucken mit brennenden, stechenden, beißenden und trocken zusammengezogenen Fauces (*Apis*, *Bell.*).

Rektum: **Trockenheit und Hitze**; Gefühl **wie voll von kleinen Stöckchen**; Schmerzen wie von einem Messer schießen das Rektum hinauf (*Ign.*, *Sulf.*); Hämorrhoiden blind, schmerzhaft, brennend, purpurfarben, selten blutend. Rektum wund, mit Völlegefühl, Brennen und Jucken (*Sulf.*).

Verstopfung: harter, trockener Stuhl, schwergehend; mit Trokkenheit und Hitze im Rektum; **heftiger Lumbosakralschmerz**.

Nach Stuhlgang **Völle im Rektum und intensive Schmerzen im Anus** über Stunden (*Aloe*, *Ign.*, *Mur-ac.*, *Sulf.*).

Uterusprolaps und ätzender, dunkler Ausfluß mit Lumbosakralschmerz und großer Schwäche, < durch Gehen.

**HEFTIGER, DUMPFER SCHMERZ IM LUMBOSAKRALGE-**

---

[*]Engl. Original: »miserably cross«.

**LENK**; mehr oder weniger konstant; erstreckt sich zu Kreuz und Hüften.

**Rücken ›versagt‹:** während Gravidität, bei Prolaps, Leukorrhö; beim Gehen oder Bücken; muß sitzen oder liegen.

Gefühl von Schwere und Lahmheit im Rücken.

Lahmheitsgefühl in Armen, Beinen und Rückgrat.

**VERWANDTSCHAFT:** ähnlich: *Aloe*, *Coll.*, *Ign.*, *Mur-ac.*, *Nux-v.*, *Sulf.* bei Hämorrhoiden.

Nachdem *Coll.* Hämorrhoiden gebessert hat, ist *Aesc.* oftmals heilend.

Nützlich, wenn durch *Nux-v.* und *Sulf.* die Hämorrhoiden zwar gebessert, aber nicht geheilt werden konnten.

**VERSCHLIMMERUNG:** Bewegung; Rückenschmerzen und Empfindlichkeit durch Gehen und Bücken; Einatmen kalter Luft.

**Anmerkung des Übersetzers:**

**BESSERUNG:** Kälte; frische Luft; Baden; Knien; fortgesetzte Anstrengung; Hämorrhoidenblutung.

Hals- und Darmsymptome alternieren.

Drei Stunden nach dem Essen Empfindung wie von einem Stein im Magen mit nagendem, anhaltendem Schmerz. Empfindlichkeit und Völle in der Lebergegend.

# AETHUSA CYNAPIUM

Hundspetersilie / Umbelliferae — Weihepunkt: B 21

Besonders für Kinder, die bei heißem Sommerwetter zahnen; **KINDER, DIE KEINE MILCH VERTRAGEN**.

Große Schwäche: Kinder können nicht stehen; unfähig, den Kopf aufrecht zu halten (*Abrot.*); Erschöpfung mit Schläfrigkeit.

Idiotie bei Kindern: unfähig zu denken; verwirrt.

Zug von großer Angst und Schmerz von den Nasenflügeln zu den Mundwinkeln, ausgeprägte Nasolabialfalte.

Gesichtszüge drücken Schmerz und Ängstlichkeit aus.

Flechtenartiger Ausschlag auf der Nasenspitze.

**Völliges Fehlen von Durst** (*Apis*, *Puls.* – Gegenteil von *Ars.*).

**UNVERTRÄGLICHKEIT VON MILCH: kann Milch in keiner Form vertragen**; wird bald nach dem Trinken in großen Gerinnseln erbrochen; darauf Schläfrigkeit infolge der Schwäche (vgl. *Mag-c.*).

Verdauungsstörungen zahnender Kinder; **heftiges**, **plötzliches Erbrechen** einer schaumigen, milchigen Masse; oder einer gelben Flüssigkeit, **gefolgt von geronnener Milch und käsiger Masse**.

Hochkommen von Nahrung etwa eine Stunde nach dem Essen; reichliches grünliches Erbrechen.

Epileptische Spasmen mit **eingeschlagenen Daumen**, rotem Gesicht und **NACH UNTEN GEDREHTEN AUGEN**, Pupillen starr und geweitet; Schaum vorm Mund, Kiefer zusammengebissen; Puls klein, hart und schnell.

Schwäche und Kraftlosigkeit mit Schläfrigkeit; nach Erbrechen, nach Stuhl, nach Krampfanfall.

**VERWANDTSCHAFT:** ähnlich mit *Ant-c.*, *Ars.*, *Calc.*, *Sanic.*

**VERSCHLIMMERUNG:** nach Essen oder Trinken; nach Erbrechen; nach Stuhl; nach Krampfanfall.

**Praxis-Tip des Übersetzers:**

G. *VITHOULKAS* beschreibt seine geheilten chronisch *Aethusa*-krank gewesenen Patienten als selbstgenügsame Personen, die sich isolieren. Weil sie ihre Gefühle nur schwer ausdrücken können, können sie auch nicht schreien und schimpfen. Sie können nicht weinen, auch wenn sie zu Tränen gerührt sind. Sie führen Selbstgespräche, neigen zum Schlafwandeln. Speichelfluß im Schlaf. Übersteigerte Tierliebe, das Sprechen mit den Tieren erleichtert sie. Auch Wahnvorstellungen von Tieren. Es kann auch sein, daß sie ihre emotionale Energie in Sozialarbeit einbringen. Gesteigerte Reizbarkeit und Kopfschmerzen vor der Regel. Nach der Regel gesteigertes sexuelles Verlangen, das vor der Regel völlig verschwindet. Fluor albus macht Flecke.

**Furcht vor dem Schlaf, Furcht, die Augen zu schließen, weil er nie mehr aufwachen könnte, dementsprechend Narkose- und Operationsfurcht; Atemnot und Erstickungsanfälle in der Dunkelheit. Macht Licht an, fürchtet sich**, öffnet das Fenster.

Furcht, die Angehörigen zu verlieren.

Plötzliche Rötung des Gesichts mit wildem Aussehen. Bei verbrauchter Vitalität, z. B. bei langjähriger Bronchitis mit Harninkontinenz oder chronischer Diarrhö, völlig ausdruckslose, müde und niedergeschlagene Gesichtszüge. Völle mit Trommelbauch bei Erregung oder nach opulenter Mahlzeit. Erbricht, um sich zu erleichtern. Verlangen nach Käse, Salz, **Mehlspeisen**, Abneigung gegen Milch.

# AGARICUS MUSCARIUS

Fliegenpilz / Fungi — Weihepunkt: B re., Lu 5

Personen mit hellem Haar; Haut und Muskeln schlaff.

Alte Menschen mit schwachem, trägem Kreislauf.

Trunkenbolde, besonders für deren Kopfschmerzen; **schlimme Folgen von Ausschweifungen** (*Lob.*, *Nux-v.*, *Ran-b.*).

Delirium: mit ständigem Toben; versucht aus dem Bett zu kommen; bei Typhoid und Typhus.

Kopfschmerzen: bei Menschen, die im Fieber und bei Schmerzen leicht delirieren (*Bell.*); bei Personen, die an Chorea, Zuckungen oder Grimassen leiden; von spinalen Affektionen.

**Frostbeulen, die unerträglich brennen und jucken**; Erfrierungen und alle Folgen von Kälteexposition, besonders im Gesicht.

Unwillkürliche Bewegungen **im Wachen**, im Schlaf aufhörend; Chorea, von einfachen Bewegungen und Zuckungen einzelner Muskeln bis zum Tanzen des ganzen Körpers; **Zittern des ganzen Körpers** (Zuckungen der Gesichtsmuskeln: *Mygal.*).

Empfindung wie von Eis berührt, oder als ob eiskalte Nadeln in die Haut eindringen; wie von heißen Nadeln.

Brennen, Jucken, Röte verschiedener Körperteile; Ohren, Nase, Gesicht, Hände und Füße; Körperteile rot, geschwollen und heiß.

Unsicherheit beim Gehen, stolpert über alles im Wege Liegende; fühlt im Stehen Schmerz wie zerschlagen.

Rückgrat berührungsempfindlich (*Ther.*); < morgens.

Schmerzen: wie wund, Schmerzhaftigkeit in Lumbal- und Sakralregion; während Anstrengung tagsüber; **im Sitzen** (*Zinc.*).

Spinalirritation infolge sexueller Exzesse (*Kali-p.*).

Nervliche Schwäche nach sexuellen Ausschweifungen.

Epilepsie durch unterdrückte Hautausschläge (*Psor.*, *Sulf.*).

Jede Bewegung, jede Körperdrehung verursacht Schmerzen im Rückgrat. Einzelne Wirbel berührungsempfindlich.

(Uterus-)Prolaps, postklimakterisch; abwärtsdrängender Schmerz, fast unerträglich (vgl. *Lil-t.*, *Murx.*, *Sep.*).

Äußerst empfindlich gegen kalte Luft (*Calc.*, *Kali-c.*, *Psor.*).

Beschwerden erscheinen diagonal; obere linke und untere rechte Seite (*Ant-t.*, *Stram.* – obere rechte und untere linke Seite: *Ambr.*, *Brom.*, *Med.*, *Phos.*, *Sulf-ac.*).

**VERWANDTSCHAFT:** bei Alkoholdelirium ähnlich mit: *Calc.*, *Cann-i.*, *Cimic.*, *Hyos.*, *Kali-p.*, *Lach.*, *Nux-v.*, *Op.*, *Stram.* Bei Chorea mit: *Mygal.*, *Tarant.*, *Zinc.*

**VERSCHLIMMERUNG:** nach dem Essen; nach Koitus; kalte Luft; geistige Beschäftigung; vor einem Gewitter (*Phos.*, *Psor.*).

**Praxis-Tip des Übersetzers:**

HWS-Syndrom mit schmerzhaftem Zucken wie von elektrischen Schlägen in den Fingern bei Kopfbewegung zur Seite – C 200.

Kinder, die langsam sprechen lernen.

Ausbrechen in Tränen, Weinen, Schreien, konstante Angst. Der Patient drückt ständig auf einen vermeintlichen Tumor. **Säuferwahn**, Zustand nach Drogeneinnahme. Die Angstzustände kommen plötzlich.

# AGNUS CASTUS

Keuschlamm / Verbenaceae

Für die lymphatische Konstitution.

**Geistesabwesend, reduziertes Einsichtsvermögen**; kann sich nicht konzentrieren; muß einen Satz zweimal lesen, bevor er ihn versteht (*Lyc.*, *Ph-ac.*, *Sep.*).

›Alte Sünder‹, mit Impotenz und Harnröhrenausfluß; unverheiratete Menschen, die unter nervöser Schwäche leiden.

**VORZEITIGES ALTERN:** Melancholie, Apathie, geistige Zerstreutheit, Selbstverachtung; bei jungen Menschen nach sexuellen Exzessen; nach Samenverlusten. – Wiederholt ständig, daß er bald sterben wird. – *U.-ST.*

**VÖLLIGE IMPOTENZ:** Erschlaffung, Schwäche und Kälte der Genitalien. Weder Sexualkraft noch Verlangen (*Calad.*, *Sel.*).

Impotenz nach häufiger Gonorrhö.

Schlimme Folgen von unterdrückter Gonorrhö (*Med.*).

Harnröhrenausfluß, mit Fehlen des sexuellen Bedürfnisses und ohne Erektion.

Leukorrhö: durchsichtig, aber befleckt die Wäsche gelb; fließt unbemerkt **aus den völlig schlaffen Geschlechtsteilen**.

Fehlende Milch oder Milchunterdrückung bei stillenden Frauen (*Asaf.*, *Lac-c.*, *Lac-d.*); oft mit großer Traurigkeit; sagt, sie werde sterben.

Beklagt sich über eingebildete Gerüche wie von Hering oder Moschus.

Verhütet Wundreiben der Haut beim Gehen.

**VERWANDTSCHAFT:** *Calad.* und *Sel.* folgen gut nach *Agnus* bei Schwäche der Sexualorgane oder Impotenz.

**Anmerkung des Übersetzers:**

Folgen von Verstauchungen.

# ALLIUM CEPA

Küchenzwiebel / Liliaceae

Akute katarrhalische Entzündung der Schleimhäute, mit verstärkter Sekretion.

Katarrhalischer, benommener Kopfschmerz, mit Schnupfen; < abends, > im Freien, < beim Zurückkehren in ein warmes Zimmer (vgl. *Euphr.*, *Puls.*).

Kopfschmerz sistiert während der Regel; erscheint wieder beim Aufhören der Blutung (*Lach.*, *Zinc.*).

Augen: brennen, beißen, schmerzen wie von Rauch, muß sie reiben; wäßrig und blutunterlaufen; injizierte Kapillaren und übermäßiger Tränenfluß.

Schnupfen: **reichliche, wäßrige und scharfe Absonderung aus der Nase** mit reichlichem, mildem Tränenfluß (reichlicher, milder Fließschnupfen mit scharfem Tränenfluß: *Euphr.*).

Scharfe, wäßrige Absonderung tropft von der Nasenspitze (*Ars.*, *Ars-j.*).

Frühlingsschnupfen: nach feuchten Nordwestwinden; Absonderung brennt und ätzt Oberlippe und Nase.

Heufieber: alljährlich im August; heftige Niesanfälle beim Aufstehen aus dem Bett; beim Berühren von Pfirsichen.

Nasenpolypen (*Teucr.*, *Sang.*, *Sang-n.*, *Psor.*).

Katarrhalische Laryngitis; Husten nötigt den Patienten, **an den Kehlkopf zu greifen**; es scheint, **als ob der Husten den Kehlkopf zerreißen würde**.

Kolik: nach Erkältung durch nasse Füße; Überessen; nach Gurken; Salaten; Hämorrhoidalkolik; bei Kindern; < im Sitzen, > durch Umherbewegen.

**Neuralgie:** **mit einer Empfindung wie von einem langen Faden**; in Gesicht, Kopf, Nacken, Brust.

Traumatische chronische Neuritis; Stumpfneuralgie nach Amputation; brennende und stechende Schmerzen.

Panaritium: mit roten Streifen den Arm aufwärts; Schmerzen treiben zur Verzweiflung; im Kindbett.

Schmerzhafte und wunde Stellen an den Füßen, besonders an der Hacke, **nach Reibung**. »Wirksam bei wundgelaufenen Füßen.« – *DIOSCORIDES*.

Puerperale Phlebitis; nach Zangengeburt.

**VERWANDTSCHAFT:** ergänzt durch: *Phos*., *Puls*., *Thuj*.; verträglich mit *Calc*. und *Sil*. bei Polypen. Ähnlich: *Euphr*., aber Tränen und Schnupfen verhalten sich umgekehrt.

Schlimme Folgen von Durchnässung (*Rhus-t*.).

**VERSCHLIMMERUNG:** überwiegend abends und im warmen Zimmer (*Puls*. – an der frischen Luft: *Euphr*.).

**BESSERUNG:** im kalten Zimmer und **im Freien** (*Puls*.).

# ALOE SOCOTRINA

Aloe / Liliaceae — de la Fuye: MP 3, B 25

Geeignet für indolente, matte Personen; Aversion gegen jedwede geistige oder körperliche Arbeit; geistige Arbeit ermüdet.

Alte Leute; besonders Frauen mit schlaffem, phlegmatischem Habitus. Extreme Erschöpfung, mit Schweißen.

Juckreiz (Scabies) erscheint jedes Jahr, wenn der Winter naht (*Psor.*).

Unzufrieden und ärgerlich über sich selbst oder seine Beschwerden, besonders bei Verstopfung.

Erkrankungen der Schleimhäute; **Schleim in gallertartigen Klumpen** aus Kehle und Rektum; affiziert die Rektumschleimhaut.

Kopfschmerzen quer durch die Stirn < bei jedem Schritt (*Bell.*, *Bry.*); mit Schwere der Augen und Übelkeit. – > beim Augenschließen. – *U.-ST.*

| | |
|---|---|
| Kopfschmerzen: | sind schlechter durch Hitze, besser durch **kalte Anwendungen** (*Ars.*); alternieren mit Lumbago; – alternieren mit Hämorrhoiden, mit abdominellen und Virusdarmgrippesymptomen – *U.-ST.*; nach ungenügender Stuhlentleerung. |
| Diarrhö: | eilt auf das Klo **sofort nach dem Essen und Trinken** (*Crot-t.*); **mit Unsicherheit des Sphinkter ani; treibt ihn frühmorgens aus dem Bett** (*Psor.*, *Rumx.*, *Sulf.*). |

Gefühl, als würde Stuhl mit abgehen, wenn ein Wind abgeht (*Olnd.*, *Mur-ac.*, *Nat-m.*).

| | |
|---|---|
| Kolik: | schneidende, zwickende Schmerzen im rechten Unterbauch; quälend **vor und beim Stuhlgang**; alle Schmerzen hören nach dem Stuhlgang auf, doch darauf folgen starkes Schwitzen und extreme Schwäche; **den Anfällen geht hartnäckige Verstopfung voraus**. |
| Flatus: | stinkend, brennend, reichlich; viel Wind und kleiner Stuhl (*Agar.*); Brennen im After nach Abgang der Winde. |

Fester Stuhl und Massen von Schleim gehen unfreiwillig ab; Hunger bei Diarrhö.

Vor dem Stuhl: Rumpeln, heftiger, plötzlicher Drang; **Schweregefühl im Rektum**. – Plätschern im Gedärm. – *U.-ST.*

Während des Stuhlgangs: Tenesmus, **viele Winde**.

Nach dem Stuhl: Schwäche.

Hämorrhoiden: blau, wie Weintrauben (*Mur-ac.*); ständiges Abwärtsdrängen im Rektum; blutend, wund, empfindlich, heiß, > durch Kaltwasseranwendung; starkes Jucken.

Jucken und Brennen im Anus, was den Schlaf unmöglich macht (*Indg.*).

**VERWANDTSCHAFT:** ähnlich: *Sulfur* bei vielen chronischen Erkrankungen mit Abdominalplethora und Pfortaderkongestion; bringt unterdrückte Ausschläge wieder hervor.

Ähnlich: *Am-m.*, *Gamb.*, *Nux-m.*, *Podo.*

**VERSCHLIMMERUNG:** frühmorgens; sitzende Lebensweise; **heißes, trockenes Wetter**; nach Essen oder Trinken; beim Stehen oder Gehen. – < durch Bier. – *U.-ST.*

**BESSERUNG:** kaltes Wasser; kaltes Wetter; Abgang von Flatus und Stuhl.

# ALUMINA

Gebrannte Tonerde / $Al_2O_3$ Weihepunkt: MP 15; de la Fuye: Di 11 Di 20, Dü 4

Paßt für Personen mit chronischen Erkrankungen; ›das *Aconit* der chronischen Krankheiten‹.

Konstitutionen mit Mangel an Lebenswärme (*Calc.*, *Sil.*).

Magere, trockene, dünne Menschen; dunkler Teint; sanfte, fröhliche Veranlagung; Hypochonder; trockene, flechtenartige, juckende Ausschläge, schlechter im Winter (*Petr.*); unerträgliches Jucken am ganzen Körper beim Warmwerden im Bett (*Sulf.*); kratzt, bis die Haut blutet, die danach schmerzt.

Die Zeit vergeht zu langsam; eine Stunde scheint so lang wie ein halber Tag (*Cann-i.*).

Kann nur mit offenen Augen und tagsüber gehen; Schwanken und Fallen mit geschlossenen Augen (*Arg-n.*, *Gels.*).

Abnormer Appetit; Verlangen nach Stärke, Kreide, Holzkohle, Gewürznelken, Kaffee- und Teesatz, Säuren und unverdaulichen Dingen (*Cic.*, *Psor.*); **Kartoffeln bekommen schlecht**.

**Chronisches Aufstoßen seit Jahren**; **< abends**.

Alle Reizmittel – Salz, Wein, Essig, Pfeffer – verursachen sofort Husten.

Obstipation: **kein Stuhldrang, Stuhl kann nicht eher abgehen, als bis sich eine große Kotmasse angesammelt hat** (*Meli.*); **GROSSE ANSTRENGUNG**, muß sich am Klositz festhalten; Stuhl hart, knotig, wie Lorbeeren, bedeckt mit Schleim; oder weich, lehmartig, an den Körperteilen festhaftend (*Plat.*); Säuglinge, durch Kunstnahrung; flaschengefütterte Babies; bei alten Leuten (*Lyc.*, *Op.*); in der Schwangerschaft, durch untätiges Rektum (*Sep.*).

**UNTÄTIGKEIT DES REKTUMS, sogar weicher Stuhl erfordert große Anstrengung** (*Anac.*, *Plat.*, *Sil.*, *Verat.*)

Durchfall, wenn sie Harn läßt.

Muß auf den Stuhl pressen, um Harn lassen zu können.

Leukorrhö: **SCHARF UND REICHLICH, LÄUFT BIS ZU DEN FERSEN HERAB** (*Syph.*); < tagsüber; > durch kaltes Baden.

Nach der Regel: **körperliche und geistige Erschöpfung**, kaum fähig zu sprechen (*Carb-an.*, *Cocc.*).

Sprechen ermüdet; schwach und müde, muß sich setzen.

Beißt sich auf die Zunge; nachts. – *U.-ST.*

**VERWANDTSCHAFT:** komplementär zu: *Bry.*

Folgt gut auf *Bry.*, *Lach.*, *Sulf.*

*Alumina* ist das chronische *Bryonia.*

Ähnlich: *Bar-c.*, *Con.* bei Beschwerden alter Leute.

**VERSCHLIMMERUNG:** kalte Luft; im Winter; im Sitzen; **nach Essen von Kartoffeln**; nach Essen von Suppen; jeden zweiten Tag; **bei Neu- und Vollmond**.

**BESSERUNG:** mildes Sommerwetter; durch warme Getränke; **beim Essen** (*Psor.*); bei nassem Wetter (*Caust.*).

*Alumina* ist eins der Hauptantidote bei Bleivergiftung; Malerkoliken; Beschwerden durch Blei.

**Praxis-Tip des Übersetzers:**

An *Alumina* muß besonders gedacht werden bei Neurodermitis, Schleimhaut- und Drüsenkrebs, Allergosen, Heuschnupfen, Paresen, Tabes dorsalis, Encephalitis disseminata, m. Alzheimer.

Bei schwächlichen Personen mit schwachem Gedächtnis, die Schwierigkeiten haben, sich auszudrücken, weil ihnen die Worte fehlen. Wie gelähmt, wenn er etwas schnell tun muß. **Impuls zu töten beim Anblick eines Messers oder Gewehrs**; Suizidtendenz; Gewissensängste; Wahnideen über seine Identität.

# AMBRA GRISEA

Sekret des Pottwals / ein Tierprodukt Weihepunkt: N 24

Für Kinder, besonders junge Mädchen, die erregbar, nervös und schwach sind; nervöse Leiden alter Leute mit ›ausgeleierten‹ Nerven.

Hagere, dünne, abgemagerte Personen, die sich leicht erkälten.

Große Traurigkeit, sitzt tagelang weinend.

Schlaflos durch geschäftliche Schwierigkeiten, muß aufstehen (*Cimic.*, *Sep.*).

Ranula mit stinkendem Atem (*Thuj.*).

Kältegefühl im Abdomen (*Calc.*).

**DIE GEGENWART ANDERER, SELBST DER KRANKENSCHWESTER, BEIM STUHLGANG IST UNERTRÄGLICH**; häufiger, erfolgloser Drang, der sie ängstlich macht.

Absonderung von Blut (aus der Vagina, Anm. d. Ü.) zwischen den Perioden, bei jedem kleinen Ereignis – einem langen Spaziergang, nach jedem harten Stuhl etc.

Leukorrhö: **dicker**, **bläulich-weißer Schleim**, besonders oder nur nachts (*Caust.*, *Merc.*, *Nit-ac.*).

Heftiger Husten in krampfhaften Paroxysmen, mit Aufstoßen und Heiserkeit; < beim Reden oder bei lautem Lesen (*Dros.*, *Phos.*); abends ohne, morgens mit Expektoration (*Hyos.*); Keuchhusten – aber ohne krähendes Einatmen.

**VERWANDTSCHAFT:** ähnlich: *Asaf.*, *Cimic.*, *Coca*, *Ign.*, *Mosch.*, *Phos.*, *Valer.*

**VERSCHLIMMERUNG:** warme Getränke, warme Zimmer; Musik; Hinlegen; lautes Lesen und Reden; in Gegenwart vieler Leute; nach Erwachen – durch zuwenig Schlaf. – *U.-ST.*

**BESSERUNG:** nach Essen, kalter Luft, kalten Speisen und Getränken; beim Aufstehen aus dem Bett.

**Anmerkung des Übersetzers:**

Auffallendes Symptom: einseitige Schweiße! Menschenfeindlich – fühlt sich der Situation nicht gewachsen und fürchtet deshalb die Begegnung mit Menschen. Wechsel von Niedergeschlagenheit und Leidenschaftlichkeit läßt keine ruhige Stimmung aufkommen.

# AMMONIUM CARBONICUM

Hirschhornsalz / $(NH_4)_2CO_3$ und $NH_2COONH_4$ Weihepunkt: Di 20, Lu 9

Hämorrhagische Diathese, dünnflüssiges Blut und Degeneration der roten Blutkörperchen; Ulzerationen neigen zu Gangrän.

Kräftige, korpulente Frauen mit diversen Beschwerden infolge einer sitzenden Lebensweise; zarte Frauen, die ständig ihr ›Riechfläschchen‹ zur Hand haben müssen; Erkältungsneigung im Winter.

Kinder lassen sich nicht gern waschen (*Ant-c.*, *Sulf.*).

Dyspnö beim Einschlafen, muß aufwachen, um Luft zu holen (*Grin.*, *Lach.*).

Schlecht gelaunt bei feuchtem, stürmischem Wetter.

Kopfschmerzen: Empfindung von Völle, als ob die Stirn bersten wollte (*Bell.*, *Glon.*).

Nasenbluten: **BEIM GESICHTWASCHEN** (*Arn.*, *Mag-c.*) und Händewaschen am Morgen, aus dem li. Nasenloch; **nach dem Essen**.

Ozaena: häufig wird aus der Nase blutiger Schleim ausgeschnaubt; Blut stürzt zur Nasenspitze beim Bükken.

**NASE VERSTOPFT, HAUPTSÄCHLICH NACHTS**; **muß durch den Mund atmen**, ein Leitsymptom sogar bei Diphtherie; langdauernder Schnupfen; chronischer Schnupfen* bei Kindern (*Hep.*, *Nux-v.*, *Samb.*, *Stict.*).

Diphtherie; Neigung zu gangränöser Ulzeration der Tonsillen; Drüsen geschwollen.

Bei Diphtherie oder Scharlach, **wenn die Nase verstopft ist**; Kind kann nicht schlafen, weil es keine Luft kriegt.

**CHOLERAARTIGE SYMPTOME BEI BEGINN DER REGEL** (*Bov.*, *Verat.*).

Menses: zu früh, reichlich, vorher kolikartige Bauchschmerzen; ätzend, macht die Schenkel wund;

---

*Englisches Original: »snuffles«.

reichlich nachts und im Sitzen (*Zinc.*); mit Zahnschmerzen, Kolik, Traurigkeit; **Abgeschlagenheit**, besonders der Oberschenkel; Gähnen und Frösteln.

Leukorrhö: wäßrig, brennend vom Uterus her; ätzend, reichlich aus der Vagina; Wundheit der Vulva.

Dyspnö mit Herzklopfen, < bei Anstrengung oder beim Steigen auch nur weniger Stufen; < in warmem Zimmer.

Eines der besten Mittel bei Emphysem.

Husten: trocken, durch Kitzeln in der Kehle, wie von Staub, jeden Morgen von 3 - 4 Uhr (*Kali-c.*).

Panaritium: tiefsitzender Periostschmerz (*Dios.*, *Sil.*).

Körper rot, wie von Scharlach (vgl. *Ail.*).

Maligner Scharlach mit tiefem Schlaf; röchelndes Atmen. Hirsekornartiger Ausschlag oder schwach entwickelter Ausschlag durch unzulängliche Lebenskraft; drohende Lähmung des Gehirns (*Tub.*, *Zinc.*).

**VERWANDTSCHAFT:** antidotiert Vergiftungen mit *Rhus* und Insektenstiche.

Affiziert meist die re. Seite.

Feindlich: *Lach.*

**VERSCHLIMMERUNG:** kaltes, feuchtes Wetter; nasse Umschläge; vom Waschen; während der Regel.

**BESSERUNG:** Bauchlage (*Acet-ac.*); Liegen auf der schmerzhaften Seite (*Puls.*); bei trockenem Wetter.

# AMMONIUM MURIATICUM

Salmiak, Ammoniumchlorid / $NH_4Cl$

Besonders für fette, träge Menschen geeignet; **oder Körper groß und fett, aber Beine zu dünn**.

Wäßriger, scharfer Schnupfen, ätzt die Lippen (*All-c.*).

Während der Regel: **Diarrhö und Erbrechen, blutige Absonderung aus dem Darm** (*Phos.*); neuralgische Schmerzen in den Füßen; Regelfluß stärker nachts (*Bov.* – beim Hinlegen: *Kreos.*).

Hartnäckige Obstipation mit viel Flatus.

Harte, bröcklige Stühle erfordern viel Kraft zum Auspressen; krümeln vom Analbereich (*Mag-m.*); wechselnde Farbe, keine zwei Stühle gleichen sich (*Puls.*).

Hämorrhoiden: wund und schmerzhaft; mit Brennen und Stechen im Rektum noch Stunden nach dem Stuhlgang (*Aesc.*, *Sulf.*); besonders nach Leukorrhösuppression.

Leukorrhö: wie Eiweiß, vorher Bauchkneifen in der Nabelgegend; braun, schleimig, schmerzlos, **nach jedem Harnlassen**.

Kältegefühl im Rücken zwischen den Schulterblättern (*Lachn.*).

Beim Gehen schmerzhaftes Verkürzungsgefühl in den Kniesehnen; Spannung in den Gelenken, als seien die Muskeln zu kurz (*Caust.*, *Cimx.*).

Stinkender Fußschweiß (*Alum.*, *Graph.*, *Psor.*, *Sanic.*, *Sil.*).

**VERWANDTSCHAFT:** gefolgt von *Ant-c.*, *Phos.*, *Puls.*, *Sanic.*

**Anmerkung des Übersetzers:**

**VERSCHLIMMERUNG:** morgens (Kopf- und Brustsymptome); nachmittags (Bauchsymptome); abends (Haut, Fieber, Gliedmaßen); chronische Verstauchungen. Periodizität.

**BESSERUNG:** frische Luft; schnelle Bewegung.

# AMYLIUM NITROSUM

Amylnitrit / $C_5H_{11}NO_2$

Für nervöse, empfindsame, plethorische Frauen in oder nach der Menopause.

Oft hilfreich in unheilbaren Fällen; sehr wichtig als Sterbehilfe.

Erweitert schlagartig die Gefäße und beschleunigt den Puls, aber später schwächt und verzögert es ihn.

Starker Blutandrang zu Gesicht und Kopf (*Bell.*, *Glon.*).

**Verlangen nach frischer Luft**; öffnet die Kleidung, schlägt die Bettdecke zurück und öffnet die Fenster bei kältestem Wetter (*Arg-n.*, *Lach.*, *Sulf.*).

Hitzewallungen: beginnen im Gesicht, Magen, in verschiedenen Teilen des Körpers, gefolgt von oft heißen, reichlichen Schweißen; scharf abgegrenzt, bis in die Oberschenkel, Knie oder Ellenbogen, wobei die darüberliegenden Teile brennend heiß sind, die darunterliegenden hingegen eisig kalt; hinterher große Schwäche.

Gesicht rötet sich bei der geringsten Erregung (*Coca*, *Ferr.*).

**ERRÖTEN:** chronisch oder akut; **Seekrankheit**.

Hemikranie, besonders wenn die betroffene Seite blaß ist.

Der Kragen scheint zu eng, muß ihn öffnen (*Lach.*).

Angina pectoris: stürmische Herztätigkeit; Herz und Karotiden klopfen stark (*Glon.*).

**Beständiges stundenlanges Ausstrecken**; das Verlangen danach zu befriedigen ist unmöglich; könnte sich ans Bett klammern und um Hilfe rufen, um sich strecken zu können.

Starkes und wiederholtes Gähnen (*Kali-c.*).

Puerperalkonvulsionen sofort nach der Entbindung.

**VERWANDTSCHAFT:** ähnlich: *Bell.*, *Cact.*, *Coca*, *Ferr.*, *Glon.*, *Lach.*

**VERSCHLIMMERUNG:** geistige oder physische Anstrengung.

Wirkt prompt durch Inhalation; Wiederbelebung bei Narkoseunfällen.

Die unpotenzierte Arznei wirkt hauptsächlich palliativ; muß je nach Gewöhnungsgrad wiederholt werden. **Kurative Wirkung** in den höheren Potenzen.

Die Heilung hängt häufig mehr von der Potenzhöhe ab, als sich viele vorstellen können, die nie einen kurativen Versuch damit gemacht haben.

# ANACARDIUM ORIENTALE

Elefantenlaus / Anacardiaceae  Weihepunkt: N 23 li.

**PLÖTZLICHER GEDÄCHTNISVERLUST:** alles erscheint wie im Traum; Patient ist äußerst bestürzt über seine Vergeßlichkeit; verwirrt, geschäftsunfähig.

Zu Gehässigkeiten aufgelegt, erpicht auf Boshaftigkeiten.

**Unwiderstehlicher Drang zum Fluchen und Schwören** (*Lac-c.*, *Lil-t.*, *Nit-ac.* – will ständig **beten**: *Stram.*). – Im Straßenverkehr. – *U.-ST.*

Mangel an Vertrauen in sich und andere. »Er ist mit der ganzen Welt entzweit und hat so wenig Vertrauen zu sich, dass er verzweifelt, das leisten zu können, was man von ihm verlangt.« (CK II, 9)

Gefühl, als habe er zwei Willen, wovon der eine ihm zu tun befiehlt, was der andere verbietet.

Ängstlich beim Gehen, als ob ihn jemand verfolgte; verdächtigt alles um sich herum. »Beim Spazierengehen, im Stehen, Aengstlichkeit, als wenn Jemand hinter ihm käme; Alles um ihn herum kam ihm verdächtig vor.« (CK II, 5)

Schwäche aller Sinne.

Hypochonder mit Hämorrhoiden und Verstopfung.

Seltsame Stimmung, lacht bei ernsten Angelegenheiten und ist ernst bei lustigen Dingen. »Wird von einem Kitzel unter der Herzgrube bei sehr ernsthaften Gegenständen zum Lachen genöthigt; bei lächerlichen Dingen kann er sich dessen enthalten.« (CK II, 25). Denkt, sie sei ein Dämon; flucht und schwört.

Empfindung: als hätte man einen Reifen oder ein Band um einen Körperteil (*Cact.*, *Carb-ac.*, *Sulf.*); oder als ob ein stumpfes Instrument gegen einen drückte; wie ein Pflock im Innern.

Kopfschmerzen: **völlig gebessert beim Essen** (*Psor.*); beim Hinlegen abends im Bett, beim Einschlafen; < bei Bewegung und Arbeiten.

Gastrisches und nervöses Kopfweh bei sitzender Lebensweise (*Arg-n.*, *Bry.*, *Nux-v.*).

Neigt zu Erstickungsanfällen beim Essen und Trinken (*Cann-s.*, *Kava kava*, *Nit-ac.*).

Schluckt Speisen und Getränke hastig hinunter; Symptome verschwinden beim Essen (*Kali-p.*, *Psor.*).

Magen: Gefühl von ›hin sein‹, kommt nur, wenn der Magen leer ist, und ist > **durch Essen** (*Chel.*, *Jod.*); > während des Verdauungsprozesses (umgekehrt: *Bry.*, *Nux-v.*).

»Nach dem Essen, Drücken im Magen, mit Gefühl von äusserster Ermattung und Hinfälligkeit, bei grossem Durste.« (CK II, 222) (Ulcus duodeni – *U.-ST.*)

Warzen auf der Handfläche (*Nat-m.*).

**Starker Stuhldrang**, aber mit der Anstrengung verschwindet der Drang ohne Entleerung; Rektum ist kraftlos, gelähmt, wie zugestöpselt (irreguläre Peristaltik oder übermäßige Aktivität: *Nux-v.*).

**VERWANDTSCHAFT:** vgl. *Rhus-r.*, *Rhus-t.* und *Rhus-v.*

Symptome gehen von der rechten auf die linke Seite (*Lyc.*). *Anac.* folgt gut nach *Lyc.* und *Puls.* *Anac.* folgt und wird gefolgt von *Plat.*

**Anmerkung des Übersetzers:**

*Anacardium*-Patienten können auch sehr sanft sein, wie *Staphisagria*-Patienten. Der Konflikt mit Höhergestellten löst häufig die Selbstvertrauenskrise aus: Z. B. zweifelt er nach einer Kritik an seinen Fähigkeiten und scheut sich, Verantwortung zu übernehmen – will aber aus Widerspruchsgeist auch nicht kündigen, sondern sich beweisen.

# ANTHRACINUM

Milzbrandtoxin / Nosode

Bei Karbunkeln, malignen Ulcera und Beschwerden mit **Ulzerationen, Demarkationen und mit unerträglichem Brennen**.

Wenn *Arsenicum* oder das bestgewählte Arzneimittel den brennenden Schmerz des Karbunkels oder der malignen Ulzeration nicht erleichtert.

Hämorrhagie: Blut sickert aus Mund, Nase, Anus oder Genitalien; schwarz, dick, teerartig, sich rapide zersetzend (*Crot-h.*).

Septisches Fieber, rapider Kräfteverlust, schwächer werdender Puls, Delirium und Ohnmacht (*Pyrog.*).

Gangränöse Ulcera: Panaritium, Karbunkel, Erysipel von malignem Typ.

Panaritium: in den schlimmsten Fällen mit Demarkation und mit unerträglichen, brennenden Schmerzen (*Ars.*, *Carb-ac.*, *Lach.*).

Maligne Pusteln: **schwarze oder blaue Blasen**; häufig mit tödlichem Ausgang in 24 oder 48 Stunden (*Lach.*, *Pyrog.*).

Karbunkel: **mit schrecklichen, brennenden Schmerzen**; Absonderung von jauchigem, stinkendem Eiter.

Sektionsverletzungen: speziell mit Tendenz zu Gangrän; septisches Fieber, ausgeprägte Entkräftung (*Ars.*, *Pyrog.*).

Verdächtige Insektenstiche. Wenn die Schwellung die Farbe verändert und rote Streifen an der Wunde den Verlauf der Lymphgefäße zu markieren beginnen (*Lach.*, *Pyrog.*).

Septische Entzündung durch Absorption von Eiter oder von anderem infektiösen Material, mit brennenden Schmerzen und großer Erschöpfung (*Ars.*, *Pyrog.*).

Epidemische Milzerkrankungen bei Rindvieh, Pferden und Schafen.

Schlimme Folgen von Inhalation von Fäulnisgerüchen bei Faulfieber oder im Sektionsraum; vergiftet vom ›Pesthauch‹ (septische Infektionen) (*Pyrog.*).

*HERING* sagt: »Zu behaupten, ein Karbunkel sei eine chirurgische Erkrankung, ist die größte Absurdität. Eine Inzision ist immer nachteilig und häufig mit schicksalhaftem Ausgang. Nie wurde ein Fall bei richtiger Behandlung verloren, und es sollte stets ausschließlich mit interner Medizin behandelt werden.«

**VERWANDTSCHAFT:** ähnlich: *Ars.*, *Carb-ac.*, *Lach.*, *Sec.*, *Pyrog.* bei bösartigen und septischen Verläufen. Vgl. *Euphorb.* bei furchtbaren Schmerzen bei Krebs, Karbunkel oder Erysipel, wenn *Ars.* oder *Anthr.* nicht bessern.

# ANTIMONIUM CRUDUM

Antimonsulfid / $SbS_3$ Weihepunkt: MP 13; de la Fuye: Di, Le 12, Di 10

Für Kinder und junge Menschen **mit Neigung zur Fettsucht** (*Calc.*); für die Extreme des Lebens.

Alte Menschen mit Morgendiarrhö werden plötzlich obstipiert, oder abwechselnd Durchfall und Verstopfung; Puls hart und schnell.

Empfindlich gegen Kälte, < nachdem er sich eine Erkältung zugezogen hat.

Kind ist verdrießlich, mürrisch, **KANN ES NICHT ERTRAGEN, BERÜHRT ODER ANGESEHEN ZU WERDEN**; übellaunig, will nicht reden oder angesprochen werden (*Ant-t.*, *Jod.*, *Sil.*); ärgerlich über jede kleine Beachtung.

**GROSSE TRAURIGKEIT** mit Weinen.

Abscheu vor dem Leben.

Ängstliche, tränenreiche Stimmung, die geringste Sache greift sie an (*Puls.*); tiefste Verzweiflung, Neigung zum Suizid durch Ertränken.

Unwiderstehliches Verlangen, in Reimen zu sprechen oder Verse aufzusagen.

Sentimentale Stimmung bei Mondlicht, vornehmlich ekstatische Liebe; schlimme Folgen unerwiderter Zuneigung (*Calc-p.*).

Nasenlöcher und Mundwinkel wund, rissig und verkrustet. – Impetigo. – *U.-ST.* »Das Zahnfleisch klafft von den Zähnen ab und blutet leicht.« (CK II, 106)

Kopfschmerzen: nach Baden im Fluß; nach Erkältung; nach alkoholischen Getränken; Magenverstimmung, < durch Säure, Fett, Obst, – durch Milch – *U.-ST.*; nach unterdrückten Hautausschlägen.

Magenbeschwerden von **Überessen**; schwacher Magen, Verdauung wird leicht gestört; **DICKER, MILCHWEISSER ZUNGENBELAG** – typisches führendes Symptom für das Mittel! Sehr anfällig für Aphthen (*Arg-n.*, *Sulf.*).

Verlangen nach Saurem und Essiggurken.

Magen- und Darmstörungen: von Brot- und Teigwaren; sauren Speisen, speziell Essig; saurem oder verdorbenem Wein; nach Kaltbaden; Überhitzung; heißem Wetter.

Ständiger Abgang von Gasen, nach oben und nach unten, jahrelang; Aufstoßen, schmeckt nach dem Gegessenen.

Schleim: in großen Mengen vom Nasen-Rachen-Raum beim Räuspern; vom Anus, **jauchig**, **sickernd**, gelbe Flecken hinterlassend; **schleimabsondernde Hämorrhoiden**.

Neigung zu abnormen Wucherungen an der Haut; Fingernägel wachsen langsam; gequetschte Nägel wachsen in Bruchstücken, wie Warzen, mit hornigen Flecken.

Große, hornige Hühneraugen an den Fußsohlen (*Ran-b.*); **sehr empfindlich beim Gehen**, besonders auf Steinpflaster.

Stimmverlust nach Überhitzung.

Kann **Sonnenhitze** nicht vertragen; < durch Überanstrengung in der Sonne (*Lach.*, *Nat-m.*); < bei Überhitzung in der Nähe von Feuer; **erschöpft bei warmem Wetter**; Beschwerden durch Sonnenbrand.

Keuchhusten: < durch Überhitzung in der Sonne oder in warmem Zimmer; nach kaltem Waschen.

Wenn Symptome erneut auftreten, wechseln sie den Ort oder wandern von einer Körperseite auf die andere.

**ABNEIGUNG GEGEN KALTBADEN**; Kind schreit beim Waschen oder Baden mit kaltem Wasser; Kaltbaden verursacht heftige Kopfschmerzen; verursacht Unterdrückung der Menses; Erkältung durch Schwimmen in kaltem Wasser oder durch Sturz ins kalte Wasser (*Rhus-t.*).

**VERWANDTSCHAFT:** ergänzend: *Scilla.* Ähnlich: *Bry.*, *Ip.*, *Lyc.*, *Puls.* bei Magenbeschwerden. Nach *Ant-c.* folgt gut: *Puls.*, *Merc.*, *Sulf.*

**VERSCHLIMMERUNG:** nach dem Essen; kaltes Baden; saure Speisen, saurer Wein; **nach Sonnen- oder Feuerhitze**; Extreme von Kälte oder Hitze.

**BESSERUNG:** in frischer Luft; Ruhe; nach einem warmen Bad.

## ANTIMONIUM TARTARICUM

Brechweinstein — Weihepunkt: B 13, Di 6, Ni 26, Ni 27; de la Fuye: Di 6, N 7

Paßt für träge, phlegmatische Personen; für die hydrogenoide Konstitution (nach *v. GRAUVOGL*).

Krankheiten, die ihren Ursprung im Aufenthalt in feuchten Kellerräumen haben (*Ars.*, *Aran.*, *Ter.*).

Durch die pneumogastrischen Nervenbahnen schwächt es die Atmung und den Kreislauf, wodurch das Leitsymptom des Mittels hervorgerufen wird, nämlich: **Wenn der Patient hustet, scheint eine große Ansammlung von Schleim in den Bronchien zu sein**; es macht den Eindruck, als würde viel expektoriert werden, aber nichts kommt herauf.

Kind klammert sich an die Umgebenden; möchte getragen werden; schreit und weint, wenn es berührt wird; läßt sich nicht den Puls fühlen (*Ant-c.*, *Sanic.*).

**Gesicht kalt, blau, blaß, mit kaltem Schweiß bedeckt** (*Tab.*).

Zunge belegt, teigig, dick, weiß, mit geröteten Papillen und roten Rändern; rote Streifen; sehr rot, trocken in der Mitte; **außergewöhnliches Verlangen nach Äpfeln** (*Aloe* – nach Saurem, Mixpickles: *Ant-c.*).

Erbrechen: in jeder Position außer beim Liegen auf der re. Seite; bis zur Ohnmacht; danach **Schläfrigkeit und Erschöpfung**; bei Cholera mit Diarrhö und kaltem Schweiß; eine Dosis nach jeder Attacke (*Verat.*).

Asphyxie: mechanisch, wie Scheintod durch Ertrinken; durch Schleim in den Bronchien; durch drohende Lähmung der Lungen; durch Fremdkörper in Larynx und Trachea; mit **Schläfrigkeit und Koma**.

**Große Schläfrigkeit oder unwiderstehlicher Drang zu schlafen**, bei nahezu allen Beschwerden (*Op.*, *Nux-m.*).

Kind bei der Geburt blaß, atemlos, nach Luft schnappend; Asphyxia neonatorum. Hilft bei ›Todesröcheln‹ (*Tarant.*).

Ikterus mit Pneumonie, besonders der re. Lunge.

**VERWANDTSCHAFT:** ähnlich: 1.) *Lycopodium* – aber die spasmodische Nasenflügelatmung hat weit geöffneten Nasenlöchern Platz gemacht.

2.) *Veratrum* – beide haben Diarrhö, Kolik, Erbrechen, Kälte und Verlangen nach Saurem.

3.) *Ipecacuanha* – aber mehr Schläfrigkeit durch mangelhafte Atmung; Übelkeit, aber > nach Erbrechen.

Wenn die Lungen zu versagen scheinen und der Patient schläfrig wird, der Husten abnimmt oder aufhört, ersetzt es *Ipecacuanha.*

Für Impffolgen, wenn *Thuja* versagt und *Silicea* nicht indiziert ist.

Vor *Silicea* bei Dyspnö durch Fremdkörper in Larynx oder Trachea (chirurgische Versorgung vorausgesetzt! – *U.-ST.*); *Pulsatilla* bei unterdrückter Gonorrhö; *Ter.* bei Folgen feuchter Kellerwohnungen.

Kinder, die bei scheinbarer *Ant-t.*-Indikation bei Husten nicht schnell reagieren, benötigen *Hep.*

Husten bei Kindern, der sich im Frühling und Herbst verschlimmert, wenn das feuchte Wetter anfängt.

**VERSCHLIMMERUNG:** feuchtkaltes Wetter; Hinlegen nachts; warmes Zimmer, Wetterwechsel im Frühjahr (*Kali-s.*, *Nat-s.*).

**BESSERUNG:** kalte, frische Luft; Aufsitzen; Expektoration; Liegen auf der re. Seite (*Tab.*).

# APIS MELLIFICA

Das Gift der Honigbiene — Weihepunkt: Du 18; de la Fuye: B 17, B 64, N 6 re.

Paßt für die skrofulöse Konstitution; vergrößerte, harte Drüsen; scirrhöser oder offener Krebs.

Frauen, speziell Witwen; Kinder und Mädchen, die, obwohl im allgemeinen sorgfältig, ungeschickt werden und Dinge fallen lassen, mit denen sie umgehen (*Bov.*).

Schlimme Folgen von akuten Exanthemen, die sich ungenügend entwickeln oder unterdrückt wurden (*Zinc.*); Masern, Scharlach, Urticaria.

Beschwerden durch Eifersucht, Schreck, Zorn, Verdruß, schlimme Nachrichten.

Reizbar; nervös; zappelig; schwer zufriedenzustellen.

Neigung zum Weinen; kann nicht anders, muß weinen; mutlos, verzagt (*Puls.*).

Plötzliche, schrille, durchdringende Schreie von Kindern im Wachen oder Schlafen (*Hell.*).

Ödeme: sackartige, aufgedunsene Schwellung **unter den Augen** (über den Augen: *Kali-c.*); an Händen und Füßen; Wassersucht, ohne Durst (mit Durst: *Acet-ac.*, *Apoc.*).

Extreme Berührungsempfindlichkeit (*Bell.*, *Lach.*).

Schmerzen: **BRENNEND**, **STECHEND**, **WUND**; wandern plötzlich von einem Körperteil zum andern (*Kali-bi.*, *Lac-c.*, *Puls.*).

Durstlosigkeit; bei Anasarka; Aszites (*Acet-ac.* – aber stärker wächsernes Gesicht und großer Durst).

Harninkontinenz, mit großer Reizung der Harnorgane; kann kaum einen Moment den Urin halten, und starkes Brennen nach dem Wasserlassen; häufig, schmerzhaft, spärlich, blutig.

Obstipation: Empfindung im Leib, als ob bei starkem Pressen etwas Gespanntes reißen könnte.

Diarrhö: bei Säufern; bei exanthematischen Erkrankungen,

speziell nach Unterdrückung des Ausschlags; unfreiwillig bei jeder Bewegung, **als ob der Anus weit offen stünde** (*Phos.*).

Affiziert die rechte Seite; Schwellung oder Ödem (Zyste! – *U.-ST.*) des rechten Ovars; des rechten Testikels.

Intermittierendes Fieber; Frost um 15 Uhr, immer **mit Durst** (*Ign.*), < in warmem Zimmer und bei äußerer Hitze (*Thuja*: 3 Uhr früh und 15 Uhr).

**VERWANDTSCHAFT:** ergänzend: *Nat-m.* Unverträglich vor oder nach *Rhus-t.*

*Ars.* und *Puls.* folgen *Apis* gut. Hat Scharlachalbuminurie nach vergeblicher Anwendung von *Canth.*, *Dig.*, *Hell.* geheilt.

**VERSCHLIMMERUNG:** nach dem Schlaf (*Lach.*); geschlossene, besonders warme und geheizte Räume sind unerträglich; nach Durchnässung (*Rhus-t.*), aber besser nach dem Waschen oder dem Befeuchten des Körperteils mit kaltem Wasser.

**BESSERUNG:** im Freien; kaltes Wasser oder kaltes Baden; Abdecken; Schmerzen beim Husten, Gehen oder Wechsel der Körperstellung oder -lage; beim Aufrechtsitzen.

# APOCYNUM CANNABINUM

Indianerhanf / Apocynaceae

Ausscheidungen vermindert, speziell Urin und Schweiß.

Ödeme: der serösen Häute; akut, entzündlich. **Mit Durst** (*Acet-ac.*), Wasser ist unzuträglich oder wird erbrochen (*Ars.*); in den meisten Fällen nicht durch organische Krankheiten kompliziert; nach Typhus, Typhoid, Scharlach, Zirrhose; nach Chininabusus.

Mitral- und Trikuspidalinsuffizienz, Hydrothorax, Aszites, Anasarka (bewährt: D 3). – *U.-ST.*

Akuter Hydrocephalus, mit offenen Suturen; Stupor, auf einem Auge blind; ständige unwillkürliche Bewegung eines Armes und eines Beines* (linker Arm und linkes Bein: *Bry.*); vorspringende Stirn.

Amenorrhö bei jungen Mädchen, mit Auftreibung oder ödematöser Ausdehnung von Bauch und Extremitäten.

Metrorrhagie: dauernder oder anfallsartiger Blutfluß; flüssig oder klumpig; Übelkeit, Erbrechen, Palpitationen; schneller, schwacher Puls bei Bewegung; Vitalschwäche, Ohnmacht beim Aufrichten des Kopfes vom Kissen.

Husten, kurz und trocken oder tief und locker, in der Schwangerschaft (*Con.*).

**VERWANDTSCHAFT:** ähnlich: *Acet-ac.*, *Apis* (kein Durst), *Ars.*, *Chin.*, *Dig.* bei Ödemen. *Blatta orientalis* hat schlimme Fälle generalisierter Ödeme geheilt nach Versagen von *Apis*, *Apoc.* und *Dig.* – *HAYNES.*

**Anmerkung des Übersetzers:**

**VERSCHLIMMERUNG:** kaltes Wetter; kalte Getränke; Abdecken; Liegen.

**BESSERUNG:** Wärme.

---

*Im englischen Text heißt die Stelle fälschlicherweise: »Constant and voluntary motion...«, richtig lautet das Symptom: »Constant involuntary motion...« (*HERING*, Guiding Symptoms).

# ARGENTUM METALLICUM

Silber / Ag — Weihepunkt: KG 17, KG 16a

Große, dünne, reizbare Menschen.

Beschwerden nach Quecksilberabusus.

Konstitutionelle Folgen von Masturbation.

Wirkt auf Knorpel im Lid-, Ohren-, Nasenbereich, Tuba Eustachii; Knochen-Apophysen.

Pollutionen: nach Onanie; beinahe jede Nacht; ohne Erektion; mit geschrumpftem Glied.

Schmerz in den Hoden wie gequetscht (*Rhod.*).

Prolaps: mit Schmerzen im linken Ovar und im Rücken, erstreckt sich nach vorne und nach unten (rechtes Ovar: *Pall.*); klimakterische Hämorrhagie.

Erschöpfender Fließschnupfen mit Niesen.

Heiserkeit; bei Berufssängern und Rednern (*Alum.*, *Arum-t.*).

Totaler Stimmverlust bei Berufssängern.

Hals und Larynx fühlen sich rauh oder wund an beim Schlucken oder Husten.

**Lachen erregt Husten** (*Dros.*, *Phos.*, *Stann.*) und produziert reichlich Schleim im Larynx.

Beim Lautlesen muß er sich räuspern und rachsen; Husten mit leichter Expektoration gelatinösen, zähen Schleims, der wie gekochte Stärke aussieht.

**Große Schwäche der Brust** (*Stann.*); schlechter auf der linken Seite.

Veränderung der Klangfarbe der Stimme bei Sängern und Rednern (*Arum-t.*).

Rauhe Stelle über der Trachealbifurkation; schlechter vom Gebrauch der Stimme, Reden oder Singen.

**VERWANDTSCHAFT:** folgt gut nach *Alum.* Ähnlich: *Stann.* – in bezug auf den durch Lachen ausgelösten Husten.

**VERSCHLIMMERUNG:** Fahren im Wagen (*Cocc.*); bei Berührung oder Druck; beim Reden, Singen, lauten Lesen.

# ARGENTUM NITRICUM

Silbernitrat / $AgNO_3$ Weihepunkt: LG 15; de la Fuye: Di 2, 3, B 22

**Akute oder chronische Erkrankungen aufgrund ungewöhnlicher oder langdauernder geistiger Anstrengung.**

Immer an *Arg-n.* denken beim Anblick verwelkter, ausgetrockneter, alt aussehender Patienten (dünn, mager: *Sec.*).

Abmagerung, die jedes Jahr fortschreitet; am meisten ausgeprägt an den unteren Extremitäten (*Am-m.*); Marasmus.

Aufregung, bevor man in die Kirche oder zur Oper (zum Zug, zu Versammlungen etc.) geht, **VERURSACHT DIARRHÖ** (*Gels.*).

**Die Zeit vergeht zu langsam** (*Cann-i.*); impulsiv, möchte alles in Eile erledigen; muß schnell gehen; ist immer in Eile; ängstlich, reizbar, nervös (*Aur.*, *Lil-t.*).

Kopfschmerzen: kongestiv, mit Völlegefühl und Schwere; mit **Vergrößerungsgefühl**; gewöhnlich gastrisch, bei Kopfarbeitern; **vom Tanzen**; Hemikranie, drückend, schraubend, im Stirnhöcker oder in der Schläfe; mit galligem Erbrechen endend; **schlechter von jeder erschöpfenden geistigen Arbeit**; **besser durch Druck oder festes Bandagieren** (*Apis*, *Puls.*).

Akutes Trachom; **scharlachrot, wie rohes Rindfleisch**; reichliche mukopurulente Absonderung.

Ophthalmie der Neugeborenen: reichliche eitrige Absonderung, Cornea trübe, geschwürig; Lider wund, dick, geschwollen; morgens verklebt (*Apis*, *Merc-s.*, *Rhus-t.*).

Augen überanstrengt von Näharbeiten, schlechter in warmem Zimmer, besser im Freien (*Nat-m.*, *Ruta*); Beschwerden aufgrund ungenügender Akkommodation.

Verlangen nach Zucker; das Kind ist verrückt danach, aber es bekommt Diarrhö davon (verlangt Salz oder Geräuchertes: *Calc-p.*).

**Aufstoßen begleitet die meisten Magenbeschwerden.**

Verdauungsstörungen mit Blähungen: Aufstoßen nach jeder Mahlzeit;

als wollte der Magen vor Gasen platzen; Aufstoßen schwierig, schließlich wird die Luft mit großer Heftigkeit ausgestoßen.

Diarrhö: grüner Schleim, **wie Flocken gehackten Spinats**; wird grün **in der Windel**; **nach Trinken**; nach **Süßigkeiten oder Zucker**; Schleimmassen in zerrissenen Streifen oder Klumpen (*Asar.*); mit viel lautem Flatus (*Aloe*).

Diarrhö, sobald er trinkt (*Ars.*, *Crot-t.*, *Trom.*).

Urin entleert sich unbewußt Tag und Nacht (*Caust.*).

Impotenz: Erektion mißlingt beim Kohabitationsversuch (*Agn.*, *Calad.*, *Sel.*).

Koitus: schmerzhaft bei beiden Geschlechtern; gefolgt von Blutungen aus der Vagina (*Nit-ac.*).

Metrorrhagie: bei jungen Witwen; bei Sterilität; **mit nervöser Reizbarkeit im Klimakterium** (*Lach.*).

Großes Verlangen nach frischer Luft (*Aml-ns.*, *Puls.*, *Sulf.*).

Chronische Laryngitis bei Sängern; die hohen Töne verursachen Husten (*Alum.*, *Arg-m.*, *Arum-t.*).

Starke Schwäche der unteren Extremitäten, mit Zittern; kann nicht mit geschlossenen Augen gehen (*Alum.*).

Geht und steht wackelig, besonders wenn er sich unbeobachtet glaubt.

Konvulsionen, denen starke Unruhe vorausgeht.

Gefühl **eines Splitters** im Schlund beim Schlucken (*Dol.*, *Hep.*, *Nit-ac.*, *Sil.*); im oder um den Uterus beim Gehen oder Fahren.

**Fröstelt, wenn abgedeckt, aber fühlt sich erstickt, wenn zugedeckt**; verlangt nach frischer Luft.

**VERWANDTSCHAFT:** *Nat-m.* bei den schlimmen Folgen von Verätzung mit Silbernitrat (Höllenstein, Anm. d. Ü.).

Kaffee verschlechtert nervösen Kopfschmerz.

Beschwerden Halbwüchsiger nach den ersten Tabakrauchversuchen (*Ars.*, *Verat.*).

Ähnlich: *Nat-m.*, *Nit-ac.*, *Lach.*, *Aur.*, *Cupr.*

Nach *Verat.*; *Lyc.* folgt gut bei flatulenter Dyspepsie.

**VERSCHLIMMERUNG:** kaltes Essen; kalte Luft; Essen von Zucker; Eiskrem; **ungewöhnliche geistige Anstrengung**.

**BESSERUNG:** frische Luft; Verlangen, sich den Wind ins Gesicht blasen zu lassen; Baden in kaltem Wasser. – Gern im Dunkeln bei kleinem Licht. – *U.-ST.*

Bei der Ophthalmie der Neugeborenen hat die 200. oder 1000. Potenz in wäßriger Lösung als lokale Applikation gebessert, wenn reines Silbernitrat versagte. – *ALLEN.*

**Praxis-Tip des Übersetzers:**

Klaustrophobie, Erwartungsspannung mit Durchfall.

Nach T. P. *PASCHERO* bedingen Angst und Engeerlebnisse im Geburtskanal das Gefühl, die Wände stürzten ein, und die Furcht vor hohen Plätzen und offenen Räumen, sobald er auf der Welt ist. Übermäßige kindliche Abhängigkeit, möchte wie ein Baby gepflegt werden. Fühlt sich verfolgt. Plötzliche und unkontrollierbare Impulse. Furcht, ihm werde bald etwas zustoßen, ohne daß er sich verteidigen kann.

Nach H. V. *MÜLLER* besteht früh ein starkes Verlangen nach einem Partner, der Hilfe und Stütze gibt und Entscheidungen fällt. Angst vor anderen, telefoniert deshalb lieber, als Auge in Auge zu verhandeln. Fliegt gern und reitet noch lieber, weil er dann auf andere herabsehen kann.

Vergißt beim Sprechen die Worte und sieht sich hilfesuchend um. Erwartungsspannung löst sich erst, wenn die Aufgabe gelöst ist – deshalb Eile beim Arbeiten, meidet jedoch die Arbeit aus Angst vor Mißerfolg.

Ataxie und Inkoordination ist zuerst psychisch, dann im Digestionsapparat, erst im dritten Stadium im Bewegungsapparat als (syphilitische) Ataxie.

# ARNICA MONTANA

Bergwohlverleih / Compositae  Weihepunkt: M 14 re.; de la Fuye: Di 15

Nervöse Frauen, sanguinische plethorische Personen, lebhafter Ausdruck und sehr rotes Gesicht.

Schlimme Folgen mechanischer Verletzungen; selbst wenn diese Jahre zurückliegen.

Besonders für Menschen geeignet, die schon durch leichte mechanische Verletzungen für lange Zeit beeinträchtigt sind.

**WUNDES, LAHMES, GEQUETSCHTES GEFÜHL IM GANZEN KÖRPER, WIE ZERSCHLAGEN**; traumatische Muskelaffektionen.

Mechanische Verletzungen, insbesondere mit Benommenheit nach Gehirnerschütterungen; unfreiwilliger Stuhl- und Urinabgang.

Verletzungen mit stumpfen Instrumenten (*Symph.*).

Komplizierte Frakturen und damit zusammenhängende reichliche Eiterungen (*Calend.*).

Commotio und Contusio: Folgen von Stoß oder Verletzung; ohne Fleischwunden an Weichteilen; verhindert Eiterungen und septische Zustände und fördert die Resorption.

Nervös, kann keine Schmerzen ertragen; der ganze Körper ist überempfindlich (*Cham.*, *Coff.*, *Ign.*). – Weinen vor und bei Husten. – *U.-ST.*

**JEDE UNTERLAGE SCHEINT IHM ZU HART**; beklagt sich ständig darüber und wälzt sich fortwährend auf der Suche nach einem weichen Platz (Wundheits- und Zerschlagenheitsgefühl in den aufliegenden Körperteilen: *Bapt.*, *Pyrog.* – muß sich ständig bewegen, um Erleichterung seiner Schmerzen zu finden: *Rhus-t.*).

**Hitze im Oberkörper**; Kälte im Unterkörper.

Nur das Gesicht oder nur Kopf und Gesicht sind heiß, der Körper kühl.

Bewußtlosigkeit: **antwortet richtig, wenn angesprochen, aber Bewußtlosigkeit und Delirium kehren sofort zurück** (schläft mitten im Satz ein: *Bapt.*).

Sagt, ihm fehle nichts.

Meningitis nach mechanischen oder traumatischen Verletzungen; nach Stürzen, Gehirnerschütterungen etc. Zur Resorptionserleichterung bei Verdacht auf blutige Exsudate.

Hydrocephalus: **tödliche Kälte der Unterarme von Kindern** (bei Diarrhö: *Brom.*).

Apoplexie: Bewußtseinsverlust, unfreiwillige Entleerung aus Darm und Blase; hält bei akutem Anfall die Blutung in Schranken und erleichtert die Resorption; wiederholt geben und Tage oder Wochen wirken lassen, solange die Symptome kein anderes Mittel anzeigen!

Konjunktivale oder Retinablutung, Hyposphagma, mit Extravasaten, nach Verletzungen oder Husten (*Led.*, *Nux-v.*).

Gicht und Rheuma **mit großer Furcht, berührt oder angestoßen zu werden, wenn ihm jemand nahe kommt**.

Kann nicht aufrecht gehen wegen Zerschlagenheitsgefühl in der Bekkenregion.

Tendenz zu kleinen, schmerzhaften Furunkeln, eins nach dem anderen, extrem schmerzhaft (kleine Furunkel in Massen: *Sulf.*).

Lähmungen (linksseitig): Puls voll und kräftig; Röcheln, Seufzen, Murmeln.

Aufstoßen und Rülpsen: faulig, stinkend, wie faule Eier.

Dysenterie: mit Ischurie, vergeblichem Drang; **lange Intervalle zwischen den Stühlen**.

Verstopfung: **Rektum voll**, Stuhl will nicht abgehen; bandartig geformter Stuhl durch vergrößerte Prostata oder Retroversio uteri.

**Wundheit der Organe nach der Entbindung**; verhindert postpartale Hämorrhagie und puerperale Komplikationen.

Harnverhaltung oder Inkontinenz nach der Entbindung (*Op.*).

**VERWANDTSCHAFT:** ergänzt durch: *Acon.*, *Hyper.*, *Rhus-t.*

Ähnlich in bezug auf **Wundheitsgefühl wie zerschlagen**: *Bapt.*, *China*, *Phyt.*, *Pyrog.*, *Rhus-t.*, *Ruta*, *Staph.*

*Arnica* folgt gut auf: *Acon.*, *Apis*, *Ham.*, *Ip.*, *Verat.*; Folgemittel: *Sulf-ac.*

Beschwerden nach alkoholischen Getränken oder CO-Vergiftung sind häufig eine *Arnica*-Indikation (*Am-c.*, *Bov.*).

Bei Prellung der Wirbelsäule vgl. *Hypericum.*

**VERSCHLIMMERUNG:** in der Ruhe; beim Hinlegen; nach Wein.

**BESSERUNG:** Kontakt, Bewegung (*Rhus-t.*, *Ruta*).

**Anmerkung des Übersetzers:**

Die Modalitäten sind gegensätzlich. Nach *KENTs* Repertorium verschlimmert Berührung und Bewegung (2. Grad) und bessert auch (1. Grad). Ruhe und Liegen bessert (2. Grad) und verschlimmert (1. Grad). **Der Kranke fühlt sich zerschlagen und will Ruhe, aber er muß sich ständig bewegen.** Die Unterschiede erklären sich u. U. auch aus der Krankheitsphase. *Arnica* ist ein ganz wichtiges Mittel für die Folgen sportlicher Überanstrengung.

Geistige Symptome alternieren mit körperlichen. Hypochondrische Angst vor Unheil; **Furcht auf öffentlichen Plätzen, vor Berührung, vor sich nähernden Personen, vor plötzlichem Tod.** Betet um sein Seelenheil. Reizbar, wenn angesprochen. **Schickt den Arzt nach Hause, sagt, er sei nicht krank.**

Arbeitswut; Gewissensangst; überheblich; streitet sich mit allen.

# ARSENICUM ALBUM

Arsenige Säure / $As_2O_3$

Weihepunkt: N 20 li.; de la Fuye: Di 6, M 42, MP 2, Dü 15, N 3, PAM unter der Zunge am Zungenbändchen; 3E 16, Di 10, M 42

**GROSSE ENTKRÄFTUNG, rapides Sinken der Lebenskräfte**; Ohnmacht.

Die Gemütsverfassung ist:

a) bedrückt, melancholisch, verzweifelt, gleichgültig;

b) ängstlich, furchtsam, ruhelos, voller Qualen;

c) reizbar, empfindlich, mürrisch, leicht verärgert.

Je stärker das Leiden, desto größer die Seelenqual, die Ruhelosigkeit und die Todesfurcht.

**PSYCHISCH UNRUHIG, aber physisch zur Bewegung zu schwach**; kann an keinem Platz Ruhe finden; wechselt ständig die Lage; möchte von einem Bett in das andere und liegt mal hier und mal dort.

Ängstliche Todesfurcht; denkt, es sei zwecklos, Arznei einzunehmen, hält sich für **unheilbar**, ist sicher, sterben zu müssen; **fürchtet sich vor dem Tode** (aber Abscheu vor dem Leben – *U.-ST.*), beim Alleinsein oder beim Zubettgehen.

Angstanfälle, die nachts aus dem Bett treiben, schlimmer nach Mitternacht.

**BRENNENDE SCHMERZEN; DIE BETROFFENEN KÖRPERTEILE BRENNEN WIE FEUER**, als ob heiße Kohlen darauf gelegt würden (*Anthr.*), **BESSER DURCH HITZE**, heiße Getränke, heiße Umschläge.

Brennender Durst ohne besonderes Verlangen zu trinken; der Magen kann kaltes Wasser nicht vertragen, weil es nicht aufgenommen werden kann; es liegt wie ein Stein im Magen. Er verlangt zwar danach, aber kann es nicht trinken oder wagt es nicht zu trinken.

**Kann es nicht ertragen, Essen zu riechen oder zu sehen** (*Colch.*, *Sep.*).

Großer Durst auf kaltes Wasser; **trinkt oft, aber nur kleine Mengen auf einmal**; ißt selten, aber viel.

Magenbeschwerden: nach kalten Früchten; nach Eiskrem; Eiswasser; saurem Bier; verdorbener Wurst; alkoholischen Getränken; kräftigem Käse.

Zahnende Kinder sind blaß, schwach, reizbar und möchten schnell getragen werden.

Diarrhö: **nach dem Essen oder Trinken**; Stuhl spärlich, dunkelfarbig und ekelhaft riechend; sowohl nach kleinen als auch nach größeren Entleerungen **jedesmal große Kraftlosigkeit**.

Hämorrhoiden: mit stechenden Schmerzen beim Gehen oder Sitzen, nicht beim Stuhlgang; verhindern das Sitzen oder Schlafen; **brennende Schmerzen > durch Hitze**; Fissuren erschweren die Miktion.

Atmung: asthmatisch; muß sitzen oder sich vorbeugen; springt nachts aus dem Bett, besonders nach Mitternacht; **unmöglich, sich hinzulegen, wegen Furcht vor dem Ersticken**; kruppähnliche Attacken anstelle der gewohnten Urtikaria.

Rapide Abmagerung: mit kaltem Schweiß und großer Schwäche (*Tub.*, *Verat.*); der betroffenen Körperteile; Marasmus.

Anasarka, blasse, wächserne, erdfarbene Haut (*Acet-ac.*).

Äußerst starke Erschöpfung von der leisesten Anstrengung.

Die Erschöpfung wird vom Patienten nicht empfunden, solange er stillliegt; sobald er sich bewegt, ist er überrascht, sich so schwach zu fühlen.

Allgemeine Verschlimmerung der Symptome von 0 - 2 Uhr, 13 - 14 Uhr.

Haut: trocken und schuppig; kalt, blau und runzelig; mit kalten, feuchten, klebrigen Schweißen; wie Pergament; weiß und teigig; schwarze Blasen und brennende Schmerzen.

Schlimme Folgen von verdorbenen Speisen oder tierischen Substanzen, durch Inokulation, Einatmen oder Nahrungsaufnahme.

Beschwerden kehren alljährlich wieder (*Carb-v.*, *Lach.*, *Sulf.*, *Thuja*).

**VERWANDTSCHAFT:** ergänzend: *All-s.*, *Carb-v.*, *Phos.*, *Pyrog.*

*Ars.* kommt in Frage bei Beschwerden von **Tabakkauen**; **Alkoholismus**; Baden im Meer; Wurstvergiftung; Sektionsverletzungen und Milzbrand; Stichen giftiger Insekten.

Bei Asthma ist *Thuja* das chronische *Arsen.* – *KENT.*

**VERSCHLIMMERUNG: NACH MITTERNACHT** (1 - 2 Uhr oder 13 - 14 Uhr); **von Kälte**; **kalten Getränken oder kaltem Essen**; beim Liegen auf der schmerzhaften Seite oder bei Kopftieflage.

**BESSERUNG:** **im allgemeinen von Hitze** (umgekehrt: *Secale*), außer Kopfschmerz, der vorübergehend durch kaltes Baden gebessert wird (*Spig.*); brennende Schmerzen besser durch Hitze.

**Praxis-Tip des Übersetzers:**

Ein wesentlicher Zug des *Arsen*-Patienten ist das Symptom: **Fühlt sich beobachtet**.

Von dort her erschließt sich sein Charakter: Erwartungsangst, »was sollen die Leute denken«, Abhängigkeitsgefühl, Mißtrauen, Geiz. Sein Wesen ist anspruchs- und verachtungsvoll. Ängstlich alles auf sich beziehend, hat er Furcht, unheilbar krank zu sein. Vermittelt ungemütliche Atmosphäre durch seine ängstliche Ausstrahlung.

Aus glänzenden Verhältnissen kommend, darf er sich nichts vergeben. Wenn er sich aus ärmlichen Verhältnissen hochgearbeitet hat, oft mit einem Putzteufel als Mutter, kritisiert er ständig mit zwanghafter Ordnungs- und Sauberkeitsliebe an allem herum.

**KREBSARTIGE LEIDEN**, **Epitheliom**, **Hirntumor**, **LUPUS**, **HÄMANGIOM**, **Scirrhus**, **Noma**; **Lähmung** aufsteigend, links, **nach Diphtherie**, mit Kälte der gelähmten Körperteile, schmerzlos.

Blase: **Entleerung unwillkürlich**, bei alten Leuten.

# ARUM TRIPHYLLUM

Aronstab / Araceae

**Schnupfen:** **ätzend, fließend, wunde Nasenlöcher**.

Verstopfungsgefühl in der Nase trotz der wäßrigen Absonderung (vgl. *Am-c.*, *Samb.*, *Sin-a.*); Niesen < nachts.

Ätzende, jauchige Absonderung macht die Innenseite der Nase, die Nasenflügel und die Oberlippe wund (*Ars.*, *All-c.*).

**STÄNDIGES NASENZUPFEN BIS ZUM BLUTEN**; bohrt mit dem Finger innen an der Seitenwand der Nase.

**ZUPFT AN DEN LIPPEN, BIS SIE BLUTEN**; Mundwinkel wund, rissig, blutend (mit Tendenz zur Malignität: *Cond.*); kaut Nägel, bis die Finger bluten.

Patienten zupfen und bohren in der **blutenden Wundfläche** trotz der Schmerzhaftigkeit; sie schreien vor Schmerzen, bohren jedoch weiter (bei Diphtherie, Scharlach, Typhoid).

Kinder weisen Speise und Trank zurück wegen der Wundheit in Mund und Kehle (*Merc.*); sind schlaflos.

Speichelfluß reichlich und ätzend, Schleimhäute angreifend; Zunge und Mundhöhle wund und blutend.

Aphonie: vollständig, nach Exposition in Nordostwind (*Acon.*, *Hep.*); vom Singen (*Arg-n.*, *Caust.*, *Phos.*, *Sel.*).

**Heiserkeit vom vielen Reden**; Stimme heiser, unsicher, unkontrollierbar, wechselt ständig; < vom Reden, Sprechen oder Singen; Redner, Sänger, Schauspieler.

Abschuppung in großen Hautstücken, zum zweiten oder dritten Mal, bei Scharlach.

Typhoider Scharlach mit Apathie, wenig oder ausbleibendem Urin; drohende Urämie.

Wundheit in Mund und Nase ist Leitsymptom bei bösartigem Scharlach und Diphtherie.

**VERWANDTSCHAFT:** nützlich: nach *Hep.* und *Nit-ac.* bei trokkenem, heiserem, kruppösem Husten; nach *Caust.* und *Hep.* bei morgendlicher Heiserkeit und Taubheit und bei Scharlach.

Soll nicht in tiefer Potenz gegeben und auch nicht oft wiederholt werden wegen der Möglichkeit der Verschlimmerung. Die höheren Potenzen sind äußerst prompt und wirksam.

# ASARUM EUROPAEUM

Haselwurz / Aristolochiaceae — Weihepunkt: Di 18 re.

Nervöse, ängstliche Leute; erregbar oder melancholisch.

Bildet sich ein, er schwebe in der Luft wie ein Geist (*Lac-c.*); Leichtigkeit aller Glieder.

Kalte Schauer bei jeder Erregung.

**Überempfindlichkeit der Nerven, KRATZEN AN LEINEN ODER SEIDE, PAPIERKNISTERN SIND UNERTRÄGLICH** (*Ferr.*, *Tarax.*). – **Haar schmerzhaft bei Berührung**. – *U.-ST.*

Empfindung, als wären die Ohren mit einem Fremdkörper verstopft.

Beim Lesen Gefühl in den Augen, als würden sie auseinander oder nach außen gedrückt; gebessert durch **kaltes Augenbad**. – Asthenopie. – *U.-ST.*

**Kalte Luft oder kaltes Wasser sind sehr angenehm für die Augen**; Sonnenschein, Licht und Wind sind unerträglich.

Übelkeit: anfallsweise oder konstant (*Ip.*); < nach dem Essen, saubere Zunge (*Sulf.*); in der Schwangerschaft.

Unüberwindbares Verlangen nach Alkohol; populäres Mittel in Rußland für Säufer.

›Scheußliches Gefühl‹ von Drücken und Graben im Magen morgens beim Erwachen (nach Schwelgerei).

Große Schwäche und ständiges Gähnen.

**VERWANDTSCHAFT:** ähnlich: *Caust.* in den Modalitäten; *Aloe*, *Arg-n.*, *Merc.*, *Podo.*, *Puls.*, *Sulf-ac.* in bezug auf die faserigen, zerfetzten Stühle. Gefolgt von: *Bism.*, *Caust.*, *Puls.*, *Sulf-ac.*

**VERSCHLIMMERUNG:** bei kaltem, trockenem oder klarem, schönem Wetter (*Caust.*). – Durch Geräusch; nach dem Essen; morgens beim Aufstehen. – *U.-ST.*

**BESSERUNG:** Waschen des Gesichtes oder Baden der affizierten Körperteile in kaltem Wasser; bei feuchtem, nassem Wetter (*Caust.*). – Erbrechen. – *U.-ST.*

## Anmerkung des Übersetzers:

Bei *Asarum*-Patienten handelt es sich um empfindliche Hysteriker, die zornig, aber zugleich ängstlich sind. Sie träumen von erfahrenen Beleidigungen und Erniedrigungen und können vor Zorn nur husten.

Frohsinn wechselt mit Schwermut; sie erscheinen einmal als milde, stille Naturen, ein andermal werden sie lästig und gehen auf die Nerven.

Wegen der Benommenheit – wie betrunken – fällt die Konzentration schwer, sie sind ruhelos und unbeständig. Geistige Anstrengung mißlingt, Arbeit ist unmöglich. Abgestumpft sitzen sie dann da und weinen.

# ASTERIAS RUBENS

Seestern / Radiata

Sykotische Konstitution; schlaffe, lymphatische Konstitution; reizbares Temperament.

Leicht aufgeregt bei jeder Gemütsbewegung, besonders durch Widerspruch (*Anac.*, *Con.*).

Hitze des Kopfes, wie umgeben von heißer Luft.

Blutfülle im Gehirn.

| | |
|---|---|
| Apoplexie: | rotes Gesicht; harter, voller, schneller Puls. |
| Mammakarzinom: | **heftig lanzinierender Schmerz**; ziehender Schmerz in der Brust; geschwollen, vergrößert, wie vor der Regel; Einziehungsgefühl der Brust. |
| Präcordialschmerz: | Neuralgie der linken Brust, in die linke Hand ziehend. Schmerz unter dem Brustbein, in der linken Hand, **wie nach innen gezogen**. – *U.-ST.* |

Ein blauroter Fleck trat auf, öffnete sich und sezernierte; allmählich übergreifend auf die ganze Brust, stark foetider Geruch; Wundränder blaß, aufgerichtet, brustwarzenförmig, hart, nach außen gewendet; der Grund ist mit rötlichen Granulationen bedeckt.

Unsicherer Gang; die Muskeln wollen nicht gehorchen (*Alum.*, *Gels.*).

| | |
|---|---|
| Epilepsie: | Zucken am ganzen Körper 4 - 5 Tage vor dem Anfall. |
| Obstipation: | hartnäckig; vergeblicher Drang; der Stuhl besteht aus harten, runden, olivenartigen Bällchen. |
| Diarrhö: | wäßrig, braun, schießend mit heftigem Strahl (*Crot-t.*, *Grat.*, *Gamb.*, *Jatr.*, *Thuj.*). |

Verstärkter Geschlechtstrieb bei Frauen (*Lil-t.*).

**VERWANDTSCHAFT:** ähnlich: *Murx.*, *Sep.*

Vgl. *Carb-an.*, *Con.*, *Sil.* bei Mammakarzinom; *Bell.*, *Calc.*, *Sulf.* bei Epilepsie.

**Anmerkung des Übersetzers:**

**VERSCHLIMMERUNG:** Hitze; Menses; feuchte Kälte; Widerspruch.

# AURUM METALLICUM

Gold / Au — Weihepunkt: N 16 re., H 7, M 30

Vollblütige, rotbackige Leute mit schwarzen Haaren und Augen; lebhaft, ruhelos, besorgt wegen der Zukunft.

Alte Menschen; schwache Sehkraft; korpulent; **lebensmüde**.

Für heruntergekommene Konstitutionen, verursacht durch schlimme Folgen von Quecksilber und Syphilis.

**Kränkelnde Knaben:** niedergeschlagen, schwunglos, gedächtnisschwach, ohne jungenhaftes Wesen; unterentwikkelte Testes, bloß herabhängende Gewebestränge.

**STÄNDIG AN SELBSTMORD DENKEND** (*Naja* – aber fürchtet sich zu sterben: *Nux-v.*).

**SCHWERE MELANCHOLIE:** fühlt sich haßerfüllt und streitsüchtig; Verlangen, Suizid zu begehen; das Leben ist eine ständige Last; nach Quecksilber-Abusus; bei beinahe allen Beschwerden.

Unruhig, eilig, großes Verlangen nach psychischer und körperlicher Aktivität; kann nichts schnell genug tun (*Arg-n.*).

Beschwerden nach Schreck, Ärger, Widerspruch, Kränkung, Demütigung, Furcht oder unterdrücktem Mißfallen (*Staph.*).

Überempfindlich: der geringste Widerspruch erregt Zorn (*Con.*); gegen Schmerzen; gegen Geruch, Geschmack, Geräusch, Berührung (*Anac.*).

Kopfschmerzen bei Leuten mit dunklem, olivbraunem Teint; traurig, düster, schweigsam; zu Obstipation neigend; nach der leichtesten geistigen Anstrengung.

Haarausfall, vor allem bei Syphilis und Quecksilberintoxikation.

Hemiopie: sieht nur die untere Hälfte (sieht nur die li. Hälfte: *Lith.*, *Lyc.*).

Knochenaffektion durch Syphilis oder Quecksilber.

Karies: harter Gaumen und Mastoid; Ozaena, Otorrhö, außerordentlich foetide Absonderung, Schmerzen

< nachts; zur Verzweiflung treibend; durch Quecksilber oder Syphilis verursacht (*Asaf.*).

Prolabierter und verhärteter Uterus; nach Überanstrengung oder Zerrung (*Podo.*, *Rhus-t.*); durch Hypertrophie (*Con.*).

Menstruationsbedingte und uterine Beschwerden mit großer Melancholie; < während der Regel.

Fauliger Atem; bei pubertierenden Mädchen.

Empfindung, als stünde das Herz still; als ob es aufhörte zu schlagen und dann plötzlich einen harten Schlag täte (*Sep.*).

Heftige Palpitationen: Ängstlichkeit, mit Blutandrang zu Kopf und Brust nach Anstrengung; Puls klein, schwach, schnell, unregelmäßig; sichtbares Klopfen der Karotiden und Schläfenarterien (*Bell.*, *Glon.*).

»Reissender Schmerz an der innern Seite des Schulterblattes und unter demselben, beim Biegen des Körpers, nach hinten und links hin.« (CK II, 310)

Fettige Herzdegeneration (*Phos.*).

**VERWANDTSCHAFT:** *Aurum* folgt auf und wird gut gefolgt von *Syphilinum.*

Ähnlich: *Asaf.*, *Calc.*, *Plat.*, *Sep.*, *Tarant.*, *Ther.* bei Knochen- und uterinen Erkrankungen.

**VERSCHLIMMERUNG:** in kalter Luft; beim Kaltwerden; beim Hinlegen; geistige Anstrengung; viele Beschwerden treten nur im Winter auf. – Von Sonnenaufgang bis Sonnenuntergang. – *U.-ST.*

**BESSERUNG:** in warmer Luft; beim Warmwerden; morgens; im Sommer. – Kaltes Baden; Musik; Gehen. – *U.-ST.*

**Praxis-Tip des Übersetzers:**

Der *Aurum*-Patient wird häufig am vollblütigen, hypomanischen Typ des Metzgers charakterisiert. Nach meinen Erfahrungen handelt es sich überwiegend um hart arbeitende, erfolgreiche Menschen, die sich eine geachtete gesellschaftliche Stellung errungen haben; sie nehmen sich jede Bemerkung zu Herzen. Sie akzeptieren zwar den Standpunkt des anderen, brechen aber den Kontakt ab. In einer solchen Stimmung entsteht dann die Suizidneigung; es lohnt sich nicht mehr zu leben. Kardiale Probleme nach Rheuma; nach Scheidung. Hypertensionsneigung.

# BAPTISIA TINCTORIA

Wilder Indigo / Leguminosae

Lymphatisches Temperament.

Große Schwäche, Neigung zur Zersetzung der Säfte (*Pyrog.*); Ulzerationen der Schleimhäute.

Alle Exhalationen und Absonderungen **stinkend**, besonders bei typhoiden oder anderen akuten Erkrankungen; Atem, Stühle, Urin, Schweiß, Ulcera (*Psor.*, *Pyrog.*).

Abneigung gegen geistige Anstrengung; indisponiert oder fehlende Denkkraft.

Völlige Indifferenz, ihm liegt nichts daran, irgendetwas zu tun, Unfähigkeit, die Gedanken auf die Arbeit zu richten.

| | |
|---|---|
| Stupor: | schläft ein, während man zu ihm spricht, oder mitten in der Antwort (antwortet korrekt, wenn man zu ihm spricht, fällt aber sofort ins Delirium zurück: *Arn.*). |
| Zunge: | anfangs weiß belegt mit roten Papillen; trocken und gelbbraun im Zentrum; später trocken, rissig, geschwürig. |

Gesicht glühend, dunkel, dunkelrot, mit stierem Gesichtsausdruck, wie betrunken (*Gels.*).

**Kann nur Flüssigkeiten schlucken** (*Bar-c.*); die geringste feste Nahrung verursacht Würgen (kann nur Flüssigkeiten schlucken, aber Abneigung dagegen: *Sil.*).

**Schmerzlose Halsentzündung**; **Tonsillen**, weicher Gaumen und Parotiden dunkelrot, geschwollen; eitrige, stinkende Absonderung (*Diph.*).

Dysenterie alter Leute; Diarrhö bei Kindern, besonders bei sehr stinkenden Durchfällen (*Carb-v.*, *Podo.*, *Psor.*).

Kann nicht einschlafen, weil sie ihre Einzelteile nicht zusammenbekommt; Gefühl, Kopf oder Körper seien über das Bett verstreut; wirft sich herum, um die Einzelteile zu sammeln; dachte, sie sei drei Personen, konnte sie nicht bedeckt halten (*Petr.*).

**WIE AUCH IMMER DER PATIENT LIEGT, IN DEN AUFLIEGENDEN KÖRPERTEILEN FÜHLT ER SICH WUND UND ZERSCHLAGEN** (vgl. *Arn.*, *Pyrog.*).

Decubitus bei Typhoid (*Arn.*, *Mur-ac.*, *Pyrog.*).

**VERWANDTSCHAFT:** ähnlich: *Arn.*, *Ars.*, *Bry.*, *Gels.* in den frühen Fieberstadien mit Unwohlsein, Nervosität, glühendem Gesicht, Schläfrigkeit und Zerschlagenheitsgefühl in den Muskeln.

Wenn *Arsen* unpassend gegeben wurde oder bei Typhoid oder Typhus zu häufig wiederholt wurde.

Nach *Baptisia*: *Crot-h.*, *Ham.*, *Nit-ac.* und *Ter.* wirken gut bei hämorrhagischem Typhoid und Typhus.

**Anmerkung des Übersetzers:**

Angriffsseite: links.

**VERSCHLIMMERUNG:** feuchte Hitze; Nebel; im Zimmer; Druck; beim Erwachen.

# BARIUM CARBONICUM

Bariumcarbonat / $BaCO_3$

Besonders geeignet für Beschwerden der ersten und zweiten Kindheit; Psoriker oder Tuberkuliniker.

**Schwaches Gedächtnis:** vergeßlich, unaufmerksam; das Kind kann (obwohl fleißig – *U.-ST.*) nicht unterrichtet werden, weil es nichts behalten kann; drohende Idiotie.

Skrofulöse, zwergenhafte Kinder, die nicht wachsen (Kinder, die zu schnell wachsen: *Calc.*); skrofulöse Ophthalmie, Cornea opak; aufgetriebener Bauch; häufige Kolikattacken; aufgedunsenes Gesicht; allgemeine Abmagerung.

**Kinder sowohl körperlich als auch geistig schwach**. – Deshalb ohne Selbstvertrauen. Ohne Energie. Entscheidungsschwäche. Kann der Situation nicht entgegentreten. – *U.-ST.*

Zwergenhafte, hysterische Frauen und alte Jungfern mit spärlicher Regel; Wärmemangel, immer kalt und frostig.

Alte, kachektische Leute; skrofulöse, **vorzugsweise fette** Patienten; oder solche mit gichtigen Beschwerden (*Fl-ac.*).

**Krankheiten alter Männer:** Hypertrophie oder Verhärtung der Prostata oder Testes; geistige und körperliche Schwäche.

Neigung zur Apoplexie bei alten Leuten; Beschwerden alter Säufer; Kopfschmerzen bejahrter, kindisch gewordener Menschen.

Neigung zu Mandelentzündungen, Erkältungsneigung, bei jeder, auch der leichtesten Erkältung Neigung zu Tonsillitis mit Tendenz zu Eiterung (*Hep.*, *Psor.*).

Unmöglichkeit, etwas außer Flüssigkeiten zu schlucken (*Bapt.*, *Sil.*).

Hämorrhoiden treten jedesmal beim Wasserlassen hervor (*Mur-ac.*).

Chronischer Husten bei psorischen Kindern; vergrößerte Mandeln oder elongiertes Zäpfchen; < nach der geringsten Erkältung (*Alum.*).

**Schwellungen und Verhärtungen**, oder beginnende Eiterung von Drüsen, besonders im Zervikal- und Inguinalbereich.

Widerlicher Fußschweiß; Zehen und Sohlen werden wund; an den Fersen; Halsaffektionen **nach unterdrücktem Fußschweiß** (vgl. *Graph.*, *Psor.*, *Sanic.*, *Sil.*).

Große Kälteempfindlichkeit (*Calc.*, *Kali-c.*, *Psor.*).

**VERWANDTSCHAFT:** häufig nützlich vor oder nach *Psor.*, *Sulf.* und *Tub.* Nach *Bar-c.* wird *Psorinum* häufig die konstitutionelle Neigung zur Angina ausmerzen.

Ähnlich: *Alum.*, *Calc.*, *Calc-j.*, *Dulc.*, *Fl-ac.*, *Jod.*, *Sil.*

Unverträglich: nach *Calc.* bei skrofulösen Affektionen.

**VERSCHLIMMERUNG:** beim Denken an seine Krankheit (*Ox-ac.*); beim Liegen auf der schmerzhaften Seite; nach den Mahlzeiten; beim Waschen der affizierten Körperteile.

»Sogenannte Mann-Weiber mit Hypertension.« – Fritz *STOCKEBRAND*.

# BELLADONNA

Tollkirsche / Solanaceae Weihepunkt: 3E 16 li.

Geeignet für biliöse, lymphatische, plethorische Konstitutionen; lebhafte und unterhaltsame Personen, wenn sie gesund sind, aber heftig und oftmals deliriös in der Krankheit.

Frauen und Kinder mit hellem Haar und blauen Augen, feinem Teint, zarter Haut; sensibel, nervös, Neigung zu Konvulsionen; tuberkulöse Patienten.

Große Erkältungsneigung; empfindlich gegen Luftzug, besonders bei unbedecktem Kopf; nach dem Haareschneiden; nach Reiten oder Fahren in kaltem Wind entzünden sich die Tonsillen (*Acon.*, *Hep.*, *Rhus-t.* – erkältet sich durch kalt gewordene Füße: *Con.*, *Cupr.*, *Sil.*).

**Schnelle Wahrnehmung und Bewegung**; schnelles Blinzeln und schnelle Bewegung der Augen; Schmerzen kommen plötzlich, bestehen unbestimmt lang und enden plötzlich (*Mag-p.*).

Die Schmerzen kommen gewöhnlich in **kurzdauernden Anfällen**; **ERZEUGEN RÖTE DES GESICHTS UND DER AUGEN**; Blutandrang im Kopf und klopfende Karotiden.

Glaubt, Geister, scheußliche Gesichter und verschiedene Insekten zu sehen (*Stram.*); schwarze Tiere, Hunde, Wölfe.

Furcht vor eingebildeten Dingen, möchte vor ihnen wegrennen; Halluzinationen.

Heftiges Delirium; Neigung zum Beißen, Spucken, Schlagen und Zerreißen von Gegenständen; Lachanfälle und Zähneknirschen; will die Begleitpersonen beißen und schlagen (*Stram.*); versucht zu entkommen (*Hell.*).

Kopf heiß und schmerzhaft; Gesicht hochrot; Augen wild, starrer Blick, erweiterte Pupillen; Puls voll und heftig, hüpfend, als ob Schrotkugeln den Finger träfen; Mundschleimhaut trocken; Stuhlgang träge und Harnabsonderung unterdrückt; schläfrig, aber kann nicht einschlafen (*Cham.*, *Op.*).

Zahnungskrämpfe mit Fieber (ohne Fieber: *Mag-p.*); kommen plötzlich, heißer Kopf, kalte Füße.

**BLUTANDRANG ZU KOPF UND GESICHT** (*Aml-ns.*, *Glon.*, *Meli.*).

Kopfschmerzen, **kongestiv**, **MIT ROTEM GESICHT**, **MIT PULSIEREN IM GEHIRN UND IN DEN SCHLAGADERN** (*Meli.*); Verschlimmerung durch das leiseste Geräusch, Erschütterung, Bewegung, Licht, Hinlegen, geringste Anstrengung. Besserung durch Druck, festes Bandagieren, Einhüllen, während der Regel.

Bohrt den Kopf in das Kissen (*Apis*, *Hell.*, *Podo.*).

Schwindel beim Bücken oder beim Aufrichten nach dem Bücken (*Bry.*); bei jedem Lagewechsel.

Abdomen empfindlich, aufgebläht, verschlimmert durch die leiseste Erschütterung, sogar des Bettes. Muß mit größter Vorsicht gehen, aus Furcht vor der kleinsten Erschütterung.

Schmerzen rechts in der Ileozökal-Region, schlimmer durch die leichteste Berührung, auch nur der Bettdecke.

Das Colon transversum tritt wie ein Polster hervor.

**Haut:** **gleichmäßige**, **glatte**, **glänzende**, **scharlachartige Rötung**; trocken, heiß, brennend; überträgt eine brennende Empfindung auf die untersuchende Hand; das echte Sydenhamsche Scharlachfieber, bei dem der Hautausschlag vollkommen glatt und wirklich scharlachrot ist.

Abwärtsdrängen, als wollte der Inhalt des Bauchraumes aus der Vulva herauskommen; Besserung durch aufrechtes Stehen und Sitzen; schlimmer am Morgen (*Lil-t.*, *Murx.*, *Sep.*).

**VERWANDTSCHAFT:** Vergleichsmittel: *Calcium carbonicum*. *Belladonna* ist das akute Mittel für *Calc.*, das oft für eine Beendigung der Kur erforderlich ist.

Ähnlich: *Acon.*, *Bry.*, *Cic.*, *Gels.*, *Glon.*, *Hyos.*, *Meli.*, *Op.*, *Stram.*

**VERSCHLIMMERUNG:** durch Berührung, Bewegung, Geräusche, Luftzug, Blicken auf hellglänzende Objekte (*Lyss.*, *Stram.*); nach 15 Uhr; nachts, nach Mitternacht; während des Trinkens; beim Entblößen des Kopfes; durch Sommersonne; beim Hinlegen.

**BESSERUNG:** Ruhe; aufrechtes Stehen oder Sitzen; warmes Zimmer.

**Praxis-Tip des Übersetzers:**

Plötzliches hohes Fieber nach feuchter Kälte; nach Zugluft in verschwitztem Zustand. Wichtigstes Scharlachmittel neben *Ail.*

# BERBERIS VULGARIS

Sauerdorn / Berberidaceae Weihepunkt: M 25 re.; de la Fuye: B 19, G 25, G 38

Nieren- und Blasensymptome herrschen vor.

Kreuzschmerzen: sehr berührungsempfindlich in der Nierengegend; schlimmer beim Sitzen und Liegen, von Erschütterung, von Müdigkeit.

**Brennen und Empfindlichkeit** in der Nierenregion.

Taubheit, Steifheit und Lahmheit mit schmerzhaftem Druck in der Nieren- und Lendengegend.

Blasser, erdfarbener Teint, mit eingesunkenen Wangen und hohlen, blauumränderten Augen.

Rheumatische und gichtige Beschwerden mit Erkrankungen der Harnorgane.

**Kolik durch Gallensteine**.

Gallenkolik: gefolgt von Gelbsucht; lehmfarbene Stühle; Analfistel mit Gallensymptomen und Jucken der entsprechenden Körperteile; kurzer Husten und Brustbeschwerden, besonders nach Fisteloperationen (*Calc-p.*, *Sil.*).

**Stechender, schneidender Schmerz von der li. Niere den Verlauf des Ureters entlang zur Blase und in die Harnröhre** (*Tab.* – re.: *Lyc.*).

Nierenkolik: schlimmer **auf der linken Seite** (*Tab.* – rechts oder links, mit Harndrang und Strangurie: *Canth.*). – Gürtelförmig, zieht ans Genital. – *U.-ST.*

Sprudelndes Gefühl in den Nieren (*Med.*).

Urin: grünlich, blutrot, mit dickem Schleim; durchsichtig, rötlicher oder gallertartiger Satz.

Bewegung ruft Harnbeschwerden hervor oder verstärkt sie.

**VERWANDTSCHAFT:** ähnlich bei Nierenkolik: *Canth.*, *Lyc.*, *Sars.*, *Tab.* Wirkt bei rheumatischen Affektionen gut nach: *Arn.*, *Bry.*, *Kali-bi.*, *Rhus-t.*, *Sulf.*

**VERSCHLIMMERUNG:** Bewegung, Gehen oder Fahren; jede plötzlich erschütternde Bewegung. – Depression < durch Aufstehen vom Sitzen, vor dem Stuhlgang, bei Dunkelheit, vor und bei den Menses. – *U.-ST.*

**Praxis-Tip des Übersetzers:**

Der *Berberis*-Patient ist unzufrieden, voller Vorahnungen, mit ängstlichen Träumen, nächtlichem Auffahren, Erregbarkeit nachts und Reizbarkeit beim Erwachen.

Morgens schwer von Begriff; Gedanken schwinden, wenn unterbrochen. Vergißt Namen, begreift den Zusammenhang des Gelesenen nicht. Abneigung gegen Reden, lebensmüde, boshaft.

Wahn: Gegenstände erscheinen doppelt so groß, wie sie in Wirklichkeit sind. – *HERING.*

# BISMUTUM SUBNITRICUM

Basisches Bismutnitrat / $4BiNO_3(OH)_2$ BiO(OH)

Weihepunkt: zwischen M 21 li. und dem Nabel, in der Mitte des äußeren oberen Drittels

**EINSAMKEIT IST UNERTRÄGLICH: Verlangen nach Gesellschaft**, Kind hält sich an Mutters Hand, um Gesellschaft zu haben (*Kali-c.*, *Lil-t.*, *Lyc.*).

»Beim Arbeiten überfällt ihn eine ungeheure Neigung zum Schlafe – er liest, weiss aber nicht, was; er musste liegen, wo er sogleich einschlief und lebhaft und verworren träumte, Vormittags. Früh, einige Stunden nach dem Aufstehen, eine ungeheure Schläfrigkeit; nach Tische aber, wo er in gesunden Tagen bisweilen schlief, war es ihm nicht möglich zu schlafen, mehrere Tage über.« (RAML VI, 84/85)

**QUÄLENDE ANGST**; **er sitzt**, **dann läuft er**, **dann liegt er**, **niemals lang an einem Ort**.

Kopfschmerzen jeden Winter wiederkehrend; abwechselnd mit oder begleitet von Magenschmerzen.

Gesicht: totenblaß, blaue Augenringe.

Zahnschmerzen > wenn er kaltes Wasser im Mund behält (*Bry.*, *Coff.*, *Puls.*).

**ERBRECHEN:** **VON WASSER, SOBALD ES DEN MAGEN ERREICHT**, Speisen werden länger zurückbehalten (erbricht Speisen und Wasser: *Ars.*); **enormer Quantitäten**, in Intervallen von mehreren Tagen, in denen sich der Magen mit Speisen gefüllt hat; aller Flüssigkeiten sofort nach der Aufnahme; und heftige, stinkende Stühle (wäßrige Stühle: *Verat.*); mit **konvulsivischem Würgen und unsagbarem Schmerz**, **nach Laparotomie** (*Nux-v.*, *Staph.*).

Magen: Druck wie von einer Last **an einer Stelle**, alternierend mit Brennen; Schmerzen krampfend, spasmodisch; mit Reizzustand, Kardialgie und Sodbrennen.

»Abends, weissbelegte Zunge, ohne Hitze oder Durst.« (RAML VI, 22).

»Übelkeit im Magen; es ist, als sollte er sich erbrechen – besonders heftig nach dem Essen.« (RAML VI, 25). »Druck im Magen, besonders nach dem Essen.« (RAML VI, 26)

Choleraähnliche Sommerdurchfälle, wenn **Erbrechen vorherrscht**; Stühle faulig; wäßrig, stinkend, sehr erschöpfend (*Ars.*, *Verat.*).

**Anmerkung des Übersetzers:**

**VERWANDTSCHAFT:** vgl. *Ant-c.*, *Ars.*, *Bell.*, *Kreos.*

Antidote: *Calc.*, *Caps.*, *Nux-v.*

**VERSCHLIMMERUNG:** Essen; Überessen.

**BESSERUNG:** Kälte; kalte Getränke, kalte Applikationen; Zurückbeugen; Bewegung.

# BORAX

Natrium boracicum / $Na_2B_4O_7 \cdot 10H_2O$ Weihepunkt: N 26 re.

**FURCHT VOR ABWÄRTSBEWEGUNG** bei fast allen Beschwerden.

Große Ängstlichkeit durch Abwärtsbewegung; beim Niederlegen des Kindes auf die Couch oder in das Körbchen schreit es und klammert sich an die Amme; beim Wiegen, Tanzen, Hin-und-her-Schwingen, beim **Treppabgehen oder beim schnellen Bergabgehen**; beim Reiten (vgl. *Sanic.*).

Kinder erwachen plötzlich, schreien und greifen ohne ersichtlichen Grund an die Wände der Wiege (*Apis*, *Cina*, *Stram.*).

**Außerordentlich nervös**, leicht erschreckt durch den geringsten Lärm oder ein ungewöhnlich scharfes Geräusch: Husten, Niesen, einen Schrei, Anzünden eines Streichholzes etc. (*Asar.*, *Calad.*).

Das Haar wird ungepflegt und struppig; spaltet sich und verfilzt an den Haarspitzen; wenn die Büschel abgeschnitten werden, bilden sie sich neu und können nicht glattgekämmt werden (*Fl-ac.*, *Lyc.*, *Psor.*, *Tub.*).

Augenwimpern: voller trockener, klebriger Exsudation; morgens verklebt; Entropion und Entzündung des Auges, besonders am äußeren Canthus; Tendenz zu ›wilden Haaren‹.

Nasenlöcher krustig und entzündet; Nasenspitze glänzend rot; **rote Nasen junger Frauen**.

Verstopfung des rechten Nasenlochs, oder erst rechts, dann links, mit ständigem Naseputzen (*Am-c.*, *Lac-c.*, *Mag-m.*).

Aphthen: im Mund, auf der Zunge, Innenseite der Wange; leicht blutend beim Essen oder bei Berührung; halten das Kind vom Saugen ab; mit heißem Mund, Trockenheit und Durst (*Ars.*); rissige und blutende Zunge (*Arum-t.*); Speichelfluß, besonders bei Zahnung. Aphthöser wunder Mund; schlechter durch Berührung; Essen salziger oder saurer Speisen; bei alten Leuten, oft durch künstliches Gebiß bedingt (*Alumen*).

Kind muß häufig Wasser lassen und schreit, bevor der Urin abgeht (*Lyc.*, *Sanic.*, *Sars.*).

Leukorrhö: reichlich, eiweißartig, wie Stärke, mit Empfindung, als liefe warmes Wasser hinunter; zwei Wochen lang zwischen den Regeln (vgl. *Bov.*, *Con.*).

Haut: ungesund, leichte Verletzungen eitern (*Calend.*, *Hep.*, *Merc.*, *Sil.*).

**VERWANDTSCHAFT:** *Borax* folgt auf *Calc.*, *Psor.*, *Sanic.*, *Sulf.*; wird gefolgt von *Ars.*, *Bry.*, *Lyc.*, *Phos.*, *Sil.*

Unverträglich: sollte nicht vor oder nach *Acet-ac.*, Essig, Wein gegeben werden.

**VERSCHLIMMERUNG: Abwärtsbewegung**; bei plötzlichen leichten Geräuschen; Rauchen, was Diarrhö hervorrufen kann; feuchtes, kaltes Wetter; vor dem Wasserlassen. – Essig, Wein. – *U.-ST.*

**BESSERUNG:** Druck; Halten der schmerzhaften Seite mit der Hand.

# BOVISTA

Riesenbovist / Fungi — Weihepunkt: M 19 bds.

An trockenen und feuchten Flechten leidende Personen.

Geeignet für alte Jungfern mit Palpitationen.

**Stammelnde Kinder** (*Stram.*). – Stottern. – *U.-ST.*

Die Absonderungen aus der Nase und allen Schleimhäuten sind **sehr zäh, fädenziehend, klebrig** (*Kali-bi.*).

Meist tiefer Eindruck im Finger vom Gebrauch stumpfer Instrumente, Scheren, Messer etc.

Enge Kleidung ist unerträglich an der Taille (*Calc.*, *Lach.*, *Sulf.*).

Achselschweiß riecht nach Zwiebeln.

Hämorrhagie: nach Zahnextraktion (*Ham.*); aus Wunden; Epistaxis.

Große Schwäche der Gelenke und Müdigkeit von Händen und Füßen.

Ungeschicklichkeit, Neigung, Dinge aus den Händen fallen zu lassen (*Apis*); Gegenstände entfallen den kraftlosen Händen.

Menses: fließen **nur nachts**; nicht tagsüber (*Mag-c.* – nur tagsüber, hören beim Liegen auf: *Cact.*, *Caust.*, *Lil-t.*); Diarrhö vor und während der Regel (*Am-c.*); gelegentliches Auftreten alle paar Tage zwischen den Regeln (*Bor.*); alle 2 Wochen, dunkel und klumpig; mit schmerzhaftem Abwärtsdrängen (*Sep.*).

Unerträgliches Jucken an der Steißbeinspitze, muß kratzen, bis die Stellen wund und blutig sind.

**VERWANDTSCHAFT:** vgl. *Am-c.*, *Bell.*, *Calc.*, *Mag-s.*, *Sep.* bei Unregelmäßigkeiten der Menses. *Bovista* antidotiert die Folgen von lokaler Teeranwendung und Gasvergiftung.

Bei chronischer Urticaria, wenn *Rhus-t.* trotz scheinbarer Indikation nicht heilt.

**Anmerkung des Übersetzers:**

**VERSCHLIMMERUNG: Menses**; Vollmond; **Warmwerden**.

**BESSERUNG:** Zusammenkrümmen.

Bei Polysklerose-Patienten mit in Betracht ziehen!

# BROMUM

Brom / Element — Weihepunkt: KG 20

Es wirkt am besten, allerdings nicht ausschließlich, bei Personen **mit hellblauen Augen**, **strohblonden Haaren**, **hellen Augenbrauen**, **heller**, **empfindlicher Haut**; **blonde**, **rotbackige**, **skrofulöse Mädchen**.

Empfindung wie von Spinnweben im Gesicht (*Bar-c.*, *Bor.*, *Graph.*).

Fächerartige Bewegung der Nasenflügel (Nasenflügelatmung: *Ant-t.*, *Lyc.*).

Matrosen leiden vor der Küste und beim Landgang an Asthma.

Steinharte, skrofulöse oder tuberkulöse Drüsenschwellung, besonders am Unterkiefer und Hals (Thyreoidea, Submaxillardrüsen, Parotis, Testes).

Diphtherie: wobei die Membranen im Pharynx entstehen; beginnend in den Bronchien, in der Luftröhre oder im Kehlkopf und sich aufwärts erstreckend; **Brustschmerzen ziehen aufwärts**.

Membranöser und diphtherischer Krupp; **viel Schleimrasseln beim Husten**, aber keine Atembehinderung (wie bei *Hep.*); klingt locker, aber keine Expektoration (*Ant-t.*).

Kruppsymptome mit Heiserkeit bei Keuchhusten; Ringen nach Luft.

Dyspnö: kann nicht tief genug einatmen; als ob er durch einen Schwamm atmete oder als ob die Luftwege voller Rauch oder Schwefeldämpfe wären; Rasseln, Sägen; Stimme unhörbar; Erstickungsgefahr durch Schleim im Kehlkopf (in den Bronchien: *Ant-t.*).

Herzhypertrophie von übertriebenem Sporttraining bei Heranwachsenden (von übertriebener Gymnastik bei Mädchen: *Caust.*).

Physometra: lauter Abgang von Blähungen aus der Vagina (*Lyc.*); membranöse Dysmenorrhö (*Lac-c.*).

Kälteempfindung im Kehlkopf beim Einatmen (*Rhus-t.*, *Sulf.*), > nach dem Rasieren (< nach dem Rasieren: *Carb-an.*).

**VERWANDTSCHAFT:** vgl. bei Krupp oder kruppösen Affektionen: *Chlor.*, *Hep.*, *Jod.*, *Spong.*

Harter Kropf geheilt nach Versagen von *Jodum.*

*Brom.* hat geholfen bei Krupp nach Versagen von *Jod.*, *Phos.*, *Hep.*, *Spong.*; besonders bei Rückfällen nach *Jod.*

»Das Hauptunterscheidungsmerkmal zwischen *Brom.* und *Jod.* ist, daß *Brom.* die Blauäugigen und *Jod.* die Braunäugigen kuriert.« – *HERING.*

**Anmerkung des Übersetzers:**

**VERSCHLIMMERUNG: Wärme**; feuchte Wärme; Überhitzung; im Zimmer; Schüttelfrost ohne nachfolgende Hitze, verlangt viel Wärme, die nicht erleichtert. Staub; Zugluft; vor Mitternacht.

**BESSERUNG:** Nasenbluten (Schwindel, Kopf- und Brustbeschwerden); am Meer; Bewegung.

Neurodermitis > am Meer.

Als junger Arzt nahm Karl Anton *KASS* Brom-Tabletten wegen Schlaflosigkeit. Auf einer Klammwanderung packte ihn ein unerklärlicher Schwindel, nachts hatte er Stimmritzenkrämpfe und Kruppanfälle. Als er nicht mehr über Brücken gehen konnte, die über fließendes Wasser führten, hielt er sich für hysterisch und hatte keine Erklärung dafür. Sein Vater las ihm das AMB von *Bromum* vor – daraufhin nahm er keine Schlaftabletten mehr, wurde gesund und homöopathischer Arzt.

# BRYONIA ALBA

Zaunrebe / Cucurbitaceae Weihepunkt: M 23 re.; de la Fuye: Le 2

Am besten geeignet für Patienten mit gichtiger oder rheumatischer Diathese; Neigung zu sog. **Gallenattacken**.

*Bryonia*-Patienten sind reizbar, neigen zu Hitzigkeit und Ärger; dunkles oder schwarzes Haar, dunkler Teint, kräftige Muskulatur; trockene, nervöse, schlanke Leute (*Nux-v.*).

Schmerzen: stechend, ziehend, schlimmer nachts; **schlimmer DURCH BEWEGUNG, Einatmen, Husten; besser DURCH ABSOLUTE RUHE und LIEGEN AUF DER SCHMERZHAFTEN SEITE** (*Ptel.*, *Puls.* – stechende Schmerzen, aber Besserung und Verschlimmerung umgekehrt: *Kali-c.*).

**Außerordentliche Trockenheit der Schleimhäute des ganzen Organismus**; Lippen und Zunge trocken, ausgedörrt, rissig; Stuhl trocken, wie verbrannt; Husten **trocken, hart, quälend**, mit spärlicher Expektoration; Urin dunkel und spärlich; **GROSSER DURST**.

Vikariierende Menses; **Nasenbluten, wenn die Regel erscheinen sollte** (*Phos.*); Blutspucken oder Hämoptö.

Beschwerden durch Verdruß, Kränkung, **Ärger** (*Coloc.*, *Staph.*); Heftigkeit mit Frösteln und Kältegefühl; **nach Ärger Frösteln**, aber mit heißem Kopf und rotem Gesicht (*Aurum*).

Beschwerden: wenn nach kalten Tagen warmes Wetter einsetzt; von kalten Getränken oder Eis an heißen Tagen; **nach Erkälten oder Erhitzen im Sommer**; von Frösteln nach Überhitzung; stößt die Decken weg; nach Exposition in Zugluft oder kaltem Wind (*Acon.*, *Hep.*); unterdrückte Ausscheidungen wie Menses, Milch oder unterdrückte Ausschläge akuter Exantheme.

Eines der Hauptcharakteristika von *Bryonia* ist **VERSCHLIMMERUNG DURCH JEDE BEWEGUNG** und korrespondierende Erleichterung durch **ABSOLUTE RUHE, OB GEISTIG ODER KÖRPERLICH**.

Verlangt augenblicklich Dinge, die nicht zu haben sind oder, wenn sie angeboten werden, zurückgewiesen werden.

Kinder mögen nicht getragen oder hochgehoben werden.

Delirium: spricht dauernd von seinen Geschäften; Verlangen, aus dem Bett aufzustehen und nach Hause zu gehen (*Cimic.*, *Hyos.*).

Ständige Bewegung des linken Arms und des linken Beins (*Apoc.*, *Hell.*).

Der Patient kann sich vor Übelkeit und Schwäche nicht aufsetzen.

Großer Durst **auf große Mengen in langen Intervallen**.

Kopfschmerzen: beim Bücken, als würde das Gehirn durch die Stirn herausplatzen; **vom Bügeln** (*Sep.*); beim Husten; morgens nach dem Aufstehen oder beim ersten Öffnen der Augen; beginnen morgens, steigen allmählich an bis abends; von Verstopfung (*Aloe*, *Coll.*, *Opium*).

Druck wie von einem Stein in der Magengrube; Erleichterung durch Aufstoßen (*Puls.*, *Nux-v.*).

Obstipation: **träge**, **ohne Drang**; **große Stühle**, **hart und dunkel**, **trocken**, **wie verbrannt**; bei Seereisen (*Plat.*).

Diarrhö: **während einer Warmwetterperiode**; biliös, scharf, mit Wundheit des Afters; wie Schmutzwasser; von unverdauten Speisen. »Stinkend, riecht wie alter Käse« (*KENT*). Von kalten Getränken bei Überhitzung, von Obst oder Sauerkraut; **schlimmer morgens**, **bei Bewegung**, sogar lediglich einer Hand oder eines Fußes.

**BRÜSTE SCHWER**, von steinerner Härte; blaß, aber hart; heiß und schmerzhaft; **MUSS BRÜSTE STÜTZEN** (*Phyt.*).

Husten: trocken, krampfartig, **mit Würgen und Erbrechen** (*Kali-c.*); mit Stichen in der Brustseite; mit Kopfschmerzen, als würde der Kopf in Stücke fliegen; schlimmer nach dem Essen, Trinken, Betreten **eines warmen Zimmers**, bei tiefem Einatmen.

Nierenkolik: Fieber; liegt auf der kranken Seite. – *U.-ST.*

**VERWANDTSCHAFT:** ergänzt durch: *Alumina*, *Rhus-t.*

Ähnlich: *Bell.*, *Hep.* in bezug auf hastiges Sprechen und Trinken.

*Ran-b.* bei pleuritischen oder rheumatischen Schmerzen in der Brust.

*Ptelea* bei schmerzender Schwere in der Leberzone; besser beim Liegen auf der re. Seite, **weitaus schlimmer beim Liegen auf der linken Seite**; Drehen auf die linke Seite verursacht eine ziehende Empfindung.

Nach *Bryonia*: *Alum.*, *Kali-c.*, *Nux-v.*, *Phos.*, *Rhus-t.*, *Sulf.*

**VERSCHLIMMERUNG: BEWEGUNG**, **ANSTRENGUNG**, **Berührung**; kann nicht aufsitzen, wird ohnmächtig oder ihm wird übel oder beides; Wärme, warme Umhüllung; unterdrückte Ausscheidungen jeder Art. – Denken an sein Übel. – *U.-ST.*

**BESSERUNG**: Liegen, besonders **auf der schmerzhaften Seite** (*Ptel.*, *Puls.*); Druck; Ruhe; Kälte, Essen von kalten Speisen.

**Praxis-Tip des Übersetzers:**

Nach T. P. *PASCHERO* sucht der *Bryonia*-Patient die Lösung seiner Existenzängste in der Arbeit. Spricht vom Beruf, träumt vom Beruf, und die einzige Sorge bei Krankheit ist: »Wann kann ich wieder arbeiten?«

Furcht vor Krankheit oder davor, verrückt zu werden, bedeutet bei ihm Furcht vor Armut. Angst, nicht genug zu verdienen. Die psorische Unfähigkeit bedingt Mangel an Selbstvertrauen. Enormer Einsatz, um sein Ziel zu erreichen. Peinliche Genauigkeit.

Anlehnungsbedürfnis: Kinder lassen in der Sprechstunde die Mutter die Beschwerden schildern: »Sag Du es mal...« Kontakte schließen ist eine Anstrengung, obwohl der Patient gemocht werden will. Aus Mangel an Selbstvertrauen gelingt es ihm nicht.

# CACTUS GRANDIFLORUS

Königin der Nacht / Cactaceae — Weihepunkt: Lu 1 li., KS 7; de la Fuye: KS 1

Blutandrang bei Personen von plethorischem Habitus (*Acon.*); häufig endend mit Hämorrhagie; Gehirnblutung.

**Todesfurcht**; glaubt, die Krankheit sei unheilbar (*Ars.*).

Hämorrhagie: aus Nase, Lunge, Magen, Rektum, Blase (*Crot-h.*, *Mill.*, *Phos.*).

Kopfschmerzen: drückend, wie ein schweres Gewicht auf dem Scheitel (> durch Druck: *Meny.*); klimakterisch (*Glon.*, *Lach.*).

Kopfschmerzen und Neuralgie: kongestiv, periodisch, rechtsseitig; scharfer, klopfender, pulsierender Schmerz.

**DER GANZE KÖRPER FÜHLT SICH WIE IN EINEM KÄFIG, bei dem alle Drähte enger und enger gezogen werden.**

**KONSTRIKTION:** in Kehle, Brust, Herz, Blase, Rektum, Uterus, Vagina; häufig verursacht oder verstärkt durch die leichteste Berührung.

Druck auf der Brust wie von einem schweren Gewicht; als ob ein eiserner Reifen normale Bewegung verhinderte.

Empfindung, als wäre eine Schnur fest um den unteren Teil der Brust geschnürt, den Ansatz des Zwerchfells entlang.

**Gefühl, als werde das Herz in schneller Folge umklammert und losgelassen VON EINER EISERNEN HAND**; wie gefesselt, ›hat keinen Platz zum Schlagen‹.

Schmerzen überall; schießend, aufflammend wie Kettenblitze und mit einem scharfen schraubstockartigen Druck endend, nur um wieder von neuem zu beginnen.

Menses hören beim Hinlegen auf zu fließen (*Bov.*, *Caust.*).

Palpitationen: Tag und Nacht; < beim Gehen und beim Liegen auf der linken Seite (*Lach.*); wenn es auf die Menses zugeht.

Fieberanfall kommt um 11 Uhr und um 23 Uhr.

**VERWANDTSCHAFT:** vgl.: *Acon.*, *Dig.*, *Gels.*, *Kalmia*, *Lach.*, *Tab.*

**Anmerkung des Übersetzers:**

**VERSCHLIMMERUNG:** im Liegen; auf der linken Seite, auf dem Hinterkopf.

Periodizität. Beschwerden kehren wieder zur gleichen Stunde. 10 - 11 Uhr oder 23 Uhr nachts. Überanstrengung.

**BESSERUNG:** an der frischen Luft. Druck auf den Scheitel.

# CALADIUM SEGUINUM

Dieffenbachia Seguina, Schweigrohr / Araceae — Weihepunkt: KG 10

Sehr geräuschempfindlich; das leiseste Geräusch schreckt aus dem Schlaf (*Asar.*, *Nux-v.*, *Tarant.*).

Aufstoßen, häufig, von sehr wenig Gas, als ob der Magen voller trockener Speise wäre.

Impotenz: mit Niedergeschlagenheit; **schlaffer Penis, mit sexuellem Verlangen und Erregung** (*Lyc.*, *Sel.*).

Keine Erektionen, selbst nach Zärtlichkeiten nicht; kein Erguß, kein Orgasmus während des Koitus (*Calc.*, *Sel.*).

**PRURITUS VAGINAE: VERANLASST MASTURBATION** (*Orig.*, *Zinc.*); in der Schwangerschaft; mit schleimiger Absonderung.

**Schläft ein während abendlichen Fiebers und wacht auf, wenn das Fieber sinkt.**

**Süße Schweiße ziehen Fliegen an.**

Moskito- und Insektenbisse brennen und jucken sehr.

**Abneigung gegen Bewegung**; fürchtet sich davor, sich zu bewegen (*Bry.*).

Atemwege: Kehlkopf erscheint wie zugeschnürt. Behinderte Atmung. Katarrhalisches Asthma; Schleim löst sich nicht. Furcht einzuschlafen. – *U.-ST.*

Beseitigt das Verlangen nach Tabak.

**Anmerkung des Übersetzers:**

**VERWANDTSCHAFT:** ergänzt durch *Nit-ac.*

Vgl. *Caps.*, *Caust.*, *Lyc.*, *Phos.*, *Sel.*

**VERSCHLIMMERUNG:** sexuelle Exzesse; Bewegung; plötzliche Geräusche; beim Einschlafen; Tabak.

**BESSERUNG:** kühle Luft; kurzer Schlaf; Schweiße.

# CALCIUM ARSENICOSUM

Calciumarsenit / $Ca_3(AsO_3)_2$ Weihepunkt: H 1

Große Niedergeschlagenheit.

**DIE GERINGSTE AUFREGUNG VERURSACHT HERZKLOPFEN** (*Lith.*).

Blutandrang zum Kopf und zur linken Brustseite (*Aml-ns.*, *Glon.*).

Epilepsie, von Herzklappenfehler.

Beschwerden bei Säufern nach Abstinenz; Verlangen nach Alkohol (*Asar.*, *Sulf-ac.*).

Beschwerden wohlbeleibter Frauen, wenn es auf die Wechseljahre zugeht.

**VERWANDTSCHAFT:** vgl. *Con.*, *Glon.*, *Lith.*, *Puls.*, *Nux-v.*

Folgt gut nach *Conium* bei lymphatischen, psorischen oder tuberkulösen Personen.

**Anmerkung des Übersetzers:**

**VERSCHLIMMERUNG:** durch die leichteste Anstrengung.

# CALCIUM CARBONICUM

Mittlere Schicht der Austernschale / Calciumcarbonat Weihepunkt: Di 17 re., KS 6

Leukophlegmatisch, blondes Haar, heller Teint, blaue Augen, helle Haut; Neigung zur Fettsucht in der Jugend.

Psorische Konstitutionen; blaß, schwach, furchtsam, schnell ermüdet beim Gehen.

**NEIGUNG ZUM DICKWERDEN**, zu Korpulenz, Unbeholfenheit.

Kinder mit rotem Gesicht, schlaffen Muskeln, die leicht schwitzen und sich dadurch **prompt erkälten**.

Große Köpfe und Bäuche; die Fontanellen und Nähte bleiben lange offen; weiche Knochen, die sich nur langsam entwickeln.

Verkrümmung der Knochen, speziell des Rückgrats und der langen Knochen; Extremitäten krumm, deformiert; Knochen unregelmäßig entwickelt.

**STARKE SCHWEISSE AM KOPF WÄHREND DES SCHLAFES, DAS KISSEN WIRD RUNDHERUM NASS** (*Sil.*, *Sanic.*).

Profuse Schweiße meist an Hinterkopf und Nacken oder Brust und Oberkörper (*Sil.*).

Schwierige und verzögerte Zahnung mit charakteristischen Kopfschweißen und offenen Fontanellen.

Während der Erkrankung oder Rekonvaleszenz **großes Verlangen nach Eiern**; verlangt nach unverdaulichen Dingen (*Alum.*); Abneigung gegen Fleisch.

Säure im Verdauungstrakt; saures Aufstoßen, saures Erbrechen, saurer Stuhl; saurer Geruch des ganzen Körpers (*Hep.*, *Rheum*).

**Dickliche**, **plethorische und ZU SCHNELL WACHSENDE MÄDCHEN**.

Menstruation **zu früh**, **zu reichlich**, **zu lang andauernd**; mit folgender Amenorrhö und Bleichsucht mit spärlicher oder ausbleibender Regel.

Frauen: Regel zu früh, zu reichlich; Füße gewöhnlich kalt und feucht, als ob sie in **kalten**, **feuchten Strümpfen** steckten; ständig kalt im Bett.

**Die leiseste seelische Erregung** bedingt reichliches Wiederauftreten der Menses (*Sulf.*, *Tub.*).

Fürchtet, sie werde den Verstand verlieren oder die Leute würden ihre geistige Verwirrung bemerken (*Cimic.*).

Lungenerkrankungen bei großen und schlanken, schnell wachsenden Jugendlichen; am re. Oberlappen (li. Oberlappen: *Sulf.*); ist häufiger als *Phos.* das angezeigte Konstitutionsmittel (vgl. *Tub.*).

| | |
|---|---|
| Erkrankungen: | bedingt durch **ungenügende Assimilation**; **mangelhafte Ossifikation**; Schwierigkeiten beim Gehen- und Stehenlernen; Kinder haben keine Neigung zu gehen und wollen es nicht versuchen; unterdrückte Schweiße. |

Die Fußsohlen sind wund von Schweiß (*Graph.*, *Sanic.*); Blasen und stinkender Fußschweiß.

Verlangen nach frischer Luft (im Zimmer), die anregt, gut tut und kräftigt (*Puls.*, *Sulf.*).

| | |
|---|---|
| **KÄLTE:** | allgemein; **einzelner Körperteile** (*Kali-bi.*); Kopf, Magen, Bauch, Füße und Beine; Abneigung gegen kalte frische Luft, ›die zieht durch sie durch‹; empfindlich gegen kalte, feuchte Luft; **große Neigung, sich zu erkälten** (Gegenteil: *Sulf.*). |
| Schweiße: | einzelner Körperteile; Kopf, Kopfhaut naß, kalt; Nacken; Brust, Achselhöhlen, Genitalien; Hände, Knie; Füße (*Sep.*). – Schwitzt beim Essen. – *U.-ST.* |

Magengrube aufgetrieben **wie eine umgedrehte Untertasse** und sehr empfindlich gegen Druck.

Urämische oder andere Krankheiten, verursacht durch Stehen auf kaltem, feuchtem Boden oder durch Arbeiten in kaltem Wasser stehend; bei Modellieren oder Arbeiten in kaltem Lehm (Baugruben).

Fühlt sich in jeder Hinsicht besser bei Verstopfung. (D. h. der Patient hat gewöhnlich durchfällige Stühle. – *U.-ST.*)

Stuhl muß mechanisch entfernt werden (*Aloe*, *Sanic.*, *Sel.*, *Sep.*, *Sil.*).

Schmerzlose Heiserkeit, schlimmer morgens.

Verlangen, magnetisiert zu werden (*Phos.*).

**VERWANDTSCHAFT:** ergänzt durch: *Bell.*, das Akutmittel zu *Calc.*

*Calc.* wirkt am besten vor *Lyc.*, *Nux-v.*, *Phos.*, *Sil.*

Es folgt auf: *Nit-ac.*, *Puls.*, *Sulf.* (besonders wenn die Pupillen erweitert sind); es wird gefolgt von *Kali-bi.* bei Nasenkatarrhen.

Nach *HAHNEMANN* soll *Calc.* nicht gebraucht werden vor *Nit-ac.* und *Sulf.*; es gibt evtl. unnötige Komplikationen. Bei Kindern darf es öfter wiederholt werden. Bei alten Leuten sollte es nicht wiederholt werden; besonders wenn die erste Dosis gut wirkt, wird die Wiederholung gewöhnlich schaden.

**VERSCHLIMMERUNG:** kalte Luft; feuchtes Wetter; kaltes Wasser; Waschen (*Ant-c.*); morgens; bei Vollmond.

**BESSERUNG:** trockenes Wetter; Liegen auf der schmerzhaften Seite (*Bry.*, *Puls.*).

**Praxis-Tip des Übersetzers:**

Der *Calcium*-Patient kann auch hoch aufgeschossen und relativ schlank sein, aber er macht einen müden, schlaffen, erschöpften Eindruck. Kinder sitzen zusammengesackt da. Schüchtern; tauen erst allmählich auf. Schulschwierigkeiten. Legasthenie. **Händedruck schlaff und schweißig**. Das Kind wehrt sich nicht, wenn Klassenkameraden es prügeln oder hänseln, obwohl es größer ist als seine Angreifer.

Nach T. P. *PASCHERO* eignet dem *Calcium*-Patienten eine ruhige, unerbittlich planende Aktivität. Haß, Nachtragen, Abneigung gegen bestimmte Menschen und gegen seine Familie. Dies bewirkt Furcht vor dem Jenseits und der Strafe Gottes, aber keine Schuldgefühle.

Affektive Frustration bei trägen, vernünftigen, sicheren und erfolgreichen Menschen. Keine Beziehung zum metaphysischen Sinn der Existenz, deshalb beziehen sich seine Ängste auf außerirdische, magische Dinge (E. F. *CANDEGABE*). Bleibt verstandesbezogen. Schildert bedächtig und eingehend seine Symptome. Ausgeprägte Religiosität in der Jugend endet in religiöser Verzweiflung.

Geiz aus Furcht vor Armut in der Zukunft. Weint aus Wut bei Herausforderung, nicht aber, wenn er seine Krankheit schildert, obschon er sehr darunter leidet.

Lebensüberdruß und Hoffnungslosigkeit treiben zum Suizid mit einem Messer.

# CALCIUM PHOSPHORICUM

Calciumphosphat $CaHPO_4 \cdot 2H_2O$ Weihepunkt: G 28

Für anämische Personen mit dunklem Teint, dunklem Haar und dunklen Augen; dünne, magere anstatt fetter Typen.

Während der ersten und zweiten Zahnung bei skrofulösen Kindern; Diarrhö und starke Flatulenz.

Kinder: **abgemagert**, **unfähig zu stehen**; **lernen spät laufen** (*Calc.*, *Sil.*); eingesunkenes, schlaffes Abdomen.

Blutiger Ausfluß sickert aus dem Nabel der Kinder (Absonderung von Urin: *Hyos.*).

Rachitis: Schädelknochen **dünn und brüchig. FONTANELLEN UND SUTUREN BLEIBEN ZU LANGE OFFEN oder öffnen sich wieder**, **nachdem sie sich schon geschlossen hatten**; verzögertes oder kompliziertes Zahnen.

Rückgrat schwach, zu Verkrümmungen neigend, besonders nach links; unfähig, den Körper zu stützen; Hals schwach, unfähig, den Kopf zu halten (*Abrot.*).

Mädchen in der Pubertät, groß, schnell wachsend; Tendenz zu weichen Knochen oder zu verkrümmter Wirbelsäule (*Ther.*).

Pubertät: Akne bei anämischen Mädchen mit Scheitelkopfschmerzen und flatulenter Dyspepsie, > durch Essen.

Beschwerden durch Kummer und enttäuschte Liebe (*Aur.*, *Ign.*, *Ph-ac.*).

**DENKEN AN DIE BESCHWERDEN VERSCHLIMMERT SIE** (*Helon.*, *Ox-ac.*).

Unfreiwilliges Seufzen (*Ign.*). – Wut < bei schlechten Nachrichten. – *U.-ST.*

Mangelnde Knochenheilung; fördert Kallusbildung (*Symph.*).

Rheumatismus bei kaltem Wetter; bessert sich im Frühjahr und kehrt im Herbst wieder.

Kopfschmerzen bei Schulmädchen (*Nat-m.*, *Psor.*); Diarrhö.

Kolikschmerzen im Abdomen **bei jedem Versuch zu essen**.

Analfistel, alternierend mit Brustsymptomen (*Berb.*); Mangel an Lebenswärme; kalte Schweiße und allgemeine Körperkälte.

**VERWANDTSCHAFT:** ergänzend: *Ruta*.

Ähnlich: *Calc.*, *Calc-f.*, *Carb-an.*, *Fl-ac.*, *Kali-p.*; *Psor.* bei anhaltender Schwäche nach akuten Erkrankungen; *Sil.* – aber Kopfschweiß fehlt.

Wirkt am besten vor *Jod.*, *Psor.*, *Sanic.*, *Sulf*; nach *Ars.*, *Jod.*, *Tub.*

**VERSCHLIMMERUNG:** Exposition in feuchtem, kaltem, **veränderlichem** Wetter; Westwinde; **Schneeschmelze**; geistige Überanstrengung.

**BESSERUNG:** im Sommer; warme, trockene Atmosphäre.

**Praxis-Tip des Übersetzers**:

*Calc-p.* D 6 im Wechsel mit *Ferr-p.* D 6 heilten etwa hundert Fälle von Pleuritis exsudativa mit schneller lytischer Entfieberung auf der Homöop. und Int. Abt. im Krankenhaus Lengerich. – Paul *VOGT*.

*Calcium-phosphoricum*-Kinder können keine fünf Minuten bei einer Sache bleiben, sie kommen ständig und fragen: »Und was soll ich jetzt machen?« Sie lernen nicht, weil sie an andere Dinge denken, und lügen prompt, um sich zu rechtfertigen. Ausschimpfen, auch von anderen Kindern, trifft sie schwer. Die Entrüstung unterscheidet sie sicher von *Phosphor*-Patienten; < durch Trost.

Kinder, die bei fieberhaften Erkrankungen wachsen; hoch aufgeschossen und traurig vor der Pubertät mit hervorspringenden Schulterblättern. Schreien im Schlaf und Singen im Traum. Verlangen nach Geräuchertem, Salzigem, Speck, Speckschwarte, Schinken und Unverdaulichem.

# CALENDULA

Ringelblume / Compositae Weihepunkt: Di 17

Verletzungen: sichert Wundheilung per primam und verhindert Eiterungen. Bei allen Fällen von Gewebsverlust, wenn Adaptation nicht mehr mit Heftpflaster erreicht werden kann.

Äußere Wunden mit und ohne Gewebsverlust; Rißwunden und zerfranstes Gewebe; **nach chirurgischen Eingriffen**; fördert gesunde Granulation, beugt exzessiven Eiterungen und verunstaltenden Narben vor.

Traumatische und idiopathische Nervengeschwulst (Neurinom) (*All-c.*); Neuritis von Rißwunden (*Hyper.*); Erschöpfung nach **Blutverlust und starken Schmerzen**.

Muskel- und Sehnenrisse; Einrisse bei der Entbindung; Verletzungen mit Gelenkseröffnung und Synovialflüssigkeitsverlust.

Wunden: mit plötzlichen Schmerzen bei Wundfieber; konstitutionelle Neigung zu Erysipel (*Psor.*); alte, vernachlässigte, stinkende; drohende Gangrän (*Sal-ac.*).

Ulzerationen: gereizt, entzündet, schorfig, Ulcus varicosum; **schmerzhaft, wie zerschlagen** (*Arn.*); **exzessive Eiterungen**.

*Calendula* ist geradezu spezifisch für saubere chirurgische Schnittwunden und für Rißwunden, um exzessiven Eiterungen vorzubeugen.

**VERWANDTSCHAFT:** ergänzt durch *Hep.*, *Sal-ac.*

Ähnlich: *Hypericum* bei Verletzungen von Körperteilen, die reich an sensiblen Nerven sind, wo der Schmerz sehr stark ist und in keinem Verhältnis zur Verletzung steht (z. B. Fingerkuppen – *U.-ST.*).

*Arnica* bei Verletzungen ohne Einrisse ins Weichteilgewebe.

*Symph.*, *Calc-p.* bei nicht heilenden Knochenfrakturen.

Schmerz erstreckt sich von der Harnröhrenmündung nach rückwärts: *Sal-ac.*, beugt starken Eiterungen und Gangrän vor.

*Sulf-ac.* bei schmerzhaften gangränösen Wunden; ihm wird keimtötende Wirkung nachgesagt.

Wirkt als Potenz und als lokal applizierte Tinktur gleich gut und kann gleichzeitig innerlich angewendet werden.

**Anmerkung des Übersetzers:**

**VERSCHLIMMERUNG:** feuchtes und wolkiges Wetter. Während Schüttelfrost.

## CAMPHORA

Kampfer / Lauraceae

Schmerzen besser, wenn er an sie denkt (*Hell.* – schlechter: *Calc-p.*, *Helon.*, *Ox-ac.*).

Physisch und psychisch schwache und reizbare Personen. Außerordentlich empfindlich gegen kalte Luft (*Hep.*, *Kali-m.*, *Psor.*).

Schlimme Folgen von Verletzungsschock; **Körperoberfläche kalt, blasses, blaues Gesicht, livide Lippen**; **TOTALE SCHWÄCHE**.

**KALT ANZUFASSEN, KANN ABER ZUDECKEN NICHT ERTRAGEN**; **wirft alle Hüllen von sich** (*Med.*, *Sec.*).

Der ganze Körper schmerzhaft empfindlich gegen leichteste Berührung.

**Zunge kalt**, weich, zitternd.

Plötzliche Anfälle von Erbrechen und Durchfall; **Nase kalt und spitz**; ängstlich und ruhelos; **Haut und Atem kalt** (*Verat.*, *Jatr.*).

Im ersten Stadium der Cholera nostras und der Asiatischen Cholera; starker, langanhaltender Frost (*Verat.*).

**Große Kälte der Haut mit plötzlicher und völliger Erschöpfung der Lebenskraft**; häufig das Mittel für kongestiven Schüttelfrost; bösartiges Intermittens (*Verat.*); Puls schwach, äußerlich klein, kaum fühlbar.

Masern und Scharlach: wenn das Exanthem nicht herauskommt; mit blasser oder kalter blauer Facies hippocratica; Kind will nicht zugedeckt sein (*Sec.*).

Alle Folgeerkrankungen von Masern.

**VERWANDTSCHAFT:** *Camphora* antidotiert nahezu jede pflanzliche Medizin; auch Tabak, Blausäure in Früchten, giftige Pilze; sollte in reiner Form im Krankenzimmer nicht erlaubt sein (kampferhaltige Salben! – Anm. d. Hg.).

Vgl. *Carb-v.*, *Opium*, *Verat.*, *Sec.*

**BESSERUNG:** **beim Denken an die bestehenden Beschwerden**; warme Luft; Trinken von kaltem Wasser. – Schweiß. – *U.-ST.*

Zum Nachdenken: Unser ganzer Fortschritt als Schule hängt von der richtigen Schau der Symptome ab, die wir in den Arzneimittelprüfungen mit *Camphora* und *Opium* beobachtet haben. – *HERING*.

**Anmerkung und Praxis-Tip des Übersetzers:**

**VERSCHLIMMERUNG:** Kälte; Zugluft; wenn halb eingeschlafen (*Mag-aust.*, *Nit-ac.*); geistige Erschöpfung; Schock; unterdrückte Absonderungen.

Wichtigstes Mittel für die Reiseapotheke (D 3).

## CANNABIS INDICA

Indischer Hanf, Haschisch / Urticaceae

**SEHR VERGESSLICH:** vergißt seine letzten Worte und Gedanken; **beginnt einen Satz, weiß nicht mehr, was er sagen wollte**; kann den Gedanken nicht wiederfinden oder sich an Ereignisse erinnern, weil sich andere Gedanken in sein Gehirn drängen (*Anac.*, *Lac-c.*).

Ständiges Theoretisieren.

Lacht maßlos über jedes unbedeutende an ihn gerichtete Wort.

Voller Spaß und Schalkhaftigkeit, dann vielleicht Jammern und Weinen.

Angst, der Tod stehe bevor.

**Delirium tremens**; exzessive Geschwätzigkeit; übersteigerte Ausdehnung von Zeit und Raum.

Die Zeit erscheint zu lang (*Arg-n.*); wenige Sekunden erscheinen wie Ewigkeiten.

Entfernung erscheint immens; wenige Meter scheinen Meilen.

Empfindung, als öffne und schließe sich der Schädel (*Cimic.*).

Empfindung einer Schwellung im Damm oder in Anusnähe, wie wenn er auf einem Ball säße (mit großen Mengen fädenziehenden Schleims im Urin: *Chin.*).

**VERWANDTSCHAFT:** vgl. *Bell.*, *Hyos.*, *Stram.*

**Anmerkung und Praxis-Tip des Übersetzers:**

**VERSCHLIMMERUNG: Urinieren**; **Dunkelheit**; **Überanstrengung**; Sprechen; Gehen; Gonorrhö.

Ein Patient mit akuter Schizophrenie und dem Leitsymptom, daß er glaubte, er sei der wiedererschienene Christus, erhielt mittags eine Dosis C 30 und war abends aus dem akuten Schub heraus.

Das als harmlos geltende, weil nicht süchtig machende Haschischrauchen hinterläßt seine Spuren jahrelang im Organismus. Patienten, die *Cannabis-indica*-Symptome aufwiesen, wie z. B. unkontrolliertes Lachen, unwillkürliches Kopfschütteln, Redelust – aber auch im körperlichen Bereich –, wurden von mir auf früheren Drogenmißbrauch angesprochen und gaben es unumwunden zu, erstaunt, weil das doch schon so lange her sei.

# CANNABIS SATIVA

Hanf / Urticaceae Weihepunkt: MP 17 li.

Empfindungen, als fielen Wassertropfen auf einzelne Körperteile oder von einzelnen Körperteilen; auf den Kopf, vom Anus, vom Magen, vom Herzen.

Hartnäckige Obstipation, die Harnverhaltung verursacht; Konstriktion des Anus.

Kontraktion der Finger nach einer Verstauchung.

Dislokation der Patella beim Treppensteigen.

Dyspnö oder Asthma, wobei der Patient nur atmen kann, **wenn er aufsteht**.

Erstickungsanfall beim Schlucken, die Dinge geraten in die ›falsche Röhre‹ (*Anac.*).

Akutes, entzündliches Stadium der Gonorrhö (2. Stadium: Brennen nach dem Harnlassen, Absonderung dick, gelb, eiterartig: *Cubeba*).

Urethra sehr empfindlich gegen Berührung und Druck; kann nur breitbeinig gehen wegen der Schmerzen in der Harnröhre.

Schmerzen in der Urethra erstrecken sich vom Orificium nach hinten, brennend-beißend, in der Pars posterior mehr stechend, beim Wasserlassen.

Ziehende Schmerzen, zickzackartig die Harnröhre entlang.

**VERWANDTSCHAFT:** ähnlich: *Canth.*, *Caps.*, *Gels.*, *Petros.* im frühen Stadium der spezifischen Urethritis.

# CANTHARIS

Spanische Fliege / CanthariDeae

Weihepunkt: B 45, Ni 11
de la Fuye: B 27, B 65, KG 7

Überempfindlichkeit aller Körperteile.

Hämorrhagien aus Nase, Mund, Darm, Genitalien und Harnwegen.

Schmerzen: roh, wund, **Brennen in jedem Körperteil**, innerlich und äußerlich; mit extremer Schwäche.

**Ekel vor allem**; Trinken, Essen, Tabak.

Trinken kleinster Mengen Wasser verursacht Blasenschmerzen.

**STÄNDIGER HARNDRANG**, es kommen aber nur ein paar Tropfen auf einmal, die mit Blut durchmischt sind (**PLÖTZLICHER** Harndrang mit kräftigem **Jucken** in der Urethra: *Petros.*).

**Unerträglicher Drang** vor, bei und nach dem Harnlassen; heftige Blasenschmerzen.

**Brennende, schneidende Schmerzen in der Harnröhre während** des Wasserlassens; heftiger Tenesmus und Strangurie.

Stuhl: Entleerung weißen oder blassen, roten, zähen Schleims, wie Abschabsel von den Därmen, mit Blutstreifen (*Carb-an.*, *Colch.*).

Blutige nächtliche Pollutionen (*Led.*, *Merc.*, *Petr.*).

Sexuelles Verlangen: vermehrt bei beiden Geschlechtern; verhindert Schlaf; heftiger Priapismus, sehr schmerzhaft (*Pic-ac.*).

Zäher Schleim in den Luftwegen (*Bov.*, *Kali-bi.*); auch hier an *Cantharis* denken, wenn Blasensymptome vorliegen.

Haut: vesikulöses Erysipel; Blasen über den ganzen Körper, die entzündet und eitrig sind.

Erythem durch Sonnenbrand.

**Der brennende Schmerz und der unerträgliche Harndrang** sind der rote Faden bei allen entzündlichen Affektionen von *Cantharis*.

**VERWANDTSCHAFT:** ähnlich: *Apis*, *Ars.*, *Equis.*, *Merc.*

**Verbrennungen** vor und nach Blasenbildung. Solange die Haut noch keine größeren Defekte aufweist, empfiehlt sich ein Umschlag mit einer alkoholischen Lösung irgendeiner Potenz von *Cantharis*, was prompte Schmerzerleichterung bewirkt und der Blasenbildung vorbeugt.

Nach *VOEGELI* soll der Verband ständig mit warmem Alkohol (auch Brennspiritus) feucht gehalten werden, bis die Schmerzen abgeklungen sind.

Bei offenen Hautdefekten gebrauche man eine Lösung von potenziertem *Cantharis* in abgekochtem oder destilliertem Wasser und gebe in jedem Fall *Cantharis* innerlich.

**Anmerkung des Übersetzers:**

**VERSCHLIMMERUNG:** Urinieren; kalte Getränke; helle Objekte; Geräusch fließenden Wassers. Berührung des Kehlkopfs.

**BESSERUNG:** Wärme; Ruhe.

# CAPSICUM

Cayennepfeffer / Solanaceae — Weihepunkt: B 41; de la Fuye: 3 E 23, 3 E 21

Personen mit hellem Haar, blauen Augen, nervös, aber mit kräftigem und plethorischem Habitus.

Träge Diathese; Mangel an Lebenskraft, besonders bei fetten Leuten, leicht erschöpft; **indolent**, **fürchtet jede Anstrengung**; Personen, die sich heiter geben, aber über Kleinigkeiten ärgerlich werden.

Kinder: **fürchten frische Luft**; **immer fröstelnd**; widerspenstig, **unbeholfen**, **fett**, **schmutzig** und mit Abneigung gegen Arbeiten und Denken.

Verlangt, allein gelassen zu werden; möchte sich hinlegen und schlafen.

Heimweh (bei Indolenten, Melancholikern), mit **roten Backen** und Schlaflosigkeit.

**Konstriktion:** in Schlund; Kehle; Nasenlöchern; Brust; Blase; Urethra; Rektum.

**BRENNENDE UND STECHENDE SCHMERZEMPFINDUNG** wie von Cayennepfeffer im Hals und in anderen Körperteilen, nicht > durch Hitze.

Tonsillitis: mit Brennen und Stechen; starkes Wundheitsgefühl; **Konstriktion der Kehle mit Brennen**; entzündet, dunkelrot, geschwollen.

Die brennende spasmodische Konstriktion und andere Schmerzen sind **ZWISCHEN DEN SCHLUCKAKTEN SCHLIMMER** (*Ign.*).

Schmerzhafte Schwellung hinter dem Ohr (Mastoid), hochgradig entzündet und empfindlich gegen Berührung.

Nach jedem Stuhlgang durstig, nach jedem Trinken Schaudern.

Die Kälte des Körpers und die üble Laune nehmen im gleichen Maße zu.

Nervöser, spasmodischer Husten; plötzliche Anfälle. »Beim Husten, Kopfweh, als wenn die Hirnschale zerspringen sollte.« (RAML VI, 153). »Der Husten stösst einen übelriechenden Athem aus der Lunge.« (ebd., 161)

Beim Husten Schmerzen in entfernten Körperteilen (Blase, Knie, Beine, Ohren).

**VERWANDTSCHAFT:** vgl. *Apis*, *Bell.*, *Bry.*, *Calad.*, *Puls.*

*Cina* folgt gut bei Intermittens. Der konstriktive, brennende und stechende Schmerz bietet die Unterscheidungsmöglichkeit gegenüber *Apis* und *Belladonna*.

**Anmerkung des Übersetzers:**

**VERSCHLIMMERUNG:** leichte Zugluft; kalte Luft; kaltes Wasser; Aufdecken; feuchte Luft; Baden; Leerschlucken. Trinken reizt die Kehle oder erregt Harndrang.

**BESSERUNG:** fortgesetzte Bewegung.

**Nachtrag des Herausgebers:**

»Er macht Vorwürfe und nimmt die Fehler Andrer hoch auf; er nimmt Kleinigkeiten übel und tadelt sie.« (RAML VI, 266)

»Mitten im Spassen nimmt er die geringste Kleinigkeit übel.« (ebd., 267)

»Launen; bald immerwährendes Lachen, bald wieder Weinen.« (ebd., 271)

»Er ist zufriedenen Gemüths, ist spasshaft und trällert und ist dennoch, bei der mindesten Veranlassung, geneigt, böse zu werden.« (ebd., 273)

# CARBO ANIMALIS

Tierkohle Weihepunkt: 5. ICR zwischen Mamillarlinie und vorderer Axillarlinie

Kopfschmerzen: wie von einem Tornado im Kopf; als wäre der Kopf explodiert; muß nachts aufsitzen und den Kopf zusammenhalten.

Erkrankungen älterer Leute mit ausgeprägter venöser Plethora, blauen Wangen, blauen Lippen und großer Schwäche.

Schwacher, stagnierender Kreislauf, und Lebenswärme sinkt auf ein Minimum; Zyanose (*Ant-t.*, *Carb-v.*).

Drüsen: verhärtet, geschwollen, schmerzhaft; in Nacken, Achselhöhle, Leistengegend, Mammae; Schmerzen lanzinierend, schneidend, brennend (*Con.*).

Gutartige Eiterungen wandeln sich in jauchige oder maligne um.

**Leicht verrenkt durch Heben** selbst leichter Gewichte; Verrenkung und Überheben verursachen leicht große Schwäche; Umknicken der Knöchel beim Gehen.

Schwache Gelenke; leicht verstaucht durch geringe Anstrengungen (*Led.*).

Abneigung gegen frische, trockene, kalte Luft.

Nach Auftreten der Menses **so schwach, daß sie kaum reden kann** (*Alum.*, *Cocc.*); Menses fließen nur morgens.

Hören verwirrt; kann nicht sagen, aus welcher Richtung ein Ton kommt; » ... und es war ihm, als kämen sie (die Töne, d. Hg.) aus einer andern Welt« (CK III, 153).

Nach der Genesung von einer Pleuritis bleibt ein stechender Schmerz in der Brust zurück (*Ran-b.*).

Menstruation, Leukorrhö, Diarrhö sind allesamt erschöpfend (*Ars.* – alle stinken: *Psor.*).

**VERWANDTSCHAFT:** komplementär: *Phos.* Ähnlich: *Bad.*, *Brom.*, *Carb-v.*, *Phos.*, *Sep.*, *Sulf.*

*Carb-an.* ist häufig nützlich nach schlimmen Folgen von verdorbenem Fisch und verfaultem Gemüse (*Carb-v.*, *All-c.*).

**VERSCHLIMMERUNG: nach dem Rasieren** (> danach: *Brom.*); leichteste Berührung; nach Mitternacht. – Heben. **Beim Essen**; nach den Menses; trockene, kalte Luft. – *U.-ST.*

**Anmerkung des Übersetzers:**

**BESSERUNG:** Handauflegen auf die kranke Stelle.

# CARBO VEGETABILIS

Birkenkohle  de la Fuye: Lu 9

Schlimme Folgen erschöpfender Krankheiten bei Alt und Jung (*Chin.*, *Phos.*, *Psor.*); kachektische Personen, deren Vitalität geschwächt oder erschöpft ist.

Personen, die sich von den erschöpfenden Auswirkungen einer vorausgegangenen Erkrankung nie wieder richtig erholt haben; Asthma seit den Masern oder seit dem Keuchhusten in der Kindheit; Magenverstimmung nach Saufgelage; schlimme Folgen einer lang vergangenen Verletzung; hat sich von einem Typhoid nie wieder richtig erholt (*Psor.*). – Alte Leute. – *U.-ST.*

Beschwerden: nach Chinin, speziell suppressiv behandelte intermittierende Fieber; Abusus von Quecksilber, Salz, Salzfleisch; nach verdorbenem Fisch, Fleisch oder verdorbenen Fetten. **Nach Überhitzung** (*Ant-c.*).

Schlimme Folgen von Säfteverlusten (*Caust.*); Hämorrhagie von zerstörten Schleimhäuten (*Chin.*, *Phos.*).

Gedächtnisschwäche und Langsamkeit im Denken.

Nasenbluten in täglichen Attacken, wochenlang, < bei Anstrengung; blasses Gesicht vor und nach einer Hämorrhagie.

Hämorrhagie aus jeder Schleimhaut; in zerstörten, geschwächten Organismen; Blut sickert aus geschwächtem Gewebe; Erschöpfung der Lebenskraft.

**Facies hippocratica:** sehr blaß, graugelb, grünlich, **kalt mit kaltem Schweiß**; nach Hämorrhagien.

Lockerheit der Zähne, leicht blutendes Zahnfleisch.

Patienten verlangen nach Dingen, die sie krank machen; alte Säufer verlangen nach Whisky oder Weinbrand; sie wollen lockere Kleidung am Abdomen.

Schwache Verdauung: **die einfachste Speise bekommt schlecht**; massive Gasansammlung in Magen und Darm, < durch Hinlegen; nach Essen und Trinken Empfindung, als würde der Magen bersten. Folgen von Völlerei, späten Mahlzeiten, schwerem Essen.

Aufstoßen erleichtert zeitweise.

Erkrankungen des venösen Systems herrschen vor (*Sulf.*); Symptome ungenügender Gewebsatmung (*Arg-n.*).

Geschwächte Kapillardurchblutung verursacht blaue Hautfarbe und Kälte der Extremitäten; Lebenskraft ist nahezu erschöpft; **VERLANGEN DANACH, DASS IHM STÄNDIG LUFT ZUGEFÄCHELT WIRD**.

Heiserkeit: < abends; feuchte Abendluft; feuchtwarmes Wetter; Stimme versagt, wenn er sie anstrengt (< morgens: *Caust.*).

Wacht häufig auf wegen kalter Glieder und leidet **nachts an kalten Knien** (*Apis*).

Häufige, unfreiwillige, kadaverartig riechende Stühle mit nachfolgendem Brennen; weicher Stuhl wird mit Schwierigkeit entleert (*Alum.*).

In den letzten Stadien einer Krankheit, mit reichlichem **kaltem Schweiß**, **kaltem Atem**, **kalter Zunge**, **Versagen der Stimme**, kann dieses Mittel Leben retten.

**VERWANDTSCHAFT:** ergänzend: *Kali-c.*

Fehlende Reaktion auf gut gewählte Arzneien (*Opium*, *Valer.*).

Vgl. *Chin.*, *Plb.* bei vernachlässigten Pneumoniefällen, speziell bei alten Säufern; *Ant-t.* bei drohender Lungenlähmung durch die Unfähigkeit, lockeren Schleim zu expektorieren.

*Opium* bei ausbleibender Reaktion, nachdem gutgewählte Arzneien keine nachhaltige Besserung bewirkt haben (*Valer.*).

*Phos.* bei leicht blutenden Ulcera.

*Puls.* bei schlimmen Folgen fetter Speisen und Torten.

*Sulf.* bei scharf riechenden Menses und Mamma-Erysipel.

**VERSCHLIMMERUNG:** durch Butter, Schweinefleisch, fettes Essen; Abusus von Chinin oder Quecksilber; Singen oder lautes Lesen; feuchtwarmes Wetter. – Gehen im Freien. Überheben. – *U.-ST.*

**BESSERUNG:** Aufstoßen; Zufächeln von Luft. – Hochlegen der Füße. – *U.-ST.*

**Praxis-Tip des Übersetzers:**

Wenn die Arzneireaktion auf *Phosphor* die Vitalkraft zu überfordern droht, wie z. B. bei geschwächten Personen mit Pneumonie, bringt eine Dosis *Carb-v.* C 30 sie wieder ins Gleichgewicht.

Herzversagen an feuchtwarmen Sommertagen.

# CARCINOSINUM (*U.-ST.*)

Nosode

Das AMB dieser Nosode geht auf D. M. *FOUBISTER* zurück, der Zwillinge einer Mamma-Ca.-Patientin beobachtet hatte. Sie hatten Milchkaffeeteint, Naevi, blaue Skleren, schliefen nicht, hatten ständig Bronchitiden, zahlreiche Infekte und lagen besonders gern auf dem Bauch. Durch Beobachtung von weiteren Kindern Ca.-kranker Frauen erschloß er allmählich das AMB.

*FOUBISTER* studierte zusammen mit W. *TEMPLETON* sechs Jahre lang in der Kinderklinik und im Ambulatorium des Royal Homoeopathic Hospital in London die therapeutischen Wirkungen des Mittels und veröffentlichte sie 1954. *CLARKE*, *KENT*, *BOERICKE*, *NEBEL* und *BURNETT* haben jedoch bereits mit dem Mittel gearbeitet und berichten über Schmerzlinderung bei Neoplasien. *HUI BON HOA* und T. P. *PASCHERO* trugen zur Erweiterung des AMB bei. Während O. *JULIAN* 1960 noch darauf hinweist, daß das Mittel bei Krebs oder Krebsverdacht kontraindiziert sei, erklärte *FOUBISTER* 1974, daß *Carc.* auch in Fällen von Malignität bedacht werden müsse, und M. *SOLVEY* empfiehlt es 1975 ausdrücklich für die postoperative Phase nach Tumoroperation. (Zschr. Klass. Hom. 1977/1, S. 7-21)

Die z. Zt. zur Verfügung stehenden 6 Präparate (Nelson & Co.):

*Carcinosinum*;

*Carc. Adeno-Stom.* (Drüsenepithelkrebs des Magens);

*Carc. Scirrhus Mammae* (Haut- und Brustkarzinom);

*Carc. Adeno-Vesica* (Papillo-Adeno-Ca. der Blase);

*Carc. Intest Ca.* (Darmkarzinome);

*Carc. Squamus pulm.* (Lungenschleimhautkarzinome).

Polymiasmatisches Mittel. Psoro-sykoto-syphilitischer Komplex. Wichtiges Reaktionsmittel bei bioimmunologischer Blockade, häufig angezeigt, besonders in Fällen von zwei oder mehr ausgeprägten Teilindikationen: häufige **Kombination** von *Tuberculinum*-Symptomen, wie ›**Reiselust**, **Eigensinn**, **Furcht vor Hunden**‹, mit solchen von *Medorrhinum*, wie ›> **an der Meeresküste**‹ o. a. Oder: ›**Vorliebe für**

**Rhythmus und Tanz**‹ (*Sep.*), ›**Freude an Gewittern**‹, ›**Empfindlichkeit gegenüber Vorwürfen**‹ (*Sep.*), plus ›**Mitfühlend**‹ (*Phos.*). **Wechselnde Symptome** (*Lac-c.*, *Sep.*, *Tub.*).

Paßt für **miasmatisches Terrain: Kinder von krebskranken Müttern**, die vor und in der Schwangerschaft an Krebs erkrankt waren. **Erbbelastung** von krebsartigen Erkrankungen, Tuberkulose, Diabetes, perniciöser Anämie oder einer Kombination von zwei oder drei dieser Krankheiten. **Auftreten typischer Kinderkrankheiten**, wie Masern oder Mumps, **noch nach der Pubertät**, **schwerer Keuchhusten** in frühester Kindheit, **schwere Pneumonie** in frühester Kindheit und zahlreiche **rezidivierende Infekte** in der Kindheit.

Die Krebsdiathese ist eine Folge unterdrückter Psora. – *KENT*. Die Vis vitalis wehrt sich durch fieberhafte Entzündungsprozesse gegen die ererbte Prädisposition. Sie besteht nach der operativen Herdausräumung in ihrer toxischen Einwirkung weiterhin. *Carc.* klärt den Fall auf und bringt (alte) Symptome hervor, die vorher nicht erkennbar waren.

Indiziert, wenn ein gutgewähltes verwandtes Mittel keine oder nur flüchtige Wirkung zeigt. – *SANKARAN* (Zschr. Klass. Hom. 1967/5, S. 215-223)

Alte Leute mit Unempfindlichkeit und Reaktionsmangel (*Ambr.*, *Bar-c.*, *Jod.*, *Sec.*, *Sel.*, *Teucr.*).

Säuglinge: Trias von pathognostischer Bedeutung:

1) Milchkaffeeteint.

2) Blaue Skleren. – 1)] Calc.carb. Ars, alb, Puls, Tub.

3) Zahlreiche Hautmale – Pigmentnaevi oder Lentigines.

Kinder mit übertriebener Angst und Schüchternheit, die sich nicht zu verteidigen wissen. Mitfühlende, sehr liebesbedürftige Menschen, die übertrieben empfindlich auf Vorwürfe reagieren. Abneigung gegen Trost (*Syph.*).

Zwangsneurose durch demütigende anale Erziehung, der unter Scham

Widerstand geleistet wurde. Übertrieben genau, Perfektionismus, sehr ordentlich, Kleinigkeitskrämer; Suizidneigung. Überbegabte, frühreife Kinder.

**Lernschwierigkeiten**, geistige Behinderung, Oligophrenie. Mangelndes Interesse, Gleichgültigkeit. Will nicht antworten, zerstreut, reizbar durch Konzentrationsschwäche, < durch Unterhaltung.

Überbcgabte Kinder, die wie Erwachsene denken, mit Asthma oder Neurodermitis. Geschwisterneidsyndrom. Examensängste. Weinen bci der geringsten Schwierigkeit.

**FURCHT:** **vor Hunden**, vor Tieren. **Im Dunkeln**. Vorahnungen und Ängste bis zur Panik. Störungen durch Schockerlebnisse (*Acon.*, *Op.*). Wiederholte nächtliche Schockerlebnisse bei Kindern (z. B. Elternstreit).

Komplizierte und seltene Tics, **reißt sich die Haut um die Nägel ab**, zwanghafter Lidschlag.

Abneigung gegen jede Tätigkeit, selbst gegen die sonstige Lieblingsbeschäftigung.

Anhaltende Müdigkeit mit extremer Reizbarkeit, < beim Aufstehen. Empfindliche Reaktion auf Musik. Das Kind tanzt, sobald es Musik hört.

Kollaps durch Schock.

Diffuse Adenopathien mit Fieber. Scharfe und dicke Sekretionen.

Ausgeprägtes Wohlbefinden kurz vor Ausbruch einer Krankheit (*Psor.*, *Nux-v.*).

Starker und drückender **Hinterkopfschmerz** mit Ausstrahlung zur Schädelbasis und **zum Nacken**, < beim Aufstehen morgens.

**Beschwerden reagieren auf Meeresluft** mit Besserung oder Verschlimmerung.

Schlaf: **KNIE-ELLENBOGEN-LAGE**, das Gesicht in die Kissen gedrückt (*Calc-p.*, *Lyc.*, *Med.*, *Phos.*, *Sep.*, *Tub.*).

Schlaflosigkeit: Einschlafstörungen, Ideenandrang.

Erwachen mit einem Ruck (*Mag-m.*, *Manc.*). Erwachen durch auftretende Träume. Durchschlafstörungen, nach dem Aufwachen kann er nicht wieder einschlafen.

Haut: Tendenz zu Keloidbildungen. Naevi. Gesichtsakne. Lokalisation von Hautausschlägen bevorzugt axillar mit Achselschweiß, in den Kniekehlen und an den Füßen. – Die Neurodermitis eines Säuglings einer ehemaligen Asthmapatientin heilt nach hoch fieberhafter Reaktion ab. – *U.-ST.*

Mund: schmerzhafte Empfindlichkeit des Gaumens, < durch Wärme, > durch Kälte. Zunge an der Spitze ohne Papillen.

Herz: **Herzklopfen** so stark, daß es der Patient **im ganzen Körper hört**. **Einschnürungsgefühl** (*Cact.*), Angina pectoris. Druckgefühl in der Brust mit **Verlangen**, **tief einzuatmen** (*Ign.*). Lippencyanose. Pulsieren und Klopfen in einzelnen Körperteilen. Kollaps durch Schock.

Husten: durch Kitzel im Suprasternalraum.

< beim Lachen oder Sprechen (*Rumx.*).

**Asthma** am Meer.

Appetit: Verlangen nach **Geräuchertem** (*Calc-p.*, *Caust.*, *Kreos.*, *Tub.*), **Salz**, **Eiern**, **Obst**, **fettem Fleisch** (*Ars.*, *Hep.*, *Nit-ac.*, *Nux-v.*, *Sulf.*), **Butter**, **Süßigkeiten**, **ZUCKER**. Kinder wollen nur noch Zucker essen. Abneigung gegen **Salz**, **Obst**, **Milch** kommt auch vor. Unüberwindliche Appetitlosigkeit.

Magen: Morgenerbrechen. Angstgefühl in der Magengrube.

Leber: Chronische Hepatitis, Lebervergrößerung mit diffuser Empfindlichkeit.

Obstipation: Verstopfung ohne Drang (*Op.* – *JOLY*). Obstipation abwechselnd mit Durchfall. Schwimmender Stuhl. Acetonämie.

**VERWANDTSCHAFT:** 1) die 4 klassischen Nosoden: *Med.*, *Syph.*, *Psor.* und *Tub.*

2) Die 5 klassischen tuberkulinischen Mittel: *Calc-p.*, *Nat-m.*, *Phos.*, *Puls.*, *Sep.*

3) *Alum.*, *Ars.*, *Ars-j.*, *Lyc.*, *Staph.*, *Op.*, *Sanic.*, *Sulf.*, *Thuj.*

**VERSCHLIMMERUNG:** nach dem Aufstehen; von 13 - 18 Uhr.

Empfindliche Reaktion auf Meeresluft, Hitze oder Kälte.

**BESSERUNG:** Empfindliche Reaktion auf Meeresluft, Hitze oder Kälte. > bei Gewitter.

Angezeigt, wenn gut gewählte und verwandte Mittel nicht durchziehen. Als konstitutionelles Mittel wirkt es um so besser, je weiter der Patient vom eigentlichen Krebsgeschehen entfernt ist – z. B. in der Kindheit.

Die Verordnung von Nosoden nach klinischen Diagnosen ist nicht statthaft, weil damit eine AMP ausgelöst wird. *Carcinosinum* ist streng nach dem AMB zu verordnen.

# CARDUUS MARIANUS (*U.-ST.*)

Mariendistel / Compositae — Weihepunkt: M 21

Wirksam bei Hepato- und Cholepathien, Fettleibigkeit, Diabetes und Gicht.

Traurig und ängstlich wegen häuslicher Pflichten. Vergeßlich und apathisch.

Kopfschmerz zusammenziehend über den Brauen, Schwindel, Fallen nach vorne.

Augendrücken und -brennen. Nasenbluten.

Influenza bei Leberschwäche; Asthma bei Tunnel- und Grubenarbeitern. Schmerzen im re. Hypochondrium. Husten trocken. Schmerz vom re. Schulterblattwinkel zieht zur re. Brust. Muß sich im Bett aufsetzen.

| | |
|---|---|
| Cholepathie: | Kolik > durch Zusammenkrümmen, > durch Druck. Fieberstöße mit geringer Symptomatik. Cholelithiasis. |
| Gelbsucht: | dumpfer Kopfschmerz, Völle in der Lebergegend, bitterer Mundgeschmack. Zunge weiß, an den Rändern und der Spitze rot. |
| Übelkeit: | Erbrechen von saurer, grüner Flüssigkeit. Würgen. |
| Appetit: | gering. Verlangen nach Alkohol, < durch Alkohol, Bier, Salz, Fleisch. |

Leberzirrhose mit transversaler Vergrößerung und Schmerzen im linken Leberlappen. Milzstiche. Aszites.

Stühle gallig. Stuhlverhaltung, muß sehr pressen. Harte, schwierige, knotige Stühle. Hämorrhoiden bluten und prolabieren.

| | |
|---|---|
| Haut: | Jucken beim Hinlegen nachts. Ausschlag am Xiphoid. Varizen. Ulcera. |
| Coxalgie: | < beim Aufstehen. Schmerz strahlt aus in Gesäß und Oberschenkel. Schwäche in den Füßen. |

Hans *WAPLER* gab bei Darm-Ca. mit reichlichen Durchfällen 10-Tropfen-Gaben der Urtinktur. – Tiefe Potenzen: Urtinktur - D 4.

**VERWANDTSCHAFT:** *Aloe, Bry., Chel., Chion., Merc., Podo.*

**VERSCHLIMMERUNG:** Liegen auf der re. Seite; Bücken; Bewegung; Druck.

**BESSERUNG:** Aufsitzen im Bett; Liegen auf der schmerzlosen Seite.

# CAULOPHYLLUM THALICTROIDES

Wiesenrautenartiges Löwenblatt / Berberidaceae Weihepunkt: KG 5

Besonders geeignet für Frauen; Beschwerden in der Schwangerschaft, Geburts- und Laktationsphase.

Rheumatismus bei Frauen, besonders der kleinen Gelenke (*Act-sp.*); wandernde Schmerzen, wechseln die Stelle alle paar Minuten (*Puls.*); schmerzhafte Steifheit der betroffenen Gelenke.

Schmerzen treten periodisch, stoßweise, spasmodisch auf.

Chorea, Hysterie oder Epilepsie in der Pubertät, während sich die Menstrualfunktion etabliert (*Cimic.*).

Leukorrhö: scharf, erschöpfend; obere Augenlider schwer, muß sie mit den Fingern anheben (*Gels.*); mit Chloasmen an der Stirn (*Sep.*); **bei kleinen Mädchen** (*Calc.*); verhindert Empfängnis.

Habitueller Abort* durch uterine Schwäche (*Alet.* – durch Anämie mit tiefer Melancholie: *Helon.*).

**Verkrampfter**, **rigider Muttermund**, verzögert Geburt; nadelartiger stechender Schmerz in der Zervix.

Wehen: kurz, unregelmäßig, spastisch; quälende, nutzlose Schmerzen bei Wehenbeginn (*Cimic.*); die Geburt macht keine Fortschritte.

Stellt die gestörte Vitalität wieder her und bringt erfolgreich Wehen in Gang, wenn die Symptome passen.

Hämorrhagie: nach zu schnell aufeinanderfolgenden Wehen; Atonie; passiv, nach Abort (*Sec.*, *Thlas.*).

---

*Engl. »abortion«: Abgang eines Fetus vor dem Stadium der Lebensfähigkeit (Gewicht unter 500g), spontan oder induziert.
»miscarriage«: Spontaner Abgang vor der Mitte des 2. Trimenons (etwa 18. Woche) (Stedman's Medical Dictionary, 23rd ed., Baltimore 1976).
In der älteren Literatur wurden beide Begriffe synonym gebraucht: Fehl- oder Frühgeburt eines nicht lebensfähigen Fetus vor Ende des 7. Schwangerschaftsmonats (etwa 28. Woche) (Muret-Sanders, Enzyklopädisches Wörterbuch, Berlin 1908, Bd. I).

Nachwehen: nach langdauernder, erschöpfender Geburt; krampfartig, quer durch den Unterbauch; ausstrahlend in die Leistengegend (in die Schienbeine: *Carb-v.*, *Cocc.*).

Lochien ziehen sich in die Länge; große Atonie; passives Aussickern aus erschlafften Gefäßen, tagelang (*Sec.*).

**VERWANDTSCHAFT:** ähnlich: *Bell.*, *Cimic.*, *Lil-t.*, *Puls.*, *Sec.*, *Thlas.*, *Vib.*

Ähnlich: Wehenschmerzen von *Puls.*, aber Gemütssymptome entgegengesetzt.

Ähnlich: *Sep.* in bezug auf die ›Mottenflecke‹ (Chloasmen) und Reflexsymptome, die von uterinen Unregelmäßigkeiten herrühren.

**Anmerkung und Praxis-Tip des Übersetzers:**

**VERSCHLIMMERUNG:** Schwangerschaft. Unterdrückte Menses. Im Freien. Nach 12 Uhr mittags.

Ergänzt *Sepia* erfolgreich bei Übertragung und bringt die Wehen in Gang – D 3 oder C 30 –, insbesondere wenn die Patientin sich während der Schwangerschaft mit *Sepia* (in Hochpotenz) sehr wohl gefühlt hat.

# CAUSTICUM

Causticum Hahnemanni

Weihepunkt: M 18 re.
de la Fuye: Di 11, DP 9 re., B 64, 3E 5

Geeignet für Personen mit dunklem Haar und straffer Faser; schwächlich, psorisch, **mit ausgesprochen gelber**, **blasser Hautfarbe**; mit Neigung zu Affektionen des Respirations- und Harntrakts.

Kinder mit dunklen Haaren und Augen, zierlich, empfindsam; die Haut neigt zu Intertrigo während der Zahnung (*Lyc.*), oder Konvulsionen während der Zahnung (*Stann.*).

Gestörte funktionelle Aktivität von Gehirn und Rückenmark durch erschöpfende Erkrankungen oder schweren psychischen Schock mit folgender Lähmung.

**RAUHEIT ODER SCHMERZHAFTIGKEIT:** Kopfhaut, Kehle, Respirationstrakt, Rektum, Anus, Urethra, Vagina, Uterus (wie zerschlagen: *Arn.*; wie gezerrt: *Rhus-t.*).

Melancholische Stimmung: traurig, hoffnungslos; durch Sorgen, Kummer und Leid; mit Weinen, der geringste Anlaß bringt das Kind zum Weinen.

Starkes Mitgefühl für die Leiden anderer.

Beschwerden: durch lang andauernden Kummer und lang andauernde Sorge (*Ph-ac.*); aufgrund von Schlafmangel, Nachtwachen (*Cocc.*, *Ign.*); von plötzlichen Gemütsbewegungen, Furcht, Schrecken, Freude (*Coff.*, *Gels.*); von Ärger oder Verdruß; von unterdrückten Hautausschlägen.

Kinder lernen spät laufen (*Calc-p.*).

Schwankendes Gehen und leichtes Fallen kleiner Kinder.

Obstipation: häufiger, erfolgloser Drang (*Nux-v.*); Stuhl geht besser **im Stehen**; Behinderung durch Hämorrhoiden; zäh und glänzend wie Fett; bei Kindern mit Bettnässen.

Harninkontinenz: beim Husten, Niesen, Naseputzen (*Puls.*, *Scilla*, *Verat.*).

Husten: **mit Rauheit und schmerzhafter Wundheit in der Brust**; mit Unfähigkeit, abzuhusten, der Schleim muß heruntergeschluckt werden (*Arn.*, *Kali-c.*); Erleichterung durch Schlucken kalten Wassers; **beim Ausatmen** (*Acon.*); mit Schmerzen in den Hüften; zurückbleibender Husten nach Pertussis; mit hauptsächlich nächtlicher Expektoration. – Hohler Husten. – *U.-ST.*

Heiserkeit mit **Rauheit** und Aphonie, Verschlimmerung morgens. (Verschlimmerung abends: *Carb-v.*, *Phos.*).

Kann nachts unmöglich eine bequeme Lage finden oder einen Moment stilliegen (*Eup-per.*, *Rhus-t.*).

Muß sich ständig bewegen, aber ohne Erleichterung.

Kann sich nicht warm genug zudecken, aber die Wärme erleichtert nicht.

Ohnmachtsähnliches Absinken der Kräfte; Schwäche und Zittern.

Narben, besonders Verbrennungen und Verbrühungen, brechen auf und werden wieder wund; alte Verletzungen öffnen sich; der Patient sagt: ›Seit der Verbrennung habe ich mich nie wieder wohlgefühlt.‹

Menses: zu früh; zu schwach; **nur am Tage**; hören im Liegen auf.

Lähmungen: **EINZELNER KÖRPERTEILE**; Stimmapparat, Zunge, Augenlider, Gesicht, Extremitäten, Blase; allgemein der **rechten Seite**; durch Exposition in kaltem Wind oder in Zugluft; nach Typhoid, Typhus oder Diphtherie; allmählich sich entwikkelnd. – Taubheitsempfindung. – *U.-ST.*

Schlaffes Herabhängen der Oberlider; kann sie nicht offenhalten (*Caul.*, *Gels.*, *Graph.* – beide Lider: *Sepia*).

Rheumatische Affektionen mit Kontraktionen der Flexoren und Steifheit der Gelenke; Spannung und Verkürzung der Muskeln (*Am-m.*, *Cimex*, *Guaj.*, *Nat-m.*).

Warzen: groß, gezackt, oftmals gestielt; leicht blutend; Feuchtigkeit absondernd; klein, überall am Körper; an den Augenlidern, im Gesicht; auf der Nase. – Am Nagelrand. – *U.-ST.*

Patient bessert sich eine Zeitlang, dann Stillstand der Heilung (*Psor.*, *Sulf.*).

**VERWANDTSCHAFT:** ergänzend: *Carb-v.*, *Petros.*

Unverträglich: *Phos.* Darf nicht vor oder nach *Phos.* verordnet werden, immer Unverträglichkeiten; alle Säuren; *Coffea.*

Vergleichsmittel: *Arnica*, muß Schleim schlukken; *Gels.*, *Graph.*, *Sepia* bei Ptosis; bei Heiserkeit *Rumex* und *Carb-v.*, wenn sich die Verschlimmerung auf den Abend verschiebt; *Sulfur* bei chronischer Aphonie.

*Causticum* ist ein Antidot bei durch Bleivergiftung entstandenen Lähmungen (bei Schriftsetzern, die die Typen im Mund halten!) und bei Mißbrauch von Quecksilber oder Schwefel bei Scabiesbehandlung. Betroffen ist vorzugsweise die rechte Seite.

**VERSCHLIMMERUNG: BEI KLAREM, SCHÖNEM WETTER**; beim Betreten eines warmen Raumes aus der frischen Luft (*Bry.*); kalte Luft, besonders Luftzug; vom Kaltwerden; Durchnässung oder Baden.

**BESSERUNG:** **IN FEUCHTEM, NASSEM WETTER**; warme Luft.

»Kummervolle Gedanken die Nacht, und am Tage Weinen.« (CK III, S. 85)

**Praxis-Tip des Übersetzers:**

Einsatzfreude gegen Ungerechtigkeiten. Immense Ängste, nicht mehr arbeiten zu können, hat Angst, daß es ihm so ergeht wie z. B. dem kriegsversehrten Vater. Verlangen nach Geräuchertem. Heulkinder mit demonstrativ mitleidheischendem Verhalten. Kummer mit Vorahnungen.

Innere Verkrampfung äußert sich in körperlichen Symptomen: Myopathien, Myasthenien, Polysklerose, elektrische Schläge (*Arg-m.*, *Arg-n.*); Orgasmusunfähigkeit.

Kinder geschiedener Eltern, bei denen der Vater öfter zu Besuch kommt und Versuche unternimmt, mit seiner gekränkten, aber wieder hoffnungsfrohen Frau erneut eine Beziehung aufzunehmen, sich aber nicht von seiner Freundin trennen kann, wodurch er jedesmal Enttäuschungen auslöst.

# CHAMOMILLA

Matricaria Chamomilla / Compositae — Weihepunkt: re. neben KG 13

Personen, besonders Kinder, mit hellbraunem Haar, nervöses, reizbares Temperament; überempfindlich durch Genuß und Abusus von Kaffee oder Narkotika.

Kinder, **Neugeborene und IN DER ZAHNUNGSPERIODE**.

**Verdrießlich**, reizbar, überempfindlich gegen Schmerzen, schnell verzweifelt (*Coff.*); bissig, kann keine höfliche Antwort geben.

Kind äußerst **reizbar**, **verdrießlich**; **NUR RUHIG, WENN ES GETRAGEN WIRD**; ungeduldig, möchte dies oder das und wird ärgerlich, wenn es verweigert wird, oder stößt es ärgerlich zurück, wenn es ihm angeboten wird (*Bry.*, *Cina*, *Kreos.*); ›unerträglich garstig‹; übelgelaunt, boshaft. »Nur wenn man es auf dem Arme trägt, kann das Kind zur Ruhe kommen.« (RAML III, 434). »Das Kind will durchaus liegen, lässt sich nicht tragen.« (ebd., 347)

Herzzerreißendes Jammern, weil das Kind nicht haben kann, was es will; quengelnde Ruhelosigkeit.

Patient kann niemanden nahe bei sich ausstehen; mißgelaunt, kann es nicht ertragen, angesprochen zu werden (*Sil.*); abgeneigt zu reden, antwortet mürrisch.

Beschwerden durch Ärger, insbesondere Frösteln und Fieber.

| | |
|---|---|
| Schmerzen: | scheinen unerträglich, treiben zur Verzweiflung; < in der Hitze; < abends vor Mitternacht; mit dem Hitzestadium Durst und Mattigkeit mit **Taubheit der befallenen Körperteile**; Aufstoßen <. »Durch Aufstoßen verstärken sich die vorhandnen Schmerzen.« (RAML III, 137) |

Eine Wange rot und heiß, die andere blaß und kalt.

Überempfindlich gegen frische Luft; große Abneigung gegen Wind, besonders an den Ohren. »Grosser Abscheu vor dem Winde.« (RAML III, 311)

Zahnschmerzen, wenn etwas Warmes in den Mund genommen wird (*Bism.*, *Bry.*, *Coff.*); beim Betreten eines warmen Zimmers; im Bett; von

Kaffee; während der Menses oder Schwangerschaft. »Zahnweh, wenn man etwas Warmes in den Mund bringt.« (RAML III, 89). »Zahnweh, nach warmen Getränken vorzüglich arg, besonders nach Kaffeetrinken.« (ebd., 91)

Wehen: krampfartig, zur Verzweiflung treibend, möchte davon befreit werden; ziehen die Beine herunter; pressen aufwärts.

Diarrhö: durch Kälte, **Ärger oder Verdruß**; **IN DER ZAHNUNG**; nach Tabak; **im Kindbett**; durch Abwärtsbewegung (*Bor.*, *Sanic.*).

Stuhl grün, wäßrig, wundmachend, wie gehackte Eier und Spinat; **heiß, stinkend wie faule Eier**. »(Heisser, durchfälliger Stuhlgang von Fauleiergestanke.)« (RAML III, 186)

Mamillen entzündet, empfindlich gegen Berührung (*Helon.*, *Phyt.*); Brust von Kindern ist empfindlich gegen Berührung.

Die Milch versiegt bei stillenden Frauen (fließt weiter nach der Entwöhnung: *Con.*).

Krämpfe bei Kindern vom Stillen **nach einem Wutausbruch der Mutter** (*Nux-v.* – nach einem Schreck der Mutter: *Opium*).

Heftige rheumatische Schmerzen treiben ihn nachts aus dem Bett, zwingen ihn umherzugehen (*Rhus-t.*).

Schläfrig, ohne schlafen zu können (*Bell.*, *Caust.*, *Opium*).

Fußsohlen brennen nachts, hält die Füße aus dem Bett (*Puls.*, *Med.*, *Sulf.*).

**VERWANDTSCHAFT:** ergänzend: *Bell.* wirkt bei Erkrankungen von Kindern auf das Nervensystem des Kopfes; *Cham.* auf das des Bauches.

Bei durch Anwendung von Opiaten und Morphinen verdorbenen Fällen bei Kindern.

Vgl. *Bell.*, *Bor.*, *Bry.*, *Coff.*, *Puls.*, *Sulf.*

Bei ruhigem Gemüt ist *Cham.* kontraindiziert.

»Ernsthaftes Insichgekehrtseyn; gelassene Ergebung in sein tief empfundenes Schicksal (späterhin).« (RAML III, 460)

**VERSCHLIMMERUNG:** durch Hitze; **Ärger**; abends vor Mitternacht; frische Luft; im Wind; Aufstoßen.

**BESSERUNG:** **durch Getragenwerden**; Fasten; feuchtwarmes Wetter.

**Praxis-Tip des Übersetzers:**

Mißbrauchsfolgen von Kamillentee. Trigeminusneuralgie nach Ärger über nahe Angehörige, wenn die kranke Wange rot ist – wie nach einer Ohrfeige. Mittel für den roten Hochdruck.

Hustet im Schlaf, daß das ganze Haus wach wird. Kinder strecken sich beim Schreien nach hinten.

Otitis media – wenn das Kind schreit (Weinen: *Puls.*).

# CHELIDONIUM MAJUS

Schöllkraut / Papaveraceae — Weihepunkt: G 23; de la Fuye: Le 6

Personen heller Gesichtsfarbe, blond; dünn, mager, reizbar; mit Leber-, Magen- und Bauchbeschwerden (*Podo.*); jeden Alters, Geschlechts oder Naturells.

**STÄNDIG SCHMERZEN UNTERHALB DES INNEREN UNTEREN WINKELS DES RECHTEN SCHULTERBLATTES** (*Kali-c.*, *Merc.* – unter dem li.: *Aphis*, *Sang.*).

Beschwerden: hervorgerufen oder erneuert durch Wetterwechsel (*Merc.*); **nehmen sämtlich nach dem Essen ab.**

Zunge dick gelb überzogen mit roten Rändern und Zahneindrücken (*Podo.* – groß, schlaff, mit Zahneindrücken: *Merc.*).

Verlangen **nach sehr heißen Getränken**, wenn sie nicht fast kochendheiß sind, werden sie vom Magen nicht behalten (*Ars.*, *Casc.*).

Verlangen nach Milch, heißer Milch, Milchsuppe; warmen Speisen; Käse, pikanten Dingen, Essig. Andererseits wieder Übelkeit und Blähungen nach Käse und Milch. – *U.-ST.*

Periodische Orbitalneuralgie (rechtsseitig) mit übermäßiger Tränenabsonderung; **Tränen strömen geradezu hervor** (*Rhus-t.*)

Obstipation: Stuhl **besteht aus harten runden Kugeln**, wie Schafkot (*Op.*, *Plb.*); Wechsel zwischen Verstopfung und Diarrhö. – Vergeblicher Drang. – *U.-ST.*

Diarrhö: nachts; schleimig, hellgrau; hellgelb; braun oder weiß, wäßrig, breiig; unfreiwillig.

Gesicht, Stirn, Nase, Wangen auffallend gelb.

**Gelbe, gelbgraue welke Haut. Gelbe Farbe von Haut**, Hals, Brust und Handflächen (*Sep.*).*

Leberkrankheiten; Gelbsucht, Schmerzen in der re. Schulter.

Pneumonie des re. Lungenflügels, Leberkomplikationen (*Merc.*).

---

*Ergänzt aus GS IV, S. 40.

Krampfartiger Husten; kleine Klümpchen Schleim fliegen beim Husten aus dem Mund (*Bad.*, *Kali-c.*).

Meist re. Seite affiziert; re. Auge, re. Lungenflügel, re. Hypochondrium und Bauch, re. Hüfte und Bein; re. Fuß eiskalt, li. normal (*Lyc.*).

»Brennen auf der linken Seite unter den Ribben (sic!), wagerecht mit der Herzgrube.« (RAML IV, 52)

Schmerzen 2 QF unterhalb der Kniescheibe. – *U.-ST.*

Alte, faulige, sich ausbreitende Geschwüre mit einer Leberanamnese oder tuberkulöser Diathese. – Fäkulenter Geruch. – *U.-ST.*

Gallensteine mit Schmerzen unter dem re. Schulterblatt (fürchterliche Anfälle von Gallensteinkolik: *Card-m.*). – Zusammenziehendes Gefühl quer über den Nabel hinweg, als werde der Leib durch einen Strick zusammengeschnürt. – Nach v. *KELLER*.

**VERWANDTSCHAFT:** *Chel.* neutralisiert Mißbrauch von *Bryonia*, besonders bei Leberbeschwerden.

Vgl. *Acon.*, *Bry.*, *Lyc.*, *Merc.*, *Nux-v.*, *Sang.*, *Sep.*, *Sulf.*

*Ars.*, *Lyc.* und *Sulf.* folgen gut und werden häufig benötigt, um die Behandlung zu vervollständigen. – *Chel.* ist für akute Phasen von *Nat-m.*- und *Lyc.*-Patienten sehr geeignet. – *U.-ST.*

**Anmerkung und Praxis-Tip des Übersetzers:**

**VERSCHLIMMERUNG:** 3 oder 4 Uhr nachts. 16 Uhr. Wetterwechsel; Berührung; Bewegung. Kopfschmerzen < durch frische Luft, Licht.

**BESSERUNG:** Essen, warme Speisen, warme Getränke, Milch; lokale Wärmeanwendung. Zurückbeugen.

*Chelidonium*-Patienten sind wegen Geringfügigkeiten deprimiert und sehr auf die Arbeit fixiert, kämpfen für ihre Meinung und zögern nicht mit Kritik. Ungewöhnliche Müdigkeit am Abend, auch nach dem Essen. TV-Schlaf. Vergißt, was er tun wollte oder getan hat. Weint nachts. Erwartet von anderen Zärtlichkeit.

# CHINA

Chinarinde / Rubiaceae Weihepunkt: Le 13 li.; de la Fuye: MP 3, G 43, MP 15

Für stämmige, dunkle Personen; einst robuste Organismen, geschwächt von erschöpfenden Ausscheidungen (*Carb-v.*).

**Apathisch**, **indifferent**, **schweigsam** (*Ph-ac.*); verzagt, schwermütig, ohne Lebenslust, aber es fehlt an Mut, Selbstmord zu begehen.

Beschwerden: durch **VERLUST VON KÖRPERSÄFTEN**, **BESONDERS NACH HÄMORRHAGIEN**, **übermäßige Laktation**, **Diarrhö**, **Eiterung** (*Chin-s.*); von Malaria herrührend, mit ausgeprägter Periodizität; wiederholen sich jeden zweiten Tag.

Nach starken Blutungen im Klimakterium; akute Erkrankungen enden oft mit Wassersucht.

Schmerzen: ziehend oder reißend; in jedem Gelenk, allen Knochen. Periost wie gezerrt, überall empfindlich; muß die Glieder häufig bewegen, da Bewegung erleichtert; erneuert durch Berührung, und dann graduelles Ansteigen bis zu großer Intensität.

Kopfschmerzen: **als ob der Schädel bersten wollte**; starkes Hämmern in Kopf und Karotiden, Gesicht gerötet; vom Hinterkopf über den ganzen Kopf; schlimmer im Sitzen oder Liegen, muß stehen oder gehen; nach **Blutungen oder sexuellen Exzessen**.

Blasses, hippokratisches Gesicht; eingesunkene Augen mit blauen Rändern; blasses, krankes Aussehen wie nach Exzessen; Zahnschmerzen während des Stillens.

Übermäßige Flatulenz von Magen und Darm; Gärungsprozesse, Borborygmus; Aufstoßen ohne Erleichterung (Aufstoßen erleichtert: *Carb-v.*); schlimmer durch **Obstessen** (*Puls.*). – < durch **Milch**, saure Speisen, Sauerkraut, Kohl, Wein. Großes **Verlangen nach Süßigkeiten**, **Gewürztem**, **Kaffee**, Kaffeebohnen, Kaffeesatz (carbo coffeae). – *U.-ST.*

Kolik: täglich zur selben Zeit; periodisch, durch Gallensteine (*Card-m.*); schlimmer nachts und nach dem Essen; besser durch Zusammenkrümmen (*Coloc.*).

Große Schwäche, Zittern, Abneigung, sich Bewegung zu verschaffen; **EMPFINDLICH GEGEN BERÜHRUNGEN**, **gegen Schmerzen**, **gegen Zugluft**; das gesamte Nervensystem ist außerordentlich empfindlich.

Unerholsamer Schlaf oder ständige Schläfrigkeit; schlimmer nach 3 Uhr morgens, erwacht früh.

Blutungen: aus Mund, Nase, Darm oder Uterus; **lang andauernd**; Verlangen nach Saurem.

Neigung zu Blutungen aus jeder Körperöffnung mit Ohrenklingeln, Ohnmacht, Sehschwäche, allgemeiner Kälte, mitunter Konvulsionen (*Ferr.*, *Phos.*).

Schmerzen sind schlimmer bei der leisesten Berührung, aber besser durch starken Druck (*Caps.*, *Plb.*).

Eine Hand eiskalt, die andere warm (*Dig.*, *Ip.*, *Puls.*).

Intermittierendes Fieber: Anfälle kommen jedesmal 2 - 3 Stunden früher (*Chin-s.*); kehrt alle 7 oder 14 Tage wieder, **niemals nachts**. Reichliche Schweißbildung überall, wo man sich zudeckt, oder im Schlaf (*Con.*).

**VERWANDTSCHAFT:** ergänzend: *Ferrum.*

*Calc-p.* folgt gut bei Hydrocephalus.

Vgl. *Chin-s.* bei intermittierendem Fieber des anteponierenden Typs.

Unverträglich nach *Dig.*, *Sel.*

Das Mittel ist nützlich bei schlimmen Folgen exzessiven Teetrinkens oder bei Abusus von Kamillentee, wenn Blutungen auftreten. – Folgen von Chinarinden- (Chinin-) Behandlung erfordern Gaben von *Ip.*, *Arn.*, *Bell.* und auch *Verat.* (RAML III, S. 122).

**VERSCHLIMMERUNG:** von der **leisesten Berührung**; **Zugluft**; jeden zweiten Tag; Gemütserregungen; Verlust von

Körpersäften. – **Kleiderdruck**; **Bewegung**; **Obst**; **Milch**. – *U.-ST.*

**BESSERUNG:** starker Druck; Zusammenkrümmen.

**Praxis-Tip des Übersetzers:**

Nach T. P. *PASCHERO* handelt es sich bei *China*-Patienten um Personen sensiblen Naturells, mit äußerster Reizbarkeit und Überempfindlichkeit, als lägen die Nerven bloß. Fühlt sich verfolgt. Große Schwäche, Asthenie, aber geistig überaktiv, besonders nachts voller Pläne und Theorien über Dinge, die er eines Tages verwirklichen wird. Die körperlichen Symptome entwickeln sich aus der Angst vor Anforderungen.

Fallbeispiel: Bei akuter Pankreas-Apoplexie kam es zu kritischem Hb-Abfall, der durch *China* D 3 gestoppt wurde. Auf *China* C 30 innerhalb eines Tages sprunghafter Anstieg des Hb. – Olga v. *UNGERN-STERNBERG*.

# CICUTA VIROSA

Wasserschierling / Umbelliferae Weihepunkt: G 21 li.

Frauen, die an Epilepsie und choreiformen Konvulsionen leiden; Krämpfe zahnender Kinder oder bei Wurmbefall.

»Aengstlichkeit; er wird von traurigen Erzählungen heftig angegriffen.« (RAML VI, 198). »Grosse Schreckhaftigkeit; bei jeder Oeffnung der Thüre und bei jedem, auch nicht gar laut gesprochnen Worte empfindet sie vor Schreck Stiche in der (linken) Seite des Kopfs.« (ebd., 201)

»Wahnsinn: nach ungewöhnlichem Schlafe, Hitze des Körpers; sie sprang aus dem Bette, tanzte, lachte und trieb allerlei Narrheiten, trank viel Wein, hüpfte immer umher, klatschte in die Hände und sah dabei sehr roth im Gesichte aus – die ganze Nacht hindurch.« (ebd., 202)

»Geringschätzung und Verachtung der Menschheit; er floh die Menschen, verabscheute ihre Thorheiten im höchsten Grade und sein Gemüth schien sich in Menschen-Hass zu verwandeln; er zog sich in die Einsamkeit zurück.« (ebd., 203)

Konvulsionen: heftig, **mit schreckerregenden Verdrehungen** der Glieder und des gesamten Körpers; mit Bewußtseinsverlust und Opisthotonus; wieder ausgelöst durch leiseste Berührung, Geräusch oder Erschütterung.

Puerperalkonvulsionen: häufiges Aussetzen der Atmung für ein paar Momente – wie tot; Oberkörper am meisten betroffen; **halten nach der Entbindung an**.

Epilepsie: mit Schwellung des Magens wie von heftigen Zwerchfellspasmen; Schreien; rotes oder bläuliches Gesicht; Kieferstarre, Bewußtseinsverlust und Verdrehung der Glieder; häufig in der Nacht; wiederkehrend, anfänglich in kurzen, später in langen Intervallen.

Beim Lesen scheinen die Buchstaben sich zu drehen, aufwärts oder abwärts zu wandern oder zu verschwinden (*Cocc.*).

Zähneknirschen oder Mahlen der Zahnleisten bei der Zahnung; zusammengebissene Zähne wie bei Kieferstarre.

Abnormer Appetit: **auf Kreide und unverdauliche Dinge**; auf Kohle oder Holzkohle; Kind ißt das mit offensichtlichem Behagen (*Alum.*, *Psor.*).

Leidet an heftigen Schocks durch Kopf, Magen, Arme, Beine hindurch, die Zuckungen der betroffenen Körperteile verursachen; heißer Kopf.

Chronische schädliche Folgen von Gehirnerschütterung oder Rückenmarkstauchungen, speziell Krämpfe; Trismus und Tetanus nach Verletzungen durch ins Gewebe eingedrungene Splitter (*Hyper.*).

Ineinander verlaufende Pusteln bilden dicke, gelbe Schorfe an **Kopf und Gesicht**. Sycosis barbae, Sycosis menti.

Ekzem: nicht juckend, Exsudation bildet eine harte, zitronenfarbige Kruste.

Hirnkrankheiten durch unterdrückte Ausschläge.

**VERWANDTSCHAFT:** vgl. *Hydr-ac.*, *Hyper.*, *Nux-v.*, *Stry.*

**VERSCHLIMMERUNG:** durch Tabakrauch (*Ign.*); Berührung. – Folgen von Hirnverletzungen. Kälte; Zahnung; unterdrückte Ausschläge. – *U.-ST.*

**BESSERUNG:** »Sie verlangen alle nach dem warmen Ofen.« (RAML VI, 195)

# CIMICIFUGA

Wanzenkraut, Actaea racemosa / Ranunculaceae

Weihepunkt: N 26 li.
de la Fuye: B 62

Puerperalmanie; denkt, sie wird verrückt (*Syph.*); versucht sich etwas anzutun.

Manie folgt auf Verschwinden von Neuralgie. – **Geschwätzigkeit, springt schnell von einem Thema zum anderen**. – *U.-ST.*

Gefühl, als ob **eine schwere, schwarze Wolke sich über sie gesenkt** und ihren Kopf eingehüllt hätte, so daß alles dunkel und verwirrt ist. – **Seufzen**. – *U.-ST.*

Bildet sich ein, eine Maus renne unter ihrem Stuhl hervor (*Lac-c.*, *Aeth.*).

Ziliarneuralgie: schmerzend, oder scharfe, schießende Schmerzen in den Augäpfeln, sich zu den Schläfen erstreckend, zum Scheitel, zum Occiput, zur Orbita, < treppaufgehend, > beim Hinlegen.

Herzbeschwerden: als Reflexsymptom von Uterus oder Ovarien. Herztätigkeit plötzlich aussetzend; drohende Erstickung; Palpitationen von der kleinsten Bewegung (*Dig.*).

Menses: unregelmäßig; erschöpfend (*Alum.*, *Con.*); verzögert oder unterdrückt durch Gemütsbewegung, nach Kälte, nach Fieber; mit Chorea, Hysterie oder Manie; die Gemütssymptome verstärken sich während der Menses.

Spasmen: hysterisch oder epileptisch; Reflex von Uteruserkrankung; < während der Regel; Chorea < linksseitig.

Starke, linksseitige, unter der Mamma sitzende Schmerzen (*Ust.*).

Scharfe, lanzinierende, elektrisierende Schmerzen in verschiedenen Körperteilen, gleichzeitig mit Adnex- und Uterusbeschwerden; im Unterleib Stechen von einer Seite zur anderen.

Schwangerschaft: **Übelkeit**; Schlaflosigkeit; **falsche wehenartige**

**Schmerzen**; scharfe Schmerzen mitten durch den Bauch; Abort im dritten Monat (*Sabin.*). – **Furcht**, die Schwangerschaft könnte nicht gut ausgehen. – *U.-ST.*

Während der Wehen: **Frösteln im ersten Stadium**; Konvulsionen von nervöser Erregung; rigider Muttermund; erhebliche spastische Schmerzen, langanhaltend, < beim geringsten Geräusch.

Nachwehen, besonders in den Leisten.

Im letzten Monat der Gravidität verordnet, verkürzt es die Wehen – wenn die Symptome passen (*Caul.*, *Puls.*).

**Übermäßige Muskelschmerzen** nach Tanz, Eislauf oder anderer heftiger Muskelbetätigung.

Rheumatische Schmerzen der Nacken- und Rückenmuskulatur; Gefühl von Steifheit, Lahmheit, Kontraktion; Rückgrat empfindlich vom Nähen, Tippen, Klavierspielen (*Agar.*, *Ran-b.*).

Rheumatische Affektionen der Muskelbäuche; Schmerzen, Stechen, Krämpfe.

Rheumatische Dysmenorrhö. – Rheumatische **Chorea**. – *U.-ST.*

**VERWANDTSCHAFT:** ähnlich: *Caul.* und *Puls.* bei uterinen und rheumatischen Affektionen; und *Agaricus*, *Lilium* und *Sepia*.

**VERSCHLIMMERUNG:** während der Regel: je stärker der Regelfluß, desto stärker die Leiden. – Wind, Zugluft, feuchtes Wetter, kalte Luft. Hitze und Kälte. Sitzen. Pubertät und Klimax. – *U.-ST.*

**Anmerkung des Übersetzers:**

**BESSERUNG:** warme Umschläge. Frische Luft. Druck. Fortgesetzte Bewegung. Essen.

## CINA

Zitwerblüten, Artemisia Cina / Compositae

Weihepunkt: im 2. ICR re., in der Axillarlinie

Paßt für Kinder mit dunklem Haar, sehr mürrisch, reizbar, übellaunig, möchten gern getragen werden, was aber auch keine Erleichterung bringt; will nicht angefaßt werden; kann es nicht ertragen, wenn man sich ihm nähert; Abneigung gegen Zärtlichkeiten; verlangt viele Dinge, die es zurückstößt, wenn man sie ihm anbietet, auch was ihm sonst am liebsten war (*Ant-t.*, *Bry.*, *Cham.*, *Staph.*).

Ständiges Puhlen und Bohren in der Nase; zupft dauernd an der Nase; Nasenjucken; reibt die Nase am Kissen oder an der Schulter der Pflegerin (*Teucr.*).

Kinder mit Wurmbefall; weint mitleiderregend beim Aufwachen, fährt auf und schreit im Schlaf; Zähneknirschen (*Cic.*, *Spig.*); Askariden (*Teucr.*).

Blasses Gesicht; kränklich weiß und bläulich um den Mund; kränklich mit dunklen Ringen unter den Augen; eine Wange rot, die andere blaß (*Cham.*).

**WOLFSHUNGER:** **hungrig schon kurz nach einer reichhaltigen Mahlzeit**; Verlangen nach Süßigkeiten und anderen Dingen; lehnt die Muttermilch ab.

Urin: nach dem Harnlassen trüb, wird milchig und dicht beim Stehen; weiß und wolkig; unfreiwillig.

Husten: trocken mit Niesen; spastisch, mit Brechreiz am Morgen; periodisch, im Frühling und Herbst wiederkehrend.

Kind fürchtet sich, zu sprechen oder sich zu bewegen, aus Angst davor, einen Hustenanfall auszulösen (*Bry.*).

**VERWANDTSCHAFT:** vgl. *Ant-c.*, *Ant-t.*, *Bry.*, *Cham.*, *Kreos.*, *Sil.*, *Staph.* in bezug auf die Reizbarkeit bei Kindern.

Bei Pertussis, nachdem *Drosera* die ernstlichen Symptome gebessert hat.

Hat durch Witterungseinflüsse entstandene

Aphonie geheilt, wenn *Acon.*, *Phos.* und *Spongia* nicht heilten.

Muß häufig bedacht werden als epidemisches Mittel bei Kindern, wenn Erwachsene auch andere Mittel benötigen.

Manchmal heilt bei Wurmaffektionen *Santonin.*, auch wenn *Cina* angezeigt schien, aber nicht hilft (*Teucr.*, *Spig.*).

**Anmerkung des Übersetzers:**

**VERSCHLIMMERUNG:** Berührung; Wurmerkrankungen; Beleidigung; Angesehenwerden.

**BESSERUNG:** Bauchlage; Bewegung; Augenreiben.

Immer wieder kommen nach vergeblichen Wurmkuren mit chemischen Präparaten Patienten in die Praxis des homöopathisch arbeitenden Arztes, um endlich von der Neigung zu Wurmbefall geheilt zu werden. Das gelingt durch Verordnung des durch die jeweiligen Symptome angezeigten Mittels. Ebenso sieht man nach der Verordnung des homöopathischen Mittels (reichlich) Wurmabgang in Fällen sog. Konstitutionsschwäche, auch wenn vorher noch kein Wurmbefall festgestellt worden war.

# COCA

Erythroxylum Coca / Erythroxylaceae — Weihepunkt: LS 12

Für Menschen, die sich im physischen und psychischen Streß des Arbeitslebens verschleißen; die an nervöser und intellektueller Erschöpfung leiden (vgl. *Fl-ac.*).

Melancholie durch **nervöse Erschöpfung**; **schüchtern**, scheu, befangen in Gesellschaft.

Traurig, reizbar; erfreut sich an Einsamkeit und Verborgenheit.

Verlangen nach Alkohol und Tabak; nach den gewohnten Stimulantien.

**Atemnot:** bei engagierten Sportlern.

**Kurzatmigkeit:** bei alten Leuten; bei exzessivem Tabak- und Whiskygenuß.

Hämoptyse, mit Oppressionsgefühl in der Brust und Dyspnö.

Schläfrig, kann aber nirgendwo Ruhe finden.

Heftiges Herzklopfen: durch inkarzerierte Winde (*Arg-n.*, *Nux-v.*); durch Überanstrengung; durch Überanstrengung des Herzens (*Arn.*, *Bor.*, *Caust.*).

Schlimme Folgen: von Bergsteigen oder Ballonfahren (*Ars.*); von Stimulantien, Alkohol, Tabak.

Beugt Zahnkaries vor.

**VERWANDTSCHAFT:** vgl.: *Stram.*, wenn der Patient nach Licht und Gesellschaft verlangt; *Coca*, wenn er nach Dunkelheit und Einsamkeit verlangt.

Wurde anfänglich als Tabakantidot gebraucht.

**Anmerkung und Praxis-Tip des Übersetzers:**

**VERSCHLIMMERUNG:** Anstrengung; Bergaufgehen; Höhenaufenthalte; Kälte. Geistige Überanstrengung.

**BESSERUNG:** schnelle Bewegung; frische Luft; nach Sonnenuntergang.

Protozoenwahn: glaubt, Würmer o. ä. säßen unter seiner Haut, und reibt sich dauernd.

# COCCULUS

Cocculus indicus / Menispermaceae Weihepunkt: N 20 li.

Paßt für Frauen und Kinder mit hellen Haaren und Augen, mit starken Menstruations- und Schwangerschaftsbeschwerden; unverheiratete und kinderlose Frauen.

Geeignet für Bücherwürmer; sensitive, romantische Mädchen mit unregelmäßigen Menses.

Lebemänner, Masturbanten und durch sexuelle Exzesse geschwächte Personen.

Übelkeit oder Erbrechen **VOM WAGEN-, BOOT- ODER EISENBAHNFAHREN** (*Arn.*, *Nux-m.*), **oder sogar nur vom Schauen auf ein sich bewegendes Boot**; Seekrankheit; Reisekrankheit.

Kopfschmerzen: im Nacken und Okziput; erstrecken sich zum Rückgrat; Bandgefühl um den Kopf; mit Übelkeit wie auf See; bei jeder Regel; < auf dem Hinterkopf liegend.

Migräne vom Auto-, Boot- oder Bahnfahren.

Bei typischen Krankheitszuständen von Trinkern.

Appetitmangel, mit Metallgeschmack (*Merc.*).

**Die Zeit vergeht zu schnell** (zu langsam: *Arg-n.*, *Cann-i.*).

Große Mattigkeit des ganzen Körpers; es erfordert Anstrengung, fest zu stehen; fühlt sich zu schwach, um laut zu sprechen.

Schlimme Folgen: von **SCHLAFVERLUST**, **Gemütserregung und Nachtwache**; Schwächegefühl, wenn sie nur eine Stunde zu wenig schlafen; Konvulsionen nach Schlafverlust; von Ärger und Kummer.

Zittern an Armen und Beinen; nach Aufregung, Anstrengung oder Schmerz.

Schwindel, wie betrunken beim Aufrichten im Bett; oder bei Bewegung des Wagens (*Bry.*).

Empfindung: Schneiden und Reiben im Bauch bei jeder Bewegung, wie von kantigen Steinen; wie hohl im Kopf oder in anderen Körperteilen (*Ign.*).

Bei Menstruationsbeschwerden ist sie so schwach, **daß sie kaum stehen kann** wegen Schwäche der unteren Extremitäten (*Alum.*, *Carb-an.*); nach jeder Regel Hämorrhoiden.

Leukorrhö anstelle der Regel oder zwischen den Menses (*Jod.*, *Xan.*); wie Fleischwasser; serös, jauchig, blutig; in der Schwangerschaft.

Kann Widerspruch nicht vertragen; leicht beleidigt; ärgerlich über jede Kleinigkeit; spricht hastig (*Anac.*).

Fieber mit langsamem, schleichendem, nervösem Verlauf, mit Schwindel; mit Neigung zu Zorn.

**VERWANDTSCHAFT:** Vergleichsmittel: *Ign.* und *Nux-v.* bei Chorea und Lähmungssymptomen; *Ant-t.* bei Schwitzen der befallenen Körperteile.

Hat Nabelhernien mit hartnäckiger Verstopfung geheilt, wenn *Nux-v.* versagt hatte.

**VERSCHLIMMERUNG:** Essen, Trinken, Schlafen, Rauchen, Sprechen; Wagenfahren, Schiffsbewegungen; Aufrichten in der Schwangerschaft.

# COCCUS CACTI (*U.-ST.*)

Cochenillelaus / Hompterae Weihepunkt: B 47

Paßt für spastischen Husten und Blasenkatarrh, spastische Nierenschmerzen und Eingeweidetenesmen. Harnverhaltung, Anasarka, harnsaure Diathese, Hämorrhagien.

Kopfschmerzen und Traurigkeit morgens; beim Erwachen zwischen 2 und 3 Uhr; Stirnkopfschmerz über dem re. Auge, Schläfen und Hinterkopf.

Mund: **empfindlich**, bei **Prothesendruck**; Zahnschmerzen bei Berührung.

Husten: **erstickend**, Kitzeln in Kehlkopf und Brust, mit dauerndem Schluckzwang; **beim Zähneputzen**; anfallsweise, mit **WÜRGEN**; beim Essen, **durch warme Speisen und Getränke**; **ins warme Zimmer kommend**; durch Ofenwärme.

Mit **fädenziehendem**, **EIWEISSARTIGEM**, **ZÄHKLEBRIGEM AUSWURF**, schwer vom Mund abzulösen; < 14 Uhr und 23 Uhr 30.

Keuchhusten: mit Wundheit und Stichen in den Lungenspitzen.

Herz: Gefühl, als ob alles gegen das Herz gepreßt würde.

Magen: Abneigung gegen Fleisch; Empfindung wie ein Stein; Übelkeit wird im Hals empfunden; **Brechwürgen beim Zähneputzen**, **bei Berührung der Halsinnenseite**.

Abdomen: Bauchschmerzen ziehen in den Rücken, in die Hypochondrien, < bei Linkslage.

Harnorgane: heftige Nierenschmerzen mit Dysurie, Harndrang; > durch Abgang von Blutgerinnseln aus der Vagina; schneidende und stechende Schmerzen den Harnleiter hinunter in die Harnröhre. Kältegefühl im Rücken.

Urin: Ziegelmehlsediment; rot; blutig; scharf; Nierensteine; Urate.

Weibliches Genitale: Menses früh, lang, reichlich, dunkel, **KLUMPIG**, unterdrückt, fließen nur abends im Liegen, vermehrt in der Nacht. **Metrorrhagie**, große Klumpen kommen beim Wasserlassen. Labien entzündet. Fluor **dick**, **zäh**, geleeartig.

**VERWANDTSCHAFT:** *Apis*, *Berb*.

*Canth.*, *Sars*. bei Harnwegserkrankungen.

*Cact*. bei Stenokardie.

*Lach.*, *Phos*. bei Hämorrhagien.

**VERSCHLIMMERUNG:** morgens, nachts, beim Erwachen; Druck; im Winter; Wärme, Zimmerwärme, Bettwärme, Ofenwärme, Kleidung. Berührung. Zähneputzen. Leichte Anstrengung.

**BESSERUNG:** **im Freien**; Trinken kalter Getränke; beim Gehen.

# COFFEA CRUDA

Die ungeröstete Kaffeebohne / Rubiaceae — Weihepunkt: G 3 re.

Große, hagere, gebeugte Personen mit dunklem Teint, von sanguinisch-cholerischem Temperament.

Überempfindlichkeit: alle Sinne sind geschärft, Sehen, Hören, Riechen, Schmecken, Berühren (*Bell.*, *Cham.*, *Opium*).

**Ungewöhnliche Aktivität von Geist und Körper.**

Voller Einfälle; schnell im Handeln, dadurch kein Schlaf.

Beschwerden: schlimme Folgen plötzlicher Aufregungen oder angenehmer Überraschungen (*Caust.* – aufregende oder schlechte Nachrichten: *Gels.*); weint vor Freude; Lachen und Weinen wechseln ab.

Schmerzen werden intensiv gefühlt; scheinen beinah unerträglich, treiben den Patienten zur Verzweiflung (*Acon.*, *Cham.*); er wirft sich vor Qual hin und her.

**Schlaflos**, hellwache Verfassung; kann unmöglich die Augen schließen; körperliche Unruhe durch geistige Erregung (vgl. *Senecio*: Schlaflosigkeit durch Prolaps, uterine Irritation, im Klimakterium).

Kopfschmerzen: durch geistige Überanstrengung, Denken, Reden; einseitig, wie von einem ins Hirn getriebenen Nagel (*Ign.*, *Nux-v.*); als ob das Gehirn zerrissen oder in Stücke gehauen würde; < an der frischen Luft.

Hastiges Essen und Trinken (*Bell.*, *Hep.*).

Zahnschmerzen: intermittierend, ruckend; Erleichterung durch Eiswasser im Mund, kommen aber wieder, wenn das Wasser warm wird (*Bism.*, *Bry.*, *Puls.*, *Caust.*, *Sep.*, *Nat-s.*).

**VERWANDTSCHAFT:** vgl. *Acon.*, *Cham.*, *Ign.*, *Sulf.*

Unverträglich: *Canth.*, *Caust.*, *Cocc.*, *Ign.*

**VERSCHLIMMERUNG:** plötzliche geistig-seelische Erregung; **übermäßige Freude**; kalte, frische Luft; Schlafmittel.

**Anmerkung des Übersetzers:**

**BESSERUNG:** Liegen; Schlaf; nachts.

# COLCHICUM AUTUMNALE

Herbstzeitlose / Liliaceae

Paßt für die rheumatisch-gichtige Diathese; Personen mit robuster, kräftiger Konstitution; Krankheiten alter Leute.

Äußere Eindrücke – Licht, Lärm, starke Gerüche, Berührung, schlechte Manieren – bringen ihn beinahe außer sich (*Nux-v.*); seine Leiden scheinen unerträglich.

| | |
|---|---|
| Beschwerden: | von Kummer oder Untaten anderer (*Staph.*). |
| Schmerzen: | ziehend, reißend, pressend; leicht oder oberflächlich bei warmem Wetter; wenn die Luft kalt ist, werden die Knochen und die tieferen Gewebe affiziert; die Schmerzen gehen von links nach rechts (*Lach.*). |

**GERUCHSSINN ÜBERTRIEBEN SCHARF; ÜBELKEIT UND OHNMACHT VOM GERUCH KOCHENDER SPEISEN, besonders von Fisch**, Eiern oder fettem Fleisch (*Ars.*, *Sep.*); schlimme Folgen von Nachtwachen (*Cocc.*).

Abneigung gegen Speisen; verabscheut sogar ihren Anblick und noch mehr ihren Geruch.

Das Abdomen ist ungeheuer **aufgetrieben von Gas**, Gefühl, als würde es platzen.

**Brennen oder eisige Kälte** in Magen und Bauch.

| | |
|---|---|
| Herbstdysenterie: | die Darmentleerungen enthalten große Mengen weißer, fetzenartiger Partikel; weißer Schleim; wie abgeschabte Darmschleimhaut (*Canth.*, *Carb-ac.*). |
| Urin: | dunkel, wenig oder ausbleibend; tropfenweise mit weißem Satz; blutig, braun, schwarz, tintenartig; enthält Klumpen eitrigen, zersetzten Blutes, Eiweiß und Zucker. |

Befallene Körperteile sehr empfindlich gegen Berührung und Bewegung.

Arthritische Schmerzen in den Gelenken; Patient schreit vor Schmerzen, wenn ein Gelenk berührt wird oder er mit einem Zeh anstößt.

**VERWANDTSCHAFT:** vgl. *Bry.* bei rheumatischer Gicht mit serösen Ergüssen; Rheumatismus bei warmem Wetter.

Heilt Wassersucht oft, wenn *Apis* und *Arsen* versagen.

**VERSCHLIMMERUNG:** seelische Erregung oder Erschöpfung; Folgen anstrengender Studien; **Küchengerüche**.

Bewegung: wenn der Patient vollkommen still liegt, ist die Neigung zu erbrechen vermindert. Jede Bewegung entfacht sie wieder (*Bry.*).

**Anmerkung des Übersetzers:**

**BESSERUNG:** Wärme; Ruhe; Zusammenkrümmen; Sitzen.

# COLLINSONIA CANADENSIS

Grießwurzel / Labiatae

Becken- und Pfortaderkongestion verursachen Dysmenorrhö und Hämorrhoiden.

Kongestion der Beckenorgane mit Hämorrhoiden, besonders in den letzten Monaten der Schwangerschaft.

Herzwassersucht.

Palpitationen: bei Patienten mit Hämorrhoiden und Verdauungsstörungen; Herztätigkeit anhaltend schnell, aber schwach.

Wenn sich das Herz beruhigt hat, treten die früheren Hämorrhoiden wieder hervor oder die unterdrückte Regel kehrt wieder.

**Chronische**, **schmerzhafte**, **blutende Hämorrhoiden**; Empfindung, als befänden sich Stöckchen, Sand oder Kies im Rektum (*Aesc.*).

Hämorrhoidale Dysenterie mit Tenesmus.

Abwechselnd Obstipation und Diarrhö; kongestive Untätigkeit des Dickdarms; Stühle träge, hart, schmerzhaft, mit **starker Flatulenz**. Obstipation.

Pruritus in der Schwangerschaft mit Hämorrhoiden, unfähig, sich hinzulegen.

**VERWANDTSCHAFT:** bei Herzbeschwerden, einhergehend mit Hämorrhoiden, stets an *Collinsonia* denken, wenn *Cactus*, *Dig.* oder andere Mittel versagen.

Hat Kolik geheilt, nachdem *Colocynthis* und *Nux-v.* versagten.

Vgl. *Aesc.*, *Aloe*, *Cham.*, *Nux-v.*, *Sulf.*

**VERSCHLIMMERUNG:** die leichteste Gemütsbewegung oder **seelische Aufregung** verschlimmert die Symptome (*Arg-n.*). – **Schwangerschaft**; Kälte. – *U.-ST.*

# COLOCYNTHIS

Koloquinte / Cucurbitaceae — Weihepunkt: G 30; de la Fuye: G 40

Quälende Bauchschmerzen, **PATIENT MUSS SICH ZUSAMMENKRÜMMEN**, mit Ruhelosigkeit, Drehen und Sich-Winden, um Erleichterung zu erlangen. > durch **STARKEN DRUCK** (> durch Wärme: *Mag-p.*).

Schmerzen: sind schlimmer nach dem Essen oder Trinken; zwingen Patienten, sich zusammenzukrümmen (*Mag-p.* – < beim Zusammenkrümmen: *Dios.*); Menses bleiben aus durch Sorgen, Kolikschmerzen.

Außerordentlich reizbar, ungeduldig; reagiert ärgerlich oder beleidigt, sobald er etwas gefragt wird (weil er dann gezwungen ist zu antworten).

Reizbar; wirft mit Gegenständen um sich.

Erkrankung nach **Zorn**, **mit Entrüstung**: Kolik, Erbrechen, Diarrhö und ausbleibende Regel (*Cham.*, *Staph.*).

Vertigo: beim schnellen Kopfwenden, **besonders nach links**, als wollte er fallen; von Stimulantien.

Ischialgie: krampfartiger Schmerz in der Hüfte, wie in einen Schraubstock gespannt; liegt auf der schmerzhaften Seite.

Schießende, blitzartige Schmerzen das ganze Bein hinunter, linke Hüfte, linker Oberschenkel, linkes Knie, in die Fossa poplitea.

**VERWANDTSCHAFT:** ergänzend: *Merc.* bei Dysenterie mit starkem Tenesmus.

Vgl.: *Gnaph.*, starker Schmerz den rechten Ischiasnerv entlang, schießend, schneidend, vom re. Hüftgelenk bis in den Fuß; < beim Hinlegen, Bewegen, Schreiten; > im Sitzen.

Vgl. *Staph.* bei Ovar- oder anderen Erkrankungen nach üblen Folgen von Zorn, unterdrückter Entrüstung oder stillem Kummer.

**VERSCHLIMMERUNG:** Zorn und Entrüstung; Kränkung durch Beleidigung (*Staph., Lyc.*); Kolik < durch Käse.

**BESSERUNG:** durch Zusammenkrümmen; starken Druck. – Kaffee; Hitze. – *U.-ST.*

**Praxis-Erfahrung des Übersetzers:**

*Colocynthis* heilte einen Säugling mit Pylorospasmus. Die Eltern des Kindes hatten erst kurz vor seiner Geburt heiraten können, weil der Scheidungsprozeß der Mutter sich über die ganze Schwangerschaft erstreckt hatte.

# CONIUM MACULATUM

Schierling / Umbelliferae — Weihepunkt: M 9 li., M 10

Balsam für Krankheiten alter Jungfern und Frauen im und nach dem Klimakterium.

Besonders für Krankheiten alter Männer; alter Jungfern; alter Junggesellen; mit straffem Muskelgewebe; Personen mit hellem Haar, die leicht erregt sind; kräftige Leute mit sitzender Lebensweise.

Schwächezustand älterer Leute; durch einen Schlag oder Sturz verursachte Beschwerden; kanzeröse und skrofulöse Personen mit vergrößerten Lymphknoten; straffes Gewebe.

Keine Neigung für Geschäfte oder Studium; indolent, indifferent, nichts interessiert ihn.

Schwaches Gedächtnis, kann geistige Anstrengungen nicht durchhalten.

Verdrießlich; leicht beleidigt; tyrannisch, streitsüchtig, schimpft, kann Widerspruch nicht vertragen (*Aur.*); Aufregungen jeder Art verursachen Niedergeschlagenheit.

Fürchtet Alleinsein, meidet jedoch Gesellschaft (*Kali-c.*, *Lyc.*).

Steinharte Drüsenindurationen; in Mammae oder Testikeln bei Menschen mit Tendenz zu kanzerösen Entartungen; nach Quetschungen und Verletzungen von Drüsengewebe (*Aster.*).

Brüste wie wund, hart und schmerzhaft vor und während der Regel (*Lac-c.*, *Kali-c.*).

Schwindel: besonders **BEIM HINLEGEN ODER UMDREHEN IM BETT**; bei leichter Kopfbewegung oder sogar Augenbewegung; muß den Kopf vollkommen ruhig halten; **bei Kopfdrehung nach links** (*Coloc.*); bei alten Leuten; mit Ovarial- oder Uterusbeschwerden.

Husten: in spasmodischen Paroxysmen, verursacht durch einen trockenen Fleck im Kehlkopf (im Hals: *Cimic.*); mit Jucken in Brust und Kehle (*Jod.*); < nachts, **beim Hinlegen** und in der Schwangerschaft (*Caust.*, *Kali-br.*).

Große Schwierigkeiten bei der Miktion; **STRAHL SETZT AUS** und fließt wieder; Prostata- oder Uteruserkrankungen.

Menses: **schwach**, **unterdrückt**; verspätet, spärlich, kurz dauernd; mit einem Hautausschlag kleiner roter Pusteln über den ganzen Körper, der mit der Regel verschwindet (*Dulc.*); hören auf durch Erkältung oder **wenn sie die Hände in kaltes Wasser hält** (*Lac-d.*).

Leukorrhö: **zehn Tage nach der Regel** (*Bor.*, *Bov.*); scharf; blutig; milchig; reichlich; dick; **intermittierend**.

Schlimme Folgen: von **UNTERDRÜCKUNG SEXUELLEN VERLANGENS** oder **unterdrückter Regel**; von Nichtbefriedigung des Geschlechtstriebs oder von exzessiver Befriedigung.

Abneigung gegen Licht ohne Entzündung der Augen; < durch Augenanstrengung bei künstlichem Licht; häufig das Mittel für nachtarbeitende Studenten; intensive Photophobie (*Psor.*).

Schweiß Tag und Nacht, **sobald er einschläft oder auch nur die Augen schließt** (*Chin.*).

**VERWANDTSCHAFT:** Patienten, die *Conium* benötigen, bessern sich oft im Befinden durch Wein oder Stimulantien, obwohl Personen, die reagibel auf *Conium* sind, Alkohol in gesundem Zustand nicht zu sich nehmen können.

Vgl.: *Arn.*, *Rhus-t.* bei Prellungen; *Ars.*, *Aster.* bei Krebs; *Calc.*, *Psor.* bei Drüsenschwellungen.

Gut gefolgt durch *Psor.* bei Mamma-Tumoren mit Malignitätstendenz.

**VERSCHLIMMERUNG:** nachts; beim Hinlegen; beim Umdrehen oder Aufrichten im Bett; **Zölibat**.

**Anmerkung des Übersetzers:**

**BESSERUNG:** Herunterhängenlassen von Extremitäten.

# CROCUS SATIVUS

Safran / Iridaceae — Weihepunkt: N 15 li.

**HÄUFIGER UND EXTREMER WECHSEL DER GEFÜHLE; plötzlich von der größten Heiterkeit zur tiefsten Verzweiflung** (*Ign.*, *Nux-m.*).

**Außerordentlich glücklich, zärtlich, möchte jeden küssen; im nächsten Moment ein Wutanfall.**

Hämorrhagie aus irgendeinem Körperteil, schwarzes, zähflüssiges Blut, klumpig, **LANGE SCHWARZE FÄDEN** bildend, die **VON DER BLUTENDEN FLÄCHE HÄNGEN** (*Elaps*).

Kopfschmerzen: im Klimakterium, hämmernd, pulsierend; < **an zwei oder drei Tagen der üblichen Regel**; nervöser oder menstrueller Kopfschmerz vor, während oder nach der Regel (*Lach.*, *Lil-t.*, *Sec.*).

Augen: Empfindung, als wäre der Raum mit Rauch gefüllt; als hätte sie geweint; als bliese kalter Wind über die Augen; > durch festes Schließen der Lider.

Nasenbluten: **SCHWARZ, HARTNÄCKIG, FÄDENZIEHEND, JEDER TROPFEN KANN ZU EINEM FADEN GEZOGEN WERDEN**; mit großen Tropfen kalten Schweißes auf der Stirn (kalter Schweiß, aber möchte, daß ihm Luft zugefächelt wird; mit hellrotem Blut: *Carb-v.*); bei Kindern, die zu schnell wachsen (*Calc.*, *Phos.*).

Dysmenorrhö: schwarzer Fluß; fädenziehend, klumpig (*Ust.*).

Empfindung, als ob etwas Lebendiges sich im Leib bewegte – in Magen, Bauch, Uterus, Armen oder anderen Körperteilen (*Sabin.*, *Thuj.*, *Sulf.*); mit Übelkeit und Ohnmacht.

Chorea und Hysterie mit großer Heiterkeit, Singen und Tanzen (*Tarant.*); wechseln mit Melancholie und Wut.

Spasmodische Kontraktionen und Zuckungen einzelner Muskelgruppen (*Agar.*, *Ign.*, *Zinc.*).

**VERWANDTSCHAFT:** *Nux-v.*, *Puls.* oder *Sulf.* folgen gut auf *Croc.* bei nahezu allen Beschwerden.

Vgl. *Ust.* bei Mensesstörungen.

**Anmerkung des Übersetzers:**

**VERSCHLIMMERUNG:** Bewegung; Pubertät; Schwangerschaft; Lesen. Hitze.

**BESSERUNG:** im Freien.

Libidinöser, abstoßender Geruch während der Menses und beim Koitus. – *STIEGELE.*

## CROTALUS HORRIDUS

Gift der Klapperschlange / Crotalidae

Indiziert bei strumösen, zu Blutungen neigenden, geschwächten, heruntergekommenen Konstitutionen; während Infektionskrankheiten; bei Trinkern; Tendenz zu Karbunkeln oder Furunkeln (*Anthr.*).

Krankheiten durch eine vorausgehende Abwehrschwäche; niedriges septisches Typhoid oder Malariafieber; chronischer Alkoholismus; erschöpfte Lebenskraft; echter Zusammenbruch.

Apoplexie: apoplektische Konvulsionen bei Trinkern, bei Hämorrhagieneigung oder bei zerrütteter Konstitution.

**HÄMORRHAGISCHE DIATHESE:** Blut fließt aus Augen, Ohren, Nase und jeder Körperöffnung; **blutiger Schweiß**. – Hämorrhagische Otitis. – *U.-ST.*

Gelbe Farbe der Konjunktiven; hellt die Sehkraft auf nach Keratitis oder Keratoiritis.

Maligne Gelbsucht; eher hämatogen als hepatisch.

Purpura haemorrhagica; tritt plötzlich auf an allen Körperöffnungen, Haut, Nägeln, Gaumen.

Zunge feuerrot, glatt und glänzend (*Pyrog.*); stark geschwollen.

Maligne Diphtherie oder Scharlach; Ödeme oder Gangrän an Rachen oder Tonsillen; Schmerzen < beim Leerschlucken; wenn Erbrechen oder Diarrhö auftreten.

**Darniederliegen der Lebenskraft**; Puls kaum fühlbar; Blutvergiftung (*Pyrog.*).

Erbrechen: gallig, mit Ängstlichkeit und schwachem Puls; jeden Monat nach der Regel; kann nicht auf der rechten Seite oder auf dem Rücken liegen ohne sofortiges dunkles, grünes Erbrechen; schwarz oder kaffeesatzartig bei Gelbfieber.

Diarrhö: Stühle schwarz, dünn, wie Kaffeesatz; stinkend; durch schädliche Ausdünstungen oder durch fäulniserregende Substanzen in Speisen und Getränken; durch angegangenes Wild (*Pyrog.*); bei Gelbfieber, Cholera, Typhoid, Typhus.

Intestinal-Hämorrhagie, wenn sie bei typischen septischen oder infektiösen Krankheiten auftritt; Blut dunkel, flüssig, nicht koagulierend.

Sektionsverletzungen; Insektenstiche; schlimme Folgen von Pockenimpfung.

Vikariierende Menstruation; bei geschwächten Konstitutionen (*Dig.*, *Phos.*).

Menopause: starke Wallungen und durchnässende Schweiße; Ohnmacht und flaues Gefühl im Magen; verlängerte Metrorrhagie, dunkel, flüssig, stinkend; starke Anämie.

**Bösartige Uteruserkrankungen:** große Hämorrhagietendenz mit dunklem, flüssigem und stinkendem Blut.

**VERWANDTSCHAFT:** vgl. *Elaps*, *Lach.*, *Naja*, *Pyrog*.

Bei *Lachesis*: Haut kalt und klamm. *Crotalus*: kalt und trocken. *Elaps*: Affektionen der rechten Lunge, Expektoration von schwarzem Blut.

**Anmerkung des Übersetzers:**

**VERSCHLIMMERUNG:** Liegen auf der re. Seite. Sobald er einschläft. Warmes Wetter. Frühling. Alkohol.

**BESSERUNG:** Licht. Bewegung.

# CROTON TIGLIUM

Krotonsamenöl / Euphorbiaceae

Weihepunkt: im re. Unterbauch, 3 QF re. und 3 QF unterhalb des Nabels

Affiziert die Intestinalschleimhäute, produziert wäßrig-blutige Transsudate und eine reichliche wäßrige Diarrhö·(*Verat.*) und entwickelt ein akutes Ekzem über den ganzen Körper (*Rhus-t.*).

Die Därme entleeren sich wie durch spasmodische Zuckungen, ›es kommt schußweise‹ (*Gamb.*); **sobald der Patient ißt, trinkt** oder sogar **während des Essens**; gelber, wäßriger Stuhl.

Ständiger Stuhldrang, gefolgt von plötzlicher Entleerung, die aus dem Rektum herausschießt (*Gamb.*, *Grat.*, *Podo.*, *Thuj.*).

Plätschernde Empfindung im Intestinum wie von Wasser vor dem Stuhlgang (Rumpeln vor dem Stuhlgang: *Aloe*).

**Ziehender Schmerz durch die Brust von der Brustdrüse zur Scapula** auf der gleichen Seite, jedesmal wenn das Kind saugt; Brustwarze sehr wund.

**Augenschmerzen, nach hinten ziehend**. – *U.-ST.*

Starkes Hautjucken, aber die Haut ist so empfindlich, daß man nicht kratzen kann; > durch sanftes Reiben; Ekzem über den ganzen Körper.

Starkes Jucken der Genitalien bei beiden Geschlechtern (*Rhus-t.*); Bläschenausschlag beim Mann; so empfindlich und wund, daß Kratzen unmöglich ist.

Husten: sowie der Kopf das Kissen berührt, setzt ein krampfartiger Hustenanfall ein; Luftnot, muß im Zimmer umhergehen oder in einem Stuhl schlafen.

**VERWANDTSCHAFT:** vgl.: *Kali-br.*, *Phos.* bei chronischer infantiler Diarrhö; *Sil.* bei Schmerz von der Brustdrüse zum Rücken beim Stillen.

**VERSCHLIMMERUNG:** Diarrhö; bei jeder Bewegung; nach Trinken; beim Essen oder Stillen (*Arg-n.*, *Ars.*); im Sommer; von Obst und Süßigkeiten (*Gamb.*); **durch das kleinste bißchen Essen oder Trinken**.

**Anmerkung des Übersetzers:**

**BESSERUNG:** sanftes Reiben.

# CUPRUM METALLICUM

Kupfer / Cu — Weihepunkt: M 27 li.; de la Fuye: Dü 4, Le 3, B 39, KG 13

**SPASMEN UND KRÄMPFE:** Symptome treten periodisch und gruppenweise auf.

Nervliche und physische Erschöpfung durch geistige Überanstrengung und **Schlafmangel** (*Cocc.*, *Nux-v.*); Anfälle unüberwindlicher Angst.

Speichelfluß und starker, süßlicher, metallischer, kupferartiger Mundgeschmack (*Rhus-t.*).

Dauerndes Vor- und Zurückschnellen der Zunge wie bei einer Schlange (*Lach.*).

Getränke fließen gurgelnd die Speiseröhre hinab (*Ars.*, *Thuj.*).

Brechdurchfall oder Asiatische Cholera mit Leib- und Wadenkrämpfen.

**Schlimme Folgen der Zurücktreibung von Ausschlägen** (nicht herauskommende: *Zinc.*); verursachen Hirnaffektionen, Spasmen, Konvulsionen, Erbrechen; unterdrückten Fußschweißes (*Sil.*, *Zinc.*).

Konvulsionen mit blauem Gesicht und eingeschlagenem Daumen.

Krämpfe in den Extremitäten: Schmerzen, Sohlen- und Wadenkrämpfe, mit großer Müdigkeit in den Gliedern. Klonische Spasmen **beginnen in Fingern und Zehen** und breiten sich über den ganzen Körper aus. Während der Schwangerschaft; Krämpfe im Wochenbett; nach Schreck oder Ärger; durch Metastasierung von anderen Organen zum Gehirn (*Zinc.*).

Zungenlähmung; fehlerhafte, stammelnde Sprache.

Epilepsie: Aura beginnt in den Knien und steigt nach oben; < nachts im Schlaf (*Bufo*); bei Neumond, in regelmäßigen Intervallen (Menses); von einem Fall oder einem Hieb auf den Kopf; von Durchnässung.

Husten mit **gurgelndem Geräusch**, wie wenn Wasser aus einer Flasche gegossen wird.

Husten > durch Trinken von kaltem Wasser (*Caust.* – < durch Trinken von kaltem Wasser: *Spong.*).

Keuchhusten: langanhaltender, **erstickender**, spastischer Husten; unfähig zu sprechen; **atemlos, blaues Gesicht, starr, steif; drei Anfälle** nacheinander (*Stann.*); Erbrechen fester Speisen nach Wiedererlangen des Bewußtseins (*Cann-i.*); kataleptische Spasmen bei jedem Hustenanfall.

Krämpfe; Nachwehen; stark, qualvoll; dabei Schmerzen in Waden und Sohlen.

**VERWANDTSCHAFT:** ergänzend: *Calc.*

Vgl.: *Ars.* und *Verat.* bei Brechdurchfall und Cholera; *Ip.* ist das pflanzliche Analogon.

*Verat.* folgt gut bei Keuchhusten und Brechdurchfall.

*Apis* und *Zinc.* bei Konvulsionen durch unterdrückte Exantheme.

**VERSCHLIMMERUNG:** kalte Luft; kalter Wind; nachts; unterdrückter Fußschweiß oder Ausschlag.

**BESSERUNG:** Nausea, Erbrechen und Husten, durch einen Schluck kalten Wassers.

**Praxis-Tip des Übersetzers:**

Neugeborenen-Asphyxie; frühkindliche Hirnschädigung. Folgen von Saugglockenentbindung. – C 200. – Hedwig *IMHÄUSER*.

# CYCLAMEN EUROPAEUM

Alpenveilchen / Primulaceae — Weihepunkt: N 13 re.

Paßt am besten für leukophlegmatische Personen in anämischem und chlorotischem Zustand; leicht ermüdet und infolgedessen zu keinerlei Arbeit geneigt; schwache oder aussetzende Organ- oder Sinnesfunktionen.

**Blaß**, **chlorotisch**; **gestörte Menses** (*Ferr.*, *Puls.*) mit Schwindel, Kopfschmerzen und Flimmerskotom.

Schmerzen: drückend, reißend oder ziehend in den Körperpartien mit oberflächennahen Knochen.

Beschwerden: von unterdrücktem Kummer oder Gewissensbissen; von versäumten Pflichten oder begangenen bösen Taten.

Große Traurigkeit und Übellaunigkeit, reizbar, mürrisch, schlecht gelaunt; Neigung zu weinen; Verlangen nach Einsamkeit; **Abneigung gegen frische Luft** (Gegenteil: *Puls.*).

Kopfschmerzen bei anämischen Patienten mit Flimmersehen oder Trübsehen beim morgendlichen Aufstehen.

Augenflimmern, feurige Funken verschiedener Farben, glitzernde Nadeln, Trübsehen wie durch Nebel oder Rauch.

Satt nach wenigen Bissen (*Lyc.*), das Essen wird dann abstoßend, verursacht Übelkeit in Kehle und Gaumen.

Speichel und alles Essen schmeckt salzig; Schweinefleisch bekommt nicht.

Menses: zu früh; zu reichlich, schwarz und klumpig; mit Membranen (zu spät, spärlich, blaß: *Puls.*); besser während des Fließens (<: *Cimic.*, *Puls.*).

Brennender, wunder Schmerz in den Hacken beim Sitzen, Stehen oder Gehen an der frischen Luft (*Agar.*, *Caust.*, *Valer.*, *Phyt.*).

**VERWANDTSCHAFT:** vgl.: *Puls.*, *Chin.*, *Ferr.* bei chlorotischen und anämischen Beschwerden; *Crocus*, *Thuj.*, als wäre etwas Lebendiges im Leibe.

**VERSCHLIMMERUNG:** frische Luft; kaltes Wasser; kaltes Bad; Menses < im Sitzen und Liegen nachts.

**BESSERUNG:** im warmen Zimmer; im Haus; Menses > beim Umhergehen (Leukorrhö < im Sitzen, > beim Umhergehen: *Cact.*, *Cocc.*).

**Praxis-Tip des Übersetzers:**

Heuschnupfen anämischer Mädchen – D 15 einmal täglich. – Benno *SCHILSKY*.

# DIGITALIS PURPUREA

Fingerhut / Scrophulariaceae — de la Fuye: H 9

Plötzliche Hitzewallungen, gefolgt von großer nervöser Schwäche und unregelmäßigem, aussetzendem Puls, die im Klimakterium auftreten; < durch die leiseste Bewegung.

Herzschwäche ohne Klappenkomplikationen.

**Empfindung, als würde das Herz aufhören zu schlagen, wenn sie sich bewegt** (*Cocain.* – fürchtet, das Herz könne aufhören zu schlagen, wenn sie sich nicht dauernd bewegt: *Gels.*).

Schwäche oder Elendsgefühl im Magen; Erschöpfung; extreme Schwäche; fühlt sich, als ob er stürbe.

Nächtliche Pollutionen mit großer genitaler Schwäche nach Koitus.

Große Schwäche in der Brust, kann es nicht aushalten, zu sprechen (*Stann.*).

Stühle: sehr hell, aschfarben; verzögert, kreidig (*Chel.*, *Podo.*); beinah weiß (*Calc.*, *Chin.*); Bleistiftstuhl; unfreiwillig.

**Puls voll, irregulär, SEHR LANGSAM UND SCHWACH; SETZT JEDEN DRITTEN, FÜNFTEN ODER SIEBTEN SCHLAG AUS.**

Gesicht fahl, totenblaß und bläulichrot.

**Bläue der Haut**, Augenlider, Lippen, Zunge; Cyanose.

Erweiterte Venen an Lidern, Ohren, Lippen und Zunge.

Respiration unregelmäßig, schwierig, tiefes Seufzen.

Die Finger schlafen leicht und häufig ein.

Ödeme, Wassersucht: infolge von Scharlach; bei Brightscher Erkrankung; mit verminderter Harnausscheidung; innerer und äußerer Körperpartien; mit Ohnmacht, wenn organische Herzaffektionen vorliegen (mit Wundgefühl in der Uterusregion: *Conv.*).

Tödlicher synkopaler Anfall kann eintreten, wenn er aufgerichtet wird.

**VERWANDTSCHAFT:** *China* antidotiert die direkte Digitaliswirkung und steigert die Ängstlichkeit.

**VERSCHLIMMERUNG:** im Sitzen, besonders beim Aufrechtsitzen; Bewegung.

**Praxis-Tip des Übersetzers:**

Bewährt bei Migräne – D 3 (Hedwig *IMHÄUSER*). Herzkranke Prostatiker, die Digitalisderivate nicht vertragen – LM-Potenzen (*U.-ST.*).

# DIOSCOREA VILLOSA

Yamswurzel / Dioscoreaceae

Personen mit schwachem Verdauungssystem, alt oder jung.

Flatulenz nach den Mahlzeiten oder nach dem Essen, speziell bei Teetrinkern; häufig gequält von heftiger Kolik.

Kneipende Schmerzen im Bauch in der Nabelgegend.

Heftig windende Kolikschmerzen, in regelmäßigen Anfällen auftretend, als würden die Därme von einer starken Hand gepackt und gezerrt.

Kolikschmerzen: < **durch Vorwärtsbeugen und im Liegen**; > beim Aufrechtstehen oder Rückwärtsbeugen (umgekehrt: *Colocynthis*).

Ejakulationen im Schlaf; lebhafte Träume von Frauen, die ganze Nacht (*Staph.*); schwache Knie; kalte Genitalien, große Mutlosigkeit (*Staph.*).

Panaritium: Frühstadium, wenn das erste Stechen verspürt wird und die Schmerzen stechend und quälend sind; brüchige Nägel.

Disposition zur Paronychie (*Hep.*).

**VERWANDTSCHAFT:** vgl. *Coloc.*, *Phos.*, *Podo.*, *Rhus-t.*, *Sil.*

*Bell.*: < bei Berühren. – *U.-ST.*

**VERSCHLIMMERUNG:** Liegen; Sitzen; **Zusammenkrümmen**.

**BESSERUNG:** Bewegung; Umhergehen schwierig; trotz Müdigkeit gezwungen, umherzugehen. – Aufrechtsitzen; Druck. – *U.-ST.*

**Anmerkung des Übersetzers:**

Pectangina: vom Magen aufsteigende Beklemmung zieht in die linke Brust und in den linken Arm.

Magenschmerzen: scharfer Schmerz im Epigastrium, > im Aufrechtsitzen. Druck < durch vornübergebeugtes Sitzen; muß sich zurücklehnen und gerade aufrichten (*Mand.*).

# DIPHTHERINUM

Homöopathisches Antitoxin / Nosode

Paßt speziell für die strumöse Diathese; skrofulöse, psorisch oder tuberkulös belastete Personen mit Neigung zu katarrhalischen Affektionen der Schleimhäute im Hals-, Rachen- und Respirationstrakt.

Patienten mit schwacher oder erschöpfter Vitalität sind deswegen äußerst empfänglich für den Diphthericerreger; wenn der Anfall von Anfang an zur Malignität tendiert (*Lac-c.*, *Merc-cy.*).

Schmerzlose Diphtherie; kaum Symptome oder nur objektive Krankheitszeichen; Patient ist zu schwach, zu apathisch oder zu erschöpft, um sich zu beklagen; Sopor oder Stupor, aber sofort wach, wenn er angesprochen wird (*Bapt.*, *Sulf.*).

Dunkelrote Schwellung der Tonsillen und der Gaumenbögen; Parotis und Halsdrüsen stark geschwollen; Atem und Absonderungen aus Hals, Nase und Mund stinken sehr; Zunge geschwollen, sehr rot, wenig belegt.

Diphtherische Beläge, dick, dunkelgrau oder bräunlichschwarz; Temperatur niedrig oder subnormal, schwacher, schneller Puls; Extremitäten kalt und ausgeprägte Schwäche; Patient liegt in halb benommener Verfassung; Augen stumpf, töricht (*Apis*, *Bapt.*).

Nasenbluten oder starke Schwäche von Beginn der Erkrankung an (*Ail.*, *Apis*, *Carb-ac.*); Kollaps beinahe sofort nach Beginn (*Crot-h.*, *Merc-cy.*); Puls schwach und schnell und vitale Reaktion sehr schwach.

Schlucken schmerzlos, aber Flüssigkeiten werden erbrochen oder kommen aus der Nase zurück; Atem stinkt entsetzlich.

Larynxdiphtherie, wenn *Chlor.*, *Kali-bi.* oder *Lac-c.* versagen; postdiphtherische Lähmung, wenn *Caust.* oder *Gels.* ohne Wirkung bleiben.

Wenn der Patient von Anfang an verloren zu sein scheint und **wenn die sorgfältigst gewählten Mittel keine Erleichterung oder dauerhafte Besserung bewirken**.

Die oben beschriebenen Symptome sind durch Heilungen bestätigt, der Autor – H. C. *ALLEN* – hat sie über einen Zeitraum von 25 Jahren für leitend und zuverlässig befunden.

Das Mittel wird wie alle Nosoden und Tiergifte entsprechend der Homöopathischen Pharmakopoe hergestellt und ist wie alle homöopathischen Mittel völlig sicher, wenn es dem Kranken gegeben wird.

Wie alle Nosoden ist es praktisch wertlos in Potenzen unter der C 30; sein heilender Wert erhöht sich mit der Steigerung der Potenz, von der C 200 bis zu M und CM. **ES MUSS UND SOLLTE NICHT ZU OFT WIEDERHOLT WERDEN**. Es wird in jedem Fall heilen, in dem das reine Antitoxin auch heilt, und es ist nicht nur leicht zu verordnen, sondern auch sicher und völlig frei von gefährlichen Folgen. Außerdem ist es homöopathisch.

Der Autor hat es 25 Jahre lang als Prophylaktikum benutzt und niemals einen zweiten Fall von Diphtherie in einer Familie auftreten sehen, wenn es verabreicht worden war. Die Ärzteschaft ist zur Nachprüfung und zur Veröffentlichung von Fehlanzeigen aufgefordert.

# DROSERA ROTUNDIFOLIA

Sonnentau / Droseraceae — Weihepunkt: M 16

Keuchhusten mit heftigen Paroxysmen, die schnell aufeinanderfolgen, bekommt kaum Luft (wacht um 6 bis 7 Uhr auf und hört nicht auf zu husten, bis eine große Menge zähen Schleims hochgekommen ist: *Coc-c.* – starkes Nasenbluten bei jedem Hustenanfall: *Indg.* – ›Schnellfeuerhusten‹ bei Tag, Keuchen bei Nacht: *Cor-r.*).

Tiefklingender heiserer Bellhusten (*Verb.*), < nach Mitternacht, bei oder nach Masern; spastisch, mit Würgen, Brechreiz und Erbrechen (*Bry.*, *Kali-c.*).

Ständiger nächtlicher Kitzelhusten bei Kindern, beginnt, sobald der Kopf das Kissen berührt (*Bell.*, *Hyos.*, *Rumex*).

Nächtlicher Husten junger Leute bei Phthise; blutiges oder eitriges Sputum.

Husten: < durch Wärme, Trinken, Singen, Lachen, Weinen, **HINLEGEN**, **nach Mitternacht**.

Während des Hustens: Erbrechen von Wasser und Schleim, häufig Blutungen aus Nase und Mund (*Cupr.*).

Empfindung, als ob man eine Feder im Larynx hat, reizt zum Husten.

Krankheiten, die häufig bei Pertussisepidemien vorkommen.

Chronische Halsentzündung; mit rauher, kratzender, trockener Empfindung tief im Schlund; Stimme heiser, tief, tonlos, gebrochen, kann nur mit Anstrengung sprechen (*Arum-t.*).

Enge und Krabbeln im Larynx; Heiserkeit und gelbes oder grünes Sputum.

Kehlkopfphthisis als Keuchhustenfolgekrankheit (nachfolgender Bronchialkatarrh: *Coc-c.*).

**VERWANDTSCHAFT:** ergänzend: *Nux-v.* Folgt gut nach *Samb.*, *Sulf.*, *Verat.* Wird gefolgt von *Calc.*, *Puls.*, *Sulf.* Vgl. *Cina*, *Cor-r.*, *Cupr.*, *Ip.*, *Samb.* bei spasmodischem Husten. Erleichtert oft den zur Verzweiflung treibenden, ständigen nächtlichen Husten bei Tuberkulose.

»So reicht z. B. eine einzige solche Gabe (in der C 30*) zur homöopathischen, völligen Heilung des epidemischen Keichhustens hin ... Die Heilung erfolgt sicher binnen 7 oder 9 Tagen, bei unarzneilicher Diät. Man hüte sich, unmittelbar nach der ersten eine zweite Gabe davon zu reichen (und eben so wenig, irgend ein andres Mittel), denn sie würde unfehlbar nicht nur den guten Erfolg hindern, sondern auch beträchtlichen Schaden anrichten, wie ich aus Erfahrung weiß.« (RAML VI, S. 228)

**Anmerkung des Übersetzers:**

**VERSCHLIMMERUNG:** nach Mitternacht; **beim Hinlegen**. Wärme. Sprechen. Lachen; kalte Speisen; nach Masern.

**BESSERUNG:** Druck.

Ischias < durch Liegen auf der kranken Seite. Plötzliche Blindheit beim Lesen.

*Ergänzt durch den Herausgeber.

# DULCAMARA

Bittersüß, Mädesüß / Solanaceae

Weihepunkt: in der Mitte zwischen Nabel und dem Eck des 9. - 10. Rippenknorpels links.

Paßt für Personen von phlegmatischer skrofulöser Konstitution; ruhelos, reizbar.

Katarrhalische, rheumatische oder Hauterkrankungen, ausgelöst oder verschlimmert durch Einwirkung kalter, feuchter, regnerischer Witterung oder durch plötzliches Umschlagen von heißem Wetter (*Bry.*).

Verstärkte Sekretion der Schleimhäute; unterdrückte Schweiße durch Kälte.

Patienten, die in feuchten, kalten Kellerräumen oder in einer Molkerei leben oder arbeiten (*Aran.*, *Ars.*, *Nat-s.*).

Geistige Verwirrung; kann für nichts das richtige Wort finden.

Die Haut ist zart, empfindlich gegen Kälte, neigt zu Ausschlägen, besonders Urticaria; jedesmal wenn sich der Patient erkältet oder lange der Kälte aussetzt.

Anasarka; nach Wechselfieber, Rheuma, Scharlach.

Ödeme: nach unterdrückten Schweißen; unterdrückten Ausschlägen; Kälteexposition.

Diarrhö: durch Erkältung an feuchten Orten oder bei feucht-nebligem Wetter; Wechsel von warmem zu kaltem Wetter (*Bry.*).

Katarrhalische Ischuria bei heranwachsenden Kindern, mit milchigem Urin; **vom Waten mit bloßen Füßen im kalten Wasser**; **unfreiwillig**.

Hautausschlag vor der Regel (*Con.* – während starker Regel: *Bell.*, *Graph.*).

Urticaria am ganzen Körper, ohne Fieber; Jucken geht nach Kratzen in Brennen über; < bei Wärme, > bei Kälte.

Dicke, bräunlich-gelbe Krusten an Kopfhaut, Gesicht, Stirn, Schläfen, Kinn; mit rötlichen Rändern, bluten beim Kratzen.

Warzen, fleischig, groß, glatt; im Gesicht oder am Hand- oder Fingerrücken (*Thuj.*).

**VERWANDTSCHAFT:** ergänzend: *Bar-c.*, *Kali-s.*

Feindlich: *Acet-ac.*, *Bell.*, *Lach.* Sollte nicht davor oder danach gegeben werden.

Folgt gut nach *Calc.*, *Bry.*, *Lyc.*, *Rhus-t.*, *Sep.*

Ähnlich: *Merc.* bei Speichelfluß, Lymphknotenschwellung, Bronchitis, Diarrhö; Empfindlichkeit für Wetterwechsel; nächtliche Schmerzen.

*Kali-s.* ist das chemische Analogon.

Für schlimme Folgen von Quecksilbermißbrauch.

**VERSCHLIMMERUNG:** Kälte im allgemeinen; kalte Luft; kaltes Wasser; kaltes, feuchtes Wetter; unterdrückte Menses, Hautausschläge, Schweiße.

**BESSERUNG:** Sich-Umherbewegen (*Ferr.*, *Rhus-t.*).

**Praxis-Tip des Übersetzers:**

*Dulcamara*-Patienten haben nach George *VITHOULKAS* die Neigung, ihre nächsten Angehörigen und andere Menschen zu dominieren.

Erkältung durch Zugluft in air-condition-Anlagen.

# EQUISETUM HIEMALE

Ackerschachtelhalm / Equisetaceae — de la Fuye: Ni 4

Starker, dumpfer Blasenschmerz, wie von Überdehnung, nicht > nach der Miktion.

Häufiger und unerträglicher Harndrang mit heftigem Schmerz **am Ende der Miktion** (*Berb.*, *Sars.*, *Thuj.*).

Ständiges Verlangen, Wasser zu lassen; große Mengen klaren, wäßrigen Urins, ohne > (spärlich, wenige Tropfen: *Apis*, *Canth.*).

Scharfer brennender und schneidender Schmerz in der Harnröhre beim Urinieren.

Blasenlähmung alter Frauen.

Enuresis diurna et nocturna; reichlich wäßriger Urin, falls außer dem Symptom der Enuresis kein weiterer Grund ermittelt werden kann.

**VERWANDTSCHAFT:** vgl. *Apis*, *Canth.*, *Ferr-p.*, *Puls.*, *Scilla.*

**Anmerkung des Übersetzers:**

**VERSCHLIMMERUNG:** am Ende der Miktion; Druck.

# EUPATORIUM PERFOLIATUM

Wasserhanf / Compositae        Weihepunkt: 2 QF oberhalb des Nabels, 1 QF nach links

Paßt für Krankheiten alter Leute; **ausgebrannte Konstitutionen, vor allem infolge von Trunksucht**; Kachexie von anhaltenden oder häufigen Fieberanfällen bei Gallenerkrankungen oder Malaria.

**ZERSCHLAGENHEITSGEFÜHL, WIE ZERBROCHEN, AM GANZEN KÖRPER** (*Arn.*, *Bell-p.*, *Pyrog.*).

**KNOCHENSCHMERZEN** sitzen in Rücken, Kopf, Brust, Gliedern, besonders in den Handgelenken, wie verrenkt. Je ausgebreiteter und stärker, desto besser paßt das Mittel (vgl. *Bry.*, *Merc.*).

**Schmerzhaftigkeit der Augäpfel**; **Schnupfen, Schmerzen in allen Knochen**; große Schwäche bei epidemischer Grippe (*Lac-c.*).

Schmerzen kommen schnell und verschwinden genauso schnell wieder (*Bell.*, *Mag-p.*, *Eup-pur.*).

Schwindel: Empfindung, nach links zu fallen (kann den Kopf nicht nach links wenden aus Furcht, zu fallen: *Coloc.*).

Husten: chronisch; locker mit hektischem Fieber; wunder Brustschmerz, muß sich die Brust halten (*Bry.*, *Nat-c.*); < nachts; nach Masern oder unterdrücktem intermittierendem Fieber.

Fieber: Froststadium an einem Tag bis 9 Uhr, am nächsten Tag mittags; bitteres Erbrechen am Ende des Frostes; Trinken beschleunigt das Frieren und verursacht Erbrechen; **KNOCHENSCHMERZEN vor und während des Fieberschauers. Unstillbarer Durst vor und während Schüttelfrost und Fieber**; weiß schon vorher, daß der Schüttelfrost kommt, **weil er nicht genug trinken kann**. – **Heißhunger vor Fieberfrost**; bei Fieber **Verlangen nach warmen Getränken**. Sonst Verlangen nach kalten Getränken. – *U.-ST.*

**VERWANDTSCHAFT:** wird gut gefolgt von *Nat-m.* und *Sep.*

Vgl. *Chel.*, *Podo.*, *Lyc.* bei Neigung zu Gelbsucht.

*Bryonia* ist das am nächsten kommende Analogmittel, aber mit viel Schweiß, und die Schmerzen lassen den Patienten sich ruhig verhalten, während *Eupatorium* kaum Schweiß hat und die Schmerzen den *Eupatorium*-Patienten ruhelos machen.

**Anmerkung des Übersetzers:**

**VERSCHLIMMERUNG: kalte Luft**; **Bewegung**. Periodizität: 7 - 9 Uhr; jeden dritten oder siebten Tag. Liegen auf der kranken Seite. Husten. Küchengerüche.

**BESSERUNG:** **Erbrechen von Galle**. Schweiß; Liegen auf dem Gesicht.

# EUPHRASIA

Augentrost / Scrophulariaceae — Weihepunkt: Lu 2

Böse Folgen von Stürzen, Kontusionen oder mechanischen Verletzungen äußerer Körperteile (*Arn.*).

Schleimhautkatarrhe besonders der Augen und Nase.

»In den inneren Augenwinkeln Augenbutter, selbst am Tage.« (RAML V, 10)

Starker, **beißender Tränenfluß** mit reichlichem, **MILDEM SCHNUPFEN** (umgekehrt bei *All-c.*).

**DIE AUGEN TRÄNEN FORTWÄHREND** und sind morgens verklebt; Lidränder gerötet, geschwollen, brennen.

Morgens reichlicher Fließschnupfen mit heftigem Husten und reichlicher Expektoration, < wenn er sich warmem Südwind aussetzt.

Beim morgendlichen Versuch, die Kehle von stinkendem Schleim freizuräuspern, Würgen bis zum Erbrechen des eben genossenen Frühstücks (*Bry.*).

Reichliche Expektoration von Schleim durch gewolltes Räuspern, < beim Aufstehen am Morgen.

Amenorrhö mit katarrhalischen Symptomen an Nase und Augen; reichlicher, beißender Tränenfluß.

Menses: schmerzhaft, regelmäßig, **NUR EINE STUNDE LANG**; oder spät, spärlich, kurz, halten nur einen Tag an (*Bar-c.*).

Pertussis: **übermäßiges Augentränen während des Hustens**; **Husten nur tagsüber** (*Ferr.*, *Nat-m.*).

**VERWANDTSCHAFT:** ähnlich: *Pulsatilla* bei Augenerkrankungen; Gegenteil von *All-c.* bei Tränenfluß und Schnupfen.

**VERSCHLIMMERUNG:** abends, im Bett, im Zimmer, Wärme, Feuchtigkeit; **nach Südwindeinwirkung**; bei Berührung (*Hep.*).

**Anmerkung des Übersetzers:**

**BESSERUNG:** an der frischen Luft. Augenwischen, Blinzeln.

# FERRUM METALLICUM

Eisen / Element Weihepunkt: 11 B 39

Sanguinisches Temperament; verdrießlich, zänkisch, streitsüchtig, leicht erregt, der leiseste Widerspruch macht ärgerlich (*Anac.*, *Cocc.*, *Ign.*); > durch geistige Anstrengung.

Reizbarkeit: leiseste Geräusche, wie Papierknistern, treiben ihn zur Verzweiflung (*Asar.*, *Tarax.*).

Frauen, die schwach, zart, chlorotisch sind und dennoch ein feuerrotes Gesicht haben.

**EXTREME BLÄSSE** von Gesicht, Lippen und Schleimhäuten, **die bei dem leisesten Schmerz, der leisesten Erregung oder Anstrengung rot und blühend werden**. Erröten (*Aml-ns.*, *Coca*).

Erethische Chlorose, schlimmer im Winter.

**ROTE KÖRPERTEILE WERDEN WEISS**; Gesicht, Lippen, Zunge und Mundschleimhaut.

Schwindel: mit schwankendem Gefühl, wie auf dem Wasser; **beim Anblick von fließendem Wasser**; beim Gehen über Wasser, z. B. beim Überqueren einer Brücke (*Lyss.*); beim Abwärtsgehen (*Bor.*, *Sanic.*).

Kopfschmerzen: hämmernd, klopfend, pulsierend; muß sich hinlegen; mit Aversion gegen Essen oder Trinken. Alle zwei oder drei Wochen zwei, drei oder vier Tage lang.

Menses: zu früh, zu stark, zu lang anhaltend; mit feuerrotem Gesicht; Klingeln in den Ohren; intermittieren zwei oder drei Tage und setzen wieder ein; **Blutung blaß, wäßrig, schwächend**.

Hämorrhagische Diathese; Blut hellrot, koaguliert leicht (*Ferr-p.*, *Ip.*, *Phos.*).

Mundvolles Aufschwulken und Aufstoßen von Speise (*Alum.*) ohne Übelkeit.

Heißhunger, oder Appetitlosigkeit mit äußerstem Widerwillen gegen alle Speisen.

Erbrechen: **direkt nach Mitternacht**; von Speisen, sofort nach der Nahrungsaufnahme; steht plötzlich vom Tisch auf und erbricht auf einen Schlag alles, was er gegessen hat, kann sich hinsetzen und weiteressen; sauer, scharf (*Lyc.*, *Sulf-ac.*).

Diarrhö: unverdaute Stühle nachts oder **BEIM ESSEN ODER TRINKEN** (*Crot-t.*); schmerzlos bei gutem Appetit; bei Schwindsüchtigen.

Obstipation: durch Atonie der Eingeweide; erfolgloser Drang; Stuhl hart, schwergehend, gefolgt von Rückenschmerzen oder krampfenden Schmerzen im Rektum; Rektumprolaps bei Kindern; Anus juckt nachts.

Fühlt sich immer besser **bei langsamem Umhergehen**, obwohl die Schwäche den Patienten zum Hinlegen zwingt.

Husten nur tagsüber (*Euphr.*); gebessert durch Hinlegen; > durch Essen (*Spong.*).

Wassersucht: nach Säfteverlusten; Chininmißbrauch; unterdrücktem Wechselfieber (*Carb-v.*, *Chin.*).

**VERWANDTSCHAFT:** komplementär zu: *Alum.*, *China.*

*China*, das pflanzliche Analogon, folgt gut bei nahezu allen Erkrankungen, ob akut oder chronisch.

Sollte nie bei Syphilis gegeben werden; es verschlechtert immer den Zustand.

**VERSCHLIMMERUNG:** nachts; in Ruhe, besonders beim Stillsitzen.

**BESSERUNG:** **langsames Umhergehen**; im Sommer.

**Praxis-Tip des Übersetzers:**

Sollte besonders bedacht werden bei folgenden Indikationen:

Kinder, die sich dauernd erkälten – C 200.

Kinder, die sich im Alter von 10 Monaten noch nicht aufrichten können – täglich 1 Dosis D 20; Wirbelsäulenerkrankungen in der Pubertät, Morbus Scheuermann – D 20. – Wilhelm zur *LINDEN*.

# GELSEMIUM

Gelsemium sempervirens / Loganiaceae; Falscher Jasmin — Weihepunkt: B 15; de la Fuye: H 5, N 4

Paßt für Kinder, junge Leute, besonders Frauen mit nervös-hysterischem Temperament (*Croc.*, *Ign.*).

Vollständige Erschlaffung und Erschöpfung der gesamten Muskulatur mit kompletter motorischer Lähmung.

Erregbar, reizbar, empfindsam; bei nervösen Störungen von Masturbanten beiderlei Geschlechts (*Kali-p.*).

Schlimme Folgen von Schreck, Furcht, aufregenden Nachrichten und plötzlichen Gefühlserregungen (*Ign.* – von erfreulichen Überraschungen: *Coff.*).

Todesfurcht (*Ars.*); völliger Mangel an Mut.

Die Erwartung einer unüblichen Belastung, das Vorbereiten auf Kirchgang, Theaterbesuch oder auf eine Verabredung verursacht Diarrhö; Lampenfieber, nervöse Furcht, in der Öffentlichkeit zu erscheinen (*Arg-n.*). – Zittert vor öffentlichen Treffen. – *U.-ST.*

Allgemeine Abgeschlagenheit **in Sonnen- oder Sommerhitze**.

**Schwäche und Zittern**; an Zunge, Händen, Beinen; des ganzen Körpers.

Verlangen nach Ruhe und Alleingelassenwerden; wünscht nicht, sich zu unterhalten oder jemanden in der Nähe zu haben, selbst wenn die Person still ist (*Ign.*).

Schwindel, **sich vom Hinterkopf ausbreitend** (*Sil.*); mit Doppelsehen, verschwommenem Sehen, Verlust der Sehkraft; scheint betrunken beim Versuch, sich zu bewegen.

Kinder: Furcht zu fallen, greifen nach dem Bettchen oder krallen sich an das Kindermädchen (*Bor.*, *Sanic.*).

Kopfschmerzen: mit vorausgehender Blindheit (*Kali-bi.*), > durch reichliche Harnausscheidung. – **Urina spastica**. – *U.-ST.*

**MUSKELKOORDINATIONSSTÖRUNGEN**; **verwirrt**; Muskeln gehorchen nicht dem Willen.

Kopfschmerzen: **Beginn im Nackenbereich**; Schmerzen erstrekken sich über den Kopf und verursachen eine Empfindung von Bersten in der Stirn und in den Augäpfeln (*Sang.*, *Sil.*: beginnt genauso, aber einseitig); Verschlimmerung durch geistige Anstrengung; durch Tabakrauch; durch Sonnenhitze; bei Kopftieflage.

Empfindung, als ginge oberhalb der Augen ein Band rund um den Kopf (*Carb-ac.*, *Sulf.*); Kopfhaut berührungsempfindlich.

Fürchtet, das Herz würde aufhören zu schlagen, wenn er sich nicht bewegt (fürchtet, das Herz würde aufhören zu schlagen, **wenn** er sich bewegt: *Dig.*).

Gefühl bei Herzbeklemmung, als sei die Bettdecke zu schwer. – *U.-ST.* (Zschr. Klass. Hom. 1972/4, S.176/177)

Langsamer Puls bei alten Menschen.

Große Schwere der Augenlider; kann sie nicht offenhalten (*Caust.*, *Graph.*, *Sep.*).

Fieberfrost ohne Durst, besonders entlang der Wirbelsäule, **den Rücken hinauf und hinunter laufend** in schneller, wellenartiger Folge vom Kreuzbein bis zum Hinterkopf.

**VERWANDTSCHAFT:** Vergleichsmittel: *Bapt.* bei drohendem typhösem Fieber; *Ip.* bei Wechselfieber ohne Schüttelfrost nach Unterdrückung durch Chinin.

**VERSCHLIMMERUNG:** feuchtes Wetter; vor einem Gewitter; Gemütsbewegung oder Aufregung; **schlechte Nachrichten**; **Tabakrauchen**; **beim Denken an seine Beschwerden**; wenn auf seinen Verlust angesprochen.

**Anmerkung des Übersetzers:**

**BESSERUNG:** reichliche Harnausscheidung; Schweiß; Kopfschütteln; Alkohol; Trinken; geistige Anstrengung.

# GLONOINUM

Nitroglycerin / $C_3H_5(NO_2)O_3$ Weihepunkt: N 23

Nervöses Temperament; plethorische, rosige, empfindliche Frauen; Personen, die leicht beeinflußt werden.

Schlimme Folgen seelischer Aufregungen, von Schreck, Furcht, mechanischen Verletzungen und deren späteren Folgen; vom Haareschneiden (*Acon.*, *Bell.*).

Kopfbeschwerden: vom Arbeiten unter Kunstlicht, wenn die Hitze direkt auf den Kopf einwirkt; kann keine Hitze am Kopf ertragen, weder Ofenhitze noch **Gehen in der Sonne** (*Lach.*, *Nat-c.*).

Zerebrale Kongestion oder Alternieren der Kongestion an Kopf und Herz.

Kopf: wie enorm vergrößert; als wäre der Schädel für das Gehirn zu klein; **SONNENSTICH UND KOPFSCHMERZEN NACH SONNENEINWIRKUNG**, zu- und abnehmend jeden Tag mit dem Sonnenlauf (*Kalm.*, *Nat-c.*).

Heftiges Hämmern im Kopf, mit dem Puls synchron. Klopfender, pulsierender Kopfschmerz; hält sich den Kopf mit beiden Händen; kann sich nicht hinlegen, ›weil das Kissen klopft‹.

Gehirn **wie zu groß**, **berstend**; als würde alles Blut nach oben gepumpt; **Klopfen bei jeder Erschütterung**, **jedem Schritt**, **jedem Pulsschlag**.

Starke Hirnkongestion von verzögerten oder unterdrückten Menses; **KOPFSCHMERZEN ANSTELLE DER MENSES**.

Kopfschmerzen: Auftreten nach profuser Metrorrhagie; **Blutwallung zum Kopf**, bei Schwangeren.

Heftige Palpitationen, mit Klopfen in den Karotiden; Herztätigkeit schwerfällig, Oppression; Blut scheint zum Herzen und heftig zum Kopf zu drängen.

Konvulsionen bei Kindern durch zerebrale Kongestion; Meningitis, während der Zahnung, Fälle, die nach *Belladonna* zu verlangen scheinen.

Kinder, die abends erkranken, wenn sie an einem offenen Kaminfeuer sitzen oder dort einschlafen.

Hitzewallungen; im Klimakterium (*Aml-ns.*, *Bell.*, *Lach.*); oder bei der Regel (*Ferr.*, *Sang.*).

**VERWANDTSCHAFT:** vgl. *Aml-ns.*, *Bell.*, *Ferr.*, *Gels.*, *Meli.*, *Stram.*

**VERSCHLIMMERUNG: IN DER SONNE, EXPOSITION IN SONNENBESTRAHLUNG**; künstliches Licht; Überhitzung; Erschütterung; Bücken; Steigen; Berührung durch den Hut; Haareschneiden. – Scheinwerfer. – *U.-ST.*

**Anmerkung des Übersetzers:**

**BESSERUNG:** kühle Abendluft; offene Fenster.

**Fallbeispiel:** Eine Nonne mit kongestivem Kopfschmerz stand abends am offenen Fenster und lüftete den Schleier, weil ihr das Linderung verschaffte. – Karl Anton *KASS*.

# GRAPHITES

Reißblei / Kristalliner Kohlenstoff — Weihepunkt: N 22; de la Fuye: M 21, M 41

Paßt für zu Fettsucht neigende Frauen mit habitueller Verstopfung; mit einer Anamnese verzögerter Menstruation.

›Was *Pulsatilla* in der Pubertät, ist *Graphites* im Klimakterium.‹

Übermäßige Vorsicht; furchtsam, zögert; unfähig, sich zu etwas zu entschließen (*Puls.*).

Zappelig beim Sitzen an der Arbeit (*Zinc.*).

Traurig, verzagt; **Musik bringt sie zum Weinen**; denkt nur noch an den Tod (Musik ist unerträglich: *Nat-c.*, *Sabin.*).

Ekzem der Augenlider; Ausschlag feucht und rissig; Lider gerötet und Lidränder bedeckt mit Schuppen oder Krusten.

**Sexuelle Schwäche durch sexuelle Exzesse**.

Menses: zu spärlich, blaß, spät mit heftigen Schmerzen; unregelmäßig; verzögert nach Durchnässung der Füße (*Puls.*).

Morgendliche Übelkeit während der Regel; sehr schwach und erschöpft (*Alum.*, *Carb-an.*, *Cocc.*).

Leukorrhö: scharf, wundmachend, tritt **IN STRÖMEN TAG UND NACHT** auf; vor und nach der Regel (vor: *Sep.* – nach: *Kreos.*).

Narbenverhärtungen bleiben nach Mamma-Abszeß, hemmen den Milchfluß; Brustkrebs, durch alte Narben und wiederholte Abszesse.

Ungesunde Haut: **jede Verletzung eitert** (*Hep.*); alte Narben brechen wieder auf; **Hautausschläge an den Ohren**, zwischen Fingern und Zehen und an verschiedenen Körperteilen, von denen eine **WÄSSRIGE, TRANSPARENTE, KLEBRIGE FLÜSSIGKEIT** aussickert.

**Die Nägel sind spröde, bröckelig, deformiert** (*Ant-c.*); schmerzhaft, wund, wie geschwürig; dick und verkrüppelt.

Risse oder Fissuren an den Fingerkuppen, Brustwarzen, Mundwinkeln; am Anus; zwischen den Zehen.

Brennender runder Fleck am Scheitel (*Calc.*, *Sulf.* – kalter Fleck: *Sep.*, *Verat.*).

Kataleptische Verfassung; bei Bewußtsein, aber ohne Kraft, sich zu bewegen oder zu sprechen.

Erkältet sich leicht, empfindlich gegen Luftzug (*Bor.*, *Calc.*, *Hep.*, *Nux-v.*). Abmagerung leidender Körperteile.

**Hört besser im Lärm**; im rollenden Fahrzeug, wenn ein Rumpeln zu hören ist (*Nit-ac.*).

Diarrhö: Stühle braun, flüssig, gemischt mit unverdauten Substanzen und von unerträglichem Gestank; oft verursacht durch unterdrückte Hautausschläge (*Psor.*).

Chronische Obstipation; Stuhl schwierig, reichlich, hart, knotig, mit Klumpen, zusammengehalten durch Schleimfäden; **zu groß** (*Sulf.*); scharfer Wundschmerz im Anus nach dem Stuhl.

Kinder: unverschämt, hänselnd, quengelnd; lachen, wenn ihnen ein Verweis erteilt wird.

Empfindung von Spinnweben an der Stirn, versucht angestrengt, sie wegzuwischen (*Bar-c.*, *Bor.*, *Brom.*, *Ran-s.*).

Phlegmonöses Erysipel: im Gesicht, mit brennenden, stechenden Schmerzen; beginnt an der rechten Seite, geht zur linken über; nach Anwendung von Jodtinktur. – Neigung zu Rezidiven. – *U.-ST.*

Entschiedene Abneigung gegen Geschlechtsverkehr (beide Geschlechter).

**VERWANDTSCHAFT:** ergänzend: *Caust.*, *Hep.*, *Lyc.*

*Graphit* folgt gut nach *Lyc.*, *Puls.*; nach *Calc.* bei Fettsucht junger Frauen mit großer Menge ungesunden Fettgewebes; folgt *Sulfur* gut bei Hautaffektionen; nach *Sepia* bei gußartig auftretender Leukorrhö.

Ähnlich: *Lyc.* und *Puls.* bei Menstruationsbeschwerden.

**VERSCHLIMMERUNG:** nachts, während und nach der Regel. – Temperaturwechsel; Kälte; Zugluft. Bettwärme. Fett; heiße Getränke. – *U.-ST.*

**Anmerkung des Übersetzers:**

**BESSERUNG:** nach Spaziergang; an der frischen Luft; Essen; Berührung. Warmes Einhüllen.

Magenschmerzen > durch **warme Milch**.

Sommersprossen verschlimmern sich bei Verstopfung.

# HAMAMELIS VIRGINICA

Zauberhasel, Zaubernuß / Hamamelidaceae | Weihepunkt: KG 7

Dieser Strauch blüht von September bis November, wenn die Blätter fallen. Die Samen reifen im folgenden Sommer.

Das Mittel paßt für venöse Hämorrhagien aus jeder Körperöffnung; Nase, Lungen, Darm, Uterus, Blase.

Venöse Kongestion: passiv, in Haut und Schleimhäuten; Phlebitis, Krampfadern; Ulcera, Varikosis mit stechenden, punktförmig piekenden Schmerzen; hyphenate Hämorrhoiden.

Patienten mit Neigung zu Varizen, die sich leicht durch jede Exposition erkälten, besonders bei warmem, feuchtem Wetter.

›Das *Aconit* des venösen Kapillarsystems.‹

**Allgemeine Schmerzhaftigkeit mit Zerschlagenheitsgefühl der affizierten Körperteile** (*Arn.*); Gelenk- und Muskelrheumatismus.

Wunden: Schnittwunden, Rißwunden, Quetschungen; Verletzungen durch Sturz; kontrolliert Blutungen, stillt den Schmerz, und das Wundheitsgefühl verschwindet (*Arn.*).

Chronische Folgen mechanischer Verletzungen (*Con.*).

**Traumatische Konjunktivitis**; Sugillationen, Hyposphagma, Extravasate in die Augenkammern; nach starkem Husten; **intensive Wundheitsschmerzen** (*Arn.*, *Calend.*, *Led.*).

Nasenbluten: passives Fließen, langanhaltend, Blut gerinnt nicht (*Crot-h.*); starke Blutung bessert Kopfschmerzen (*Meli.*); idiopathisch, traumatisch, vikariierend, bei Kindern.

Hämorrhagie: stark, dunkel, klumpig, aus Darmgeschwüren (*Crot-h.*); aus der Gebärmutter, aktiv oder passiv; nach einem Sturz oder einem harten Ritt; vikariierende Menstruation; keinerlei Ängstlichkeit.

Hämoptö: Kitzelhusten mit Blut- oder Schwefelgeschmack; venös, ohne Anstrengung oder Husten; manchmal monatlich, über Jahre hinweg.

Reichliche Absonderungen, die einer Hämorrhagie ähneln und für den Körper einen ebenso schlimmen Säfteverlust darstellen wie ein Blutverlust.

Hämorrhoiden: bluten stark; mit Brennen, Schmerzen, Völle-, Schweregefühl; als ob der Rücken durchbrechen wollte; Stuhldrang; bläuliche Farbe; After wird wund und wie roh empfunden.

Menses: Blutung dunkel und reichlich; mit Schmerzen im Abdomen; nach einem Stoß ans Ovar oder nach einem Sturz; alle Beschwerden verschlimmern sich während der Regel (*Cimic.*, *Puls.*).

Aktive oder passive Metrorrhagie; durch die Erschütterung beim Reiten oder Fahren über unbefestigte Wege; abwärtsdrängender Schmerz im Rücken.

Schwäche nach einer Hämorrhoidenblutung steht außerhalb jedes Verhältnisses zur Menge des verlorenen Blutes (*Hydr.*).

Schlimme Folgen von Blutverlust (*Chin.*).

**VERWANDTSCHAFT:** ergänzend: *Ferrum* bei Hämorrhagien und hämorrhagischer Diathese.

Vgl.: *Arn.*, *Calend.* bei traumatischen Blutungen und zur beschleunigten Resorption intraokulärer Blutungen.

**Praxis-Tip des Übersetzers:**

Äußerliche Anwendung bei Verbrennungen 1. und 2. Grades bringt schnelle, narbenlose Heilung.

# HELLEBORUS NIGER

Christrose / Ranunculaceae

Schwächliche, zarte, psorische Kinder; mit Neigung zu zerebralen Beschwerden (*Bell.*, *Calc.*, *Tub.*); mit serösen Ergüssen.

Melancholie: kummervoll; verzweifelt; schweigend mit quälender Angst; nach Typhoid; Mädchen in der Pubertät, oder wenn die Regel nach der Menarche nicht wieder eintritt.

Reizbar, leicht verärgert; Trost < (*Ign.*, *Nat-m.*, *Sep.*, *Sil.*); will nicht gestört werden (*Gels.*, *Nat-m.*).

Bewußtlos; benommen; antwortet langsam auf Fragen; ein Bild des akuten Schwachsinns (chronischer Schwachsinn: *Bar-c.*).

Hirnsymptome während des Zahnens (*Bell.*, *Podo.*); drohendes Gehirnödem (*Apis*, *Tub.*).

Meningitis: akut, zerebrospinal, tuberkulös, mit Exsudation; mehr oder weniger komplette Lähmungen; mit Cri encéphalique.

Leeres, gedankenloses Stieren; **Augen weit offen**; unempfindlich gegen Licht; erweiterte Pupillen, oder abwechselnd verengt und erweitert.

Schlaf wie betäubt, mit Aufschreien, schrillen Tönen und Auffahren.

Hydrocephalus nach Scharlach oder infolge Tuberkulose, der sich schnell entwickelt (*Apis*, *Sulf.*, *Tub.*); automatische Bewegungen eines Armes und Beines.

Konvulsionen mit extremer Kälte des Körpers, außer Kopf oder Hinterkopf, die erhitzt sein können (*Arn.*).

Schluckt gierig kaltes Wasser; beißt auf den Löffel, bleibt jedoch bewußtlos.

Kauende Mundbewegungen; Mundwinkel wund und rissig; Nasenlöcher dreckig, rußig, trocken.

Ständiges Zupfen an den Lippen, den Kleidern, oder Nasenbohren (bei vollem Bewußtsein: *Arum-t.*).

**Bohrt den Kopf in die Kissen**; **rollt von einer Seite auf die andere**; **schlägt mit den Händen gegen den Kopf**.

Diarrhö: während eines akuten Hydrocephalus, in der Dentition, in der Schwangerschaft; wäßriger, klarer, klebriger, farbloser Schleim; weißer, gallertartiger Schleim; wie Froschlaich (oder Sago); unwillkürlich.

Urin: **ROT**, **SCHWARZ**, **SPÄRLICH**, **KAFFEESATZARTIGES SEDIMENT**; **UNTERDRÜCKT** bei Hirnerkrankungen oder Wassersucht; eiweißhaltig.

Wassersucht: in Gehirn, Brustraum, Abdomen; nach Scharlach und intermittierendem Fieber; mit Fieber, Hinfälligkeit, **fehlender Harnabsonderung**; durch unterdrückte Exantheme (*Apis*, *Zinc.*).

**VERWANDTSCHAFT:** vgl.: *Apis*, *Apoc.*, *Ars.*, *Bell.*, *Bry.*, *Dig.*, *Lach.*, *Sulf.*, *Tub.*, *Zinc.* bei Gehirn- oder Meningealaffektionen.

**Anmerkung und Praxis-Tip des Übersetzers:**

**VERSCHLIMMERUNG:** kalte Luft; Pubertät; Zahnung; suppressive Therapie; Anstrengung; 16 - 20 Uhr.

**BESSERUNG:** vermehrte Aufmerksamkeit.

Ausbleibende Menses nach enttäuschter Liebe. – Constantin *HERING*.

# HELONIAS DIOICA

Chamaelirium carolinianum / Liliaceae Weihepunkt: Ma 30

Für Frauen; mit **Prolaps infolge Atonie**, entkräftet durch Trägheit und Wohlleben; **ausgelaugt durch harte körperliche oder geistige Arbeit**; überbeanspruchte Muskeln schmerzen und brennen; zu müde, um schlafen zu können.

Immer besser bei Beschäftigung, wenn sie nicht an ihre Beschwerden denkt (*Calc-p.*, *Ox-ac.*).

Ruhelos, muß sich ständig bewegen.

**Reizbarkeit**, **Nörgelsucht**; kann nicht den mindesten Widerspruch vertragen oder den kleinsten Vorschlag annehmen (*Anac.*).

Tiefste Melancholie; tiefe Depression.

Diabetes: erste Stadien; reichlich klarer, zuckerhaltiger Urin; Lippen trocken, zusammenklebend; großer Durst; Ruhelosigkeit; Abmagerung; reizbar und melancholisch.

Albuminurie: akut oder chronisch; in der Schwangerschaft, mit großer Schwäche, Mattigkeit, Schläfrigkeit; ungewöhnlich müde, weiß aber nicht warum.

Menses: zu früh, zu reichlich, durch Uterusatonie bei durch Blutverlust geschwächten Frauen; wenn die Patientinnen mehr Blut verlieren, als zwischen den Regeln produziert wird; Brüste geschwollen, Brustwarzen schmerzhaft und empfindlich (*Con.*, *Lac-c.*). Blutung passiv, dunkel, klumpig, stinkend.

Wundheits- und Schweregefühl im Becken (*Lappa*); **fühlt beim Gehen die Gebärmutter ganz deutlich**, da sie **so wund und empfindlich ist** (*Lyss.*).

Schlimme Folgen von Fehlgeburten und Abtreibungen.

**VERWANDTSCHAFT:** Vergleichsmittel: *Alet.*, *Ferr.*, *Lil-t.*, *Ph-ac.*

Ähnlich: *Alet.* bei Schwäche durch Prolaps, sich hinziehende Krankheit, mangelhafte Ernährung.

**Anmerkung des Übersetzers:**

**VERSCHLIMMERUNG:** Erschöpfung nach Geburten oder Aborten; Schwangerschaft. Kleiderdruck.

**BESSERUNG:** Beschäftigung; Ablenkung; wenn sie sich den Leib hält.

# HEPAR SULFURIS

Kalkschwefelleber / CaS — Weihepunkt: Lu 1

Träge, lymphatische Konstitutionen; Personen mit hellem Haar und heller Hautfarbe, langsam im Handeln und mit weicher, schlaffer Muskulatur.

**DIE GERINGSTE VERLETZUNG EITERT** (*Graph.*, *Merc.*).

Erkrankungen, bei denen der Organismus durch Quecksilbermißbrauch geschädigt wurde.

Bei unvermeidlicher Eiterung öffnet *Hepar* den Abszeß und beschleunigt die Heilung.

**Überempfindlich**, **physisch und psychisch**; der geringste Anlaß reizt ihn; schnelles, hastiges Sprechen und hastiges Trinken.

Der Patient ist mürrisch, ärgerlich über die kleinste Bagatelle; Hypochondrie; unbegründete Angst.

**AUSSERORDENTLICH EMPFINDLICH GEGEN KALTE LUFT**, glaubt die Zugluft zu spüren, wenn im Nebenraum eine Tür geöffnet wird; muß bis zum Gesicht warm eingepackt sein, sogar bei heißem Wetter (*Psor.*); verträgt es nicht, aufgedeckt bzw. unbedeckt zu sein (*Nux-v.* – kann Zugedecktsein nicht vertragen: *Camph.*, *Sec.*); erkältet sich bei der geringsten Exposition in frischer Luft (*Tub.*).

Urin: fließt behindert, **langsame Entleerung ohne Kraft**, **tropft senkrecht herunter**; muß eine Zeitlang warten, bis der Urin kommt; Blase schwach, ist unfähig, ein Ende zu finden, es scheint, als ob immer noch etwas Urin zurückbliebe (*Alum.*, *Sil.*).

Husten: **wenn irgendein Teil des Körpers entblößt wird** (*Rhus-t.*); **KRUPPARTIG**, **WÜRGEND**, **ERSTICKEND**; **nach Einwirkung von trockenem Wind**, von Landwind (*Acon.*).

Asthma: Atmung ängstlich, keuchend, rasselnd; kurz, tief atmend, droht zu ersticken; muß den Kopf nach hinten beugen und sich aufsetzen; nach unterdrückten Hautausschlägen (*Psor.*).

Krupp: nach Exposition **in trocken-kaltem Wind** (*Acon.*); tiefer, rauher, bellender Husten mit Heiserkeit und Schleimrasseln; Verschlimmerung durch kalte Luft, kalte Getränke, vor Mitternacht und gegen Morgen.

Empfindung eines Splitters, einer Fischgräte oder eines Pflockes in der Kehle (*Arg-n.*, *Nit-ac.*); Mandelentzündung, wenn Eiterung droht; chronische Tonsillarhypertrophie mit Schwerhörigkeit (*Bar-c.*, *Lyc.*, *Plb.*, *Psor.*).

Die Haut ist **SEHR EMPFINDLICH GEGEN BERÜHRUNG**, kann noch nicht einmal Kleidung an den betroffenen Körperteilen ertragen (*Lach.* – empfindlich gegen die leichteste Berührung, kann aber starken Druck vertragen: *China*).

Hautaffektionen **AUSSERORDENTLICH EMPFINDLICH GEGEN BERÜHRUNG**, der Schmerz verursacht oft Ohnmacht.

Geschwüre, Herpes, umgeben von kleinen Pickeln oder Pusteln, breiten sich durch Verschmelzungen aus.

Die Mitte der unteren Lippe ist eingerissen (*Am-c.*, *Nat-m.* – Einrisse in den Mundwinkeln: *Cond.*).

Augäpfel: empfindlich gegen Berührung; Schmerz, als ob sie in den Kopf hineingezogen würden (*Olnd.*, *Paris*).

Diarrhö: bei Kindern mit saurem Geruch (*Calc.*, *Mag-c.* – Kind und Stuhl riechen sauer: *Rheum*); lehmfarbene Stühle (*Calc.*, *Podo.*).

Schweiße: reichlich, Tag und Nacht, ohne Besserung; sauer, stinkend; leicht bei jeder geistigen und körperlichen Anstrengung (*Psor.*, *Sep.*).

**VERWANDTSCHAFT:** komplementär zu *Calendula* bei Verletzungen der Weichteile.

*Hepar* antidotiert die schlimmen Folgen von Quecksilber und anderen Metallen, Jod, Kalium jodatum, Lebertran; macht Patienten weniger empfindlich für Witterungswechsel und kalte Luft.

Vergleichsmittel: die psorischen Hautaffektionen von *Sulfur* sind trocken, juckend, > durch Kratzen und nicht berührungsempfindlich; während bei *Hepar* die Haut ungesund, eiternd, feucht und äußerst empfindlich gegen Berührung ist.

**VERSCHLIMMERUNG:** Liegen auf der schmerzhaften Seite (*Kali-c.*, *Jod.*); kalte Luft; Aufdecken; kalte Speisen oder Getränke; Berührung der affizierten Körperteile; Quecksilbermißbrauch.

**BESSERUNG:** Wärme im allgemeinen (*Ars.*); warmes Einhüllen, besonders des Kopfes (*Psor.*, *Sil.*); **bei feuchtem, nassem Wetter** (*Caust.*, *Nux-v.* – umgekehrt: *Nat-s.*).

**Praxis-Tip des Übersetzers:**

Bringt Holzsplitter, die abgebrochen und mit der Pinzette nicht zu fassen sind oder nicht gefunden werden können, an die Oberfläche. Eine Woche nach einer Dosis C 200 stößt sich der Splitter ab bzw. kann gefaßt werden. Schläfrigkeit bei hoch fieberhafter Phlegmone: XM! Bei Lungenerkrankungen: Vorsicht vor hohen Potenzen. Hilmar *DEICHMANN* verordnete zur Bronchialtoilette bei eitriger Bronchitis (etwa eine Woche lang) mit großem Erfolg C 6.

# HYDRASTIS CANADENSIS

Kanadische Gelbwurz / Ranunculaceae Weihepunkt: KG 4; de la Fuye: Di 4

Für geschwächte Personen mit zähschleimigen Absonderungen.

Kachektische oder maligne Dyskrasie mit ausgeprägter Magen- und Leberfunktionsstörung; heruntergekommen durch exzessiven Alkoholgenuß.

Krebs: hart, infiltrierend; Haut fleckig, runzlig; Schmerzen wie Messerstiche, scharf; eingezogene Brustwarze.

Stomatitis: bei stillenden Müttern oder Neugeborenen; Zunge geschwollen, zeigt die Zahnabdrücke.

Leukorrhö: klebrig, dick, zäh, gelb; hängt vom Scheideneingang in langen Strängen herab (*Kali-bi.*); Pruritus.

Starke Absonderung dicken, gelben, fädenziehenden Schleims aus der Nase (*Cor-r.*).

Zieht beim Räuspern gelben, zähen Schleim aus Choanen und Rachen hoch; Ulzeration nach Quecksilber oder Kaliumchlorat; syphilitische Angina.

**Anmerkung des Übersetzers:**

**VERWANDTSCHAFT:** *Ars.*, *Kali-bi.*, *Puls.*

**VERSCHLIMMERUNG:** kalte Luft; Einatmen kalter Luft; trockene Winde; im Freien. Leichte Blutungen. Waschen. Im Alter.

# HYOSCYAMUS NIGER

Bilsenkraut / Solanaceae — Weihepunkt: M 12 li.

Sanguiniker; reizbar, nervös, hysterisch.

Konvulsionen: bei Kindern nach Schreck oder Irritation durch Wurmbefall (*Cina*); während der Wehen; im Kindbett; nach der Mahlzeit erbricht das Kind, schreit plötzlich schrill auf und ist dann bewußtlos.

Krankheiten mit zunehmender zerebraler Aktivität, aber **im Typ nicht entzündlich**; Hysterie oder Delirium tremens; Delirium mit Ruhelosigkeit, springt aus dem Bett, versucht zu entkommen; gibt unpassende Antworten; denkt, er sei am falschen Platz; redet von eingebildeten Handlungen, hat aber keine Bedürfnisse und klagt nicht.

Im Delirium belegt *Hyoscyamus* eine Mittelstellung zwischen dem *Belladonna*- und dem *Stramonium*-Stadium: keine konstante zerebrale Kongestion wie beim ersteren und keine wilde Raserei und kein manisches Delirium wie beim letzteren Mittel.

Spasmen: ohne Bewußtsein; sehr unruhig; **jeder Muskel des Körpers zuckt, vom Auge bis zur Zehe** (ohne Bewußtlosigkeit: *Nux-v.*).

Furcht: vor Alleinsein; vor Gift; gebissen zu werden; verkauft zu werden; zu essen oder zu trinken; Angebotenes anzunehmen; **mißtrauisch**, befürchtet Ränke.

Schlimme Folgen unglücklicher Liebe; mit Eifersucht, Tobsucht, unzusammenhängendem Reden oder Neigung, über alles zu lachen; häufig gefolgt von Epilepsie.

Laszive Manie: **Schamlosigkeit**, **will nicht bedeckt sein**, stößt die Kleider weg, **entblößt sich**; singt obszöne Lieder; liegt nackt im Bett und schwatzt. – **Exhibitionismus**. – *U.-ST*.

Husten: trocken, nachts, spastisch; < durch Hinlegen, > beim Aufsitzen (*Dros.*); < nachts, nach Essen, Trinken, Reden, Singen (*Dros.*, *Phos.* – > beim Hinlegen: *Mang-m.*).

**Starke Schlaflosigkeit reizbarer, nervöser Personen bei geschäftlichen Schwierigkeiten**, die häufig nur in der Einbildung vorhanden sind.

Blasenlähmung: nach Geburtswehen, mit Harnretention oder Inkontinenz; Frauen im Wochenbett ohne Bedürfnis, Wasser zu lassen (*Arn.*, *Op.*).

Fieber: Pneumonie, Scharlach, **wird schnell typhös**; benommenes Sensorium, stierer Blick, Flockenlesen oder Zupfen an der Bettdecke, Zähne schmutzig belegt, Zunge trocken und unbeholfen; unfreiwilliger Stuhl- und Harnabgang; Sehnenhüpfen.

**VERWANDTSCHAFT:** vgl. *Bell.*, *Stram.* und *Verat.*

*Phos.* heilt häufig Laszivität, wenn *Hyos.* versagt.

*Nux-v.* oder *Opium* bei Hämoptyse von Säufern.

Folgt *Belladonna* gut bei Taubheit nach Apoplexie.

**VERSCHLIMMERUNG:** nachts; während der Regel; seelische Affekte; Eifersucht, unglückliche Liebe; beim Hinlegen.

**Anmerkung des Übersetzers:**

**BESSERUNG:** Aufsetzen.

Eckige Bewegung

# HYPERICUM PERFORATUM

Johanniskraut / Guttiferae — Weihepunkt: KG 3

Mechanische Verletzungen des Rückenmarks; böse Folgen von Contusio oder Commotio cerebri et spinae; Schmerzen nach einem Sturz auf das Steißbein.

Stich-, Schnitt- oder Rißwunden; wund und schmerzhaft (*Led.* – Kontusionen: *Arn.*, *Ham.*), besonders wenn von langanhaltender Art.

Verletzungen: durch eingetretene Nägel, Nadeln, Zwecken, Splitter (*Led.*); Rattenbisse; **verhindert Maulsperre** (Tetanus).

Läßt zerfleischte und zerfetzte Glieder wieder zusammenheilen, selbst wenn sie fast völlig vom Körper abgetrennt sind (*Calend.*).

Verletzungen an **KÖRPERTEILEN, DIE REICH AN SENSIBLEN NERVEN SIND** – Finger, Zehen, Nagelbetten, Handflächen oder Sohlen –, wenn die unerträglichen Schmerzen anzeigen, daß die Nerven ernstlich betroffen sind; an Geweben des Tastsinnes, wie an Händen und Füßen.

Nervöse Depressionen im Gefolge von Wunden oder Operationen; heilt schlimme Folgen von Schock, Furcht oder Mesmerismus.

Ulzerationen oder Schorfbildungen werden eingeschränkt und oft zum Stillstand gebracht (*Calend.*). Gequetschte, zerdrückte Fingerspitzen. Tetanus nach traumatischen Verletzungen (vgl. *Phys.*).

Vertigo: Empfindung, als wäre der Kopf plötzlich verlängert; nachts, mit heftigem Harndrang.

Kopfschmerzen: nach einem Sturz auf den Hinterkopf, mit der Empfindung, **als würde er hoch in die Luft gehoben**; große Angst, aus dieser Höhe herunterzufallen.

Rückgrat: nach einem Sturz; die leiseste Bewegung der Arme oder des Nackens nötigt zum Schreien; Rückgrat sehr berührungsempfindlich.

Fußballenentzündung und Hühneraugen mit quälenden Schmerzen, die eine Nervenreizung anzeigen.

Konvulsionen; nach Schlägen auf den Kopf oder Commotio.

**VERWANDTSCHAFT:** vgl. *Arn.*, *Calend.*, *Ruta*, *Staph.*

Bei Wunden, bei denen bereits *Acon.* und *Arn.* abwechselnd gegeben wurden, heilt *Hyper.*

**Anmerkung des Übersetzers:**

**VERSCHLIMMERUNG:** Anstrengung; Berührung; Wetterwechsel; Nebel; Kälte; Feuchtigkeit; Bewegung.

**BESSERUNG:** Liegen auf dem Gesicht; Zurückbeugen.

# IGNATIA AMARA

St. Ignatius-Bohne / Loganiaceae — Weihepunkt: M 26

Besonders geeignet für nervöses Temperament; Frauen mit empfindlicher, leicht erregbarer Natur; dunkelhaarig und dunkler Teint, aber mit sanfter Veranlagung, rasch in der Auffassung und sehr schnell im Ausführen. Im schlagenden Gegensatz zum hellen Hauttyp der nachgiebigen, tränenreichen, langsamen und unentschlossenen *Pulsatilla*-Frau.

**DAS MITTEL DER GROSSEN WIDERSPRÜCHE:** Ohrgeräusche besser durch Musik; Hämorrhoiden besser durch Gehen; Halsschmerzen besser durch Schlucken; Leeregefühl im Magen durch Essen nicht gebessert; Husten schlimmer, je mehr er hustet; Husten beim Innehalten während des Gehens (*Astac.*); krampfhaftes Lachen bei Kummer; sexuelles Verlangen mit Impotenz; **Durst während des Schüttelfrostes**, kein Durst bei Fieber; die Gesichtsfarbe wechselt bei Ruhe.

Gemütsverfassung wechselt schnell, in fast unglaublich kurzer Zeit von Freude zu Trübsal, von Lachen zu Weinen (*Coff.*, *Croc.*, *Nux-m.*); **LAUNISCH.**

Personen, die durch **LANGANHALTENDEN KUMMER psychisch und physisch erschöpft sind.**

**Unwillkürliches Seufzen** (*Lach.*); mit Schwäche- und Leeregefühl in der Magengrube; durch Essen nicht gebessert (*Hydr.*, *Sep.*).

Schlimme Folgen von Ärger, Kummer oder enttäuschter Liebe (*Calc-p.*, *Hyos.*); brütet in Einsamkeit über imaginären Leiden.

Verlangen nach Alleinsein.

Fein empfindsames Gemüt, feinfühliges Gewissen.

Unbeständig, ungeduldig, unentschlossen, zänkisch.

Liebenswürdig bei Wohlbefinden, aber leicht gestört durch die leiseste Emotion; **leicht beleidigt.**

Der kleinste Vorwurf oder Widerspruch bringt ihn in Wut, und dann ärgert er sich über sich selbst.

Kindern, die gerügt, gescholten oder ins Bett geschickt wurden, wird schlecht, oder sie haben im Schlaf Konvulsionen.

Böse Folgen schlechter Nachrichten; von Ärger mit unterdrücktem Unwillen; von unterdrückten seelischen Leiden; von Scham und Kränkung (*Staph.*).

Kopfschmerzen, als würde ein Nagel seitlich herausgetrieben, erleichtert durch Darauſliegen (*Coff.*, *Nux-v.*, *Thuj.*).

**KANN KEINEN TABAK VERTRAGEN**; Rauchen oder Aufenthalt in Tabakrauch verursacht oder verschlimmert Kopfschmerzen.

Beißt sich beim Sprechen oder Kauen auf die Innenseite der Wangen.

Kleine Schweißstelle im Gesicht nur beim Essen.

Überempfindlichkeit gegenüber Schmerzen (*Coff.*, *Cham.*).

Obstipation: vom Fahren; lähmungsbedingt; **mit außerordentlich starkem Stuhldrang, der mehr im Oberbauch empfunden wird** (*Verat.*), mit starken Schmerzen, fürchtet den Gang zum Klosett; bei Frauen, die gewohnheitsmäßig Kaffee trinken.

Prolapsus ani von leichtem Pressen zum Stuhl, vom Bücken oder Heben (*Nit-ac.*, *Podo.*, *Ruta*); schlimmer bei weichem Stuhl.

Hämorrhoiden: prolabieren bei jedem Stuhlgang, müssen replaziert werden; **scharfe Stiche schießen aufwärts durch das Rektum** (*Nit-ac.*); stundenlang schlimmer nach dem Stuhlgang (*Rat.*, *Sulf.*).

Rucken und Zucken, sogar Spasmen einzelner Glieder oder des ganzen Körpers beim Einschlafen.

Schmerzen an kleinen, umschriebenen Stellen.

Fieber: rotes Gesicht im Froststadium (*Ferr.*); Schüttelfrost **mit Durst lediglich im Froststadium**; besser durch Wärmeanwendung; Hitzestadium **ohne Durst**, schlimmer durch Zudecken (besser durch Zudecken: *Nux-v.*).

Beschwerden kehren genau zur gleichen Stunde wieder.

*Ignatia* zeigt die gleiche Beziehung zu Krankheiten bei Frauen wie *Nux vomica* zu denen von sanguinischen, reizbaren Männern.

Es gibt in Nordamerika sehr viel mehr *Ignatia*-Personen als *Nux-vomica*-Personen. – *HERING*.

**VERWANDTSCHAFT:** unverträglich: *Coff.*, *Nux-v.*, *Tab.*

Schlimme Folgen von *Ignatia* werden durch *Pulsatilla* antidotiert.

**VERSCHLIMMERUNG:** durch Tabak, Kaffee, Branntwein, Berührung, Bewegung, starke Gerüche, Gemütsbewegungen, Kummer.

**BESSERUNG:** Wärme, starker Druck (*Chin.*); Schlucken, Gehen. – Jede Art von Reise. – *U.-ST*.

**Praxis-Tip des Übersetzers:**

Symptomenduelle zwischen Mutter und Tochter: Die narzißtische Kränkung der Mutter, die einen *Ignatia*-Affekt hervorruft, bedingt bei der Tochter eine reaktive *Ignatia*-Erkrankung. Die Betroffenen duellieren sich sozusagen mit ihren Symptomen.

**Acetonämisches Erbrechen** bei Kindern (*Phos.*, *Ars.*).

**Angina tonsillaris** bei Liebeskummer, wenn die Halsschmerzen durch Essen gebessert werden oder beim Essen geringer als beim Trinken oder Leerschlucken sind. Bei Erwartungsangst in blamabler Situation.

**Paroxysmale Tachykardien**; hintergangener Ehefrauen; nach Vergewaltigung.

**Mastopathie** gekränkter Ehefrauen. Sieht keinen Ausweg.

**Asthma bronchiale** vernachlässigter Frauen oder altgewordener Mütter.

**Lungentuberkulose** nach enttäuschter Liebe (*Nat-m.*). – *GAGLIARDI*. (Zschr. Klass. Hom. 1973/1, S. 25-26)

**Psychopathognostische Trias:** Indignation, Antizipation und Opposition. Unsicher, deshalb peinlich genau. Durchfall bei Aufregung. Fürchtet, den Verstand zu verlieren.

Bewährt bei Colitis-ulcerosa-Fällen und bei Fällen von Encephalitis disseminata (Polysklerose), zumindest als langwirkendes Anfangsmittel. Strenges Vorgehen nach der biografischen Anamnese ist angezeigt. Das Mittel wirkt auch bei blonden, rothaarigen und blauäugigen Personen beiderlei Geschlechts.

# IPECACUANHA

Brechwurzel / Rubiaceae — de la Fuye: Lu 7, KG 14

Geeignet für Fälle mit vorherrschenden gastrischen Symptomen (*Ant-c.*, *Puls.*); **Zunge sauber** oder nur leicht belegt.

**IN ALLEN FÄLLEN MIT STÄNDIGER UND DAUERNDER ÜBELKEIT.**

Nausea: **mit starker Speichelbildung**; Erbrechen von weißem, eiweißartigem Schleim in großen Quantitäten, **ohne Erleichterung**; schläfrig danach; schlechter durch Vornüberbeugen; Primärwirkungen von Tabak; in der Schwangerschaft.

Magen: fühlt sich erschlafft an, **als hinge er herab** (*Ign.*, *Staph.*); Krampfen, Quetschen, kolikartige Bauchschmerzen, wie wenn sich sämtliche Finger einer Hand kräftig in die Därme einpreßten; < durch Bewegung.

Schneidende Nabelkolik mit Blähungen.

Stuhl: grasgrün; bestehend aus weißem Schleim (*Colch.*); blutig; gegoren, schaumig, schleimig, wie schaumige Melasse.

Herbstdysenterie: kalte Nächte nach heißen Tagen (*Colch.*, *Merc.*).

Asiatische Cholera, erste Symptome, wenn Nausea und Erbrechen vorherrschen (*Colch.*).

Hämorrhagie: aktiv oder passiv, **HELLROT, aus allen Körperöffnungen** (*Erig.*, *Mill.*); uterin, reichlich und klumpig; schwere, bedrückte Atmung dabei; Stiche vom Nabel zum Uterus.

Schneidende Schmerzen durch das Abdomen von links nach rechts (*Lach.* – von rechts nach links: *Lyc.*).

Husten: trocken, spasmodisch, eingeengt, asthmatisch.

Schweratmig bei geringster Anstrengung; heftige Dyspnö mit Keuchen und Ängstlichkeit im Magen.

Keuchhusten: **Kind bekommt keine Luft**, wird blaß, steif und blau; Erstickungsanfall mit Würgen und Schleimerbrechen; Bluten aus Nase oder Mund (*Indg.*).

Husten mit Schleimrasseln in den Bronchien beim Einatmen (*Ant-t.*); drohende Erstickung durch Schleim.

**Schmerzen, wie wenn die Knochen alle in Stücke geschlagen wären** (wie gebrochen: *Eup-per.*).

Intermittierendes Fieber: am Anfang von irregulären Fällen; mit **NAUSEA**, oder von Magenverstimmung; nach Abusus von oder Unterdrückung mit Chinin.

Intermittierende Dyspepsie jeden zweiten Tag zur selben Stunde; Fieber mit ständiger Nausea.

Überempfindlichkeit gegen Hitze und Kälte.

**VERWANDTSCHAFT:** vgl. *Cuprum.*

Wird gut gefolgt von *Arsen* bei Influenza, Schüttelfrösten, Krupp, Schwäche, Cholera infantum; von *Ant-t.* bei Fremdkörpern im Larynx.

Ähnlich: *Puls.*, *Ant-c.* bei Magenbeschwerden.

**VERSCHLIMMERUNG:** Winter und trockenes Wetter; warme, feuchte Südwinde (*Euphr.*); leiseste Bewegung.

**Anmerkung des Übersetzers:**

**BESSERUNG:** an der frischen Luft.

# JODUM

Jod Weihepunkt: KG 11a

Personen skrofulöser Diathese mit dunklen oder schwarzen Haaren und Augen; Kachexie **mit enormer Erschöpfung und STARKER ABMAGERUNG** (*Abrot.*).

Große Schwäche und Atemnot beim Treppensteigen (*Calc.*), während der Regel (*Alum.*, *Carb-an.*, *Cocc.*).

Heißhunger; **STÄNDIGE GEWICHTSABNAHME** trotz reichlichen und guten Essens (*Abrot.*, *Nat-m.*, *Sanic.*, *Tub.*).

Leeres Aufstoßen von früh bis spät, als würde jedes bißchen Speise in Gas verwandelt (*Kali-c.*).

**Leidet unter Hunger**, muß alle paar Stunden essen; ängstlich und bange, wenn er nicht ißt (*Cina*, *Sulf.*), **fühlt sich beim oder nach dem Essen besser**, > bei gefülltem Magen.

Kitzelhusten: tief unten in den Lungen und retrosternal sitzt der Kitzelreiz und verursacht Husten, zieht durch die Bronchien zum Cavum nasi (*Coc-c.*, *Con.*, *Phos.*).

Hypertrophie und Verhärtung von Drüsengewebe – Thyreoidea, Mammae, Ovarien, Testes, Uterus, Prostata und andere Drüsen –, Brüste schrumpfen und werden schlaff.

**Harter Kropf** bei dunkelhaarigen Patienten (blonde: *Brom.*), > nach Essen.

Palpitationen, < bei der leichtesten Anstrengung (vgl. *Dig.* – von der leichtesten geistigen Anstrengung: *Calc-ar.*).

Empfindung, als würde das Herz zusammengequetscht; wie von einer eisernen Faust gepackt (*Cact.*, *Sulf.*).

Leukorrhö: scharf und wundmachend, verfärbt die Wäsche und greift sie an; besonders reichlich zur Zeit der Menses.

Kanzeröse Veränderung der Cervix uteri; schneidende Schmerzen im Leib und Blutungen bei jeder Stuhlentleerung.

Verstopfung mit vergeblichem Drang, > durch Trinken von kalter Milch.

Krupp: membranöser, heiserer, trockener Husten, < bei warmem, feuchtem Wetter; pfeifende, sägende Atmung (*Spong.*).

Kind greift beim Husten an den Hals (*All-c.*); blasses und kaltes Gesicht, besonders bei gut genährten Kindern.

**VERWANDTSCHAFT:** komplementär: *Lycopodium.*

Vgl. *Acet-ac.*, *Brom.*, *Con.*, *Kali-bi.*, *Spong.* bei membranösem Krupp und Pseudokrupp; besonders bei übermäßig gewachsenen Jungen mit skrofulöser Diathese.

Folgt gut nach *Hepar*, *Mercur*; wird gefolgt von *Kali-bi.* bei Krupp. Wirkt bei Kropf am besten, wenn es nach Vollmond bzw. bei abnehmendem Mond gegeben wird. – *LIPPE.*

Sollte im Wochenbett nicht gegeben werden, außer in hohen Potenzen. – *HERING.*

**VERSCHLIMMERUNG:** Wärme, Einhüllen des Kopfes (umgekehrt: *Hep.*, *Psor.*).

**Anmerkung des Übersetzers:**

**BESSERUNG:** Kälte: Luft, Boden; Bewegung; Essen.

# KALIUM ARSENICOSUM (*U.-ST.*)

Kaliumarsenat, Fowlersche Lösung / $KH_2AsO_4$

Patienten, die für bösartige Erkrankungen prädisponiert sind oder an langwierigen Hauterkrankungen leiden. Unruhig, nervös und anämisch.

Konservativ-zurückhaltend. Zeigt seine **Angst um die Gesundheit** nicht. Ruft den Arzt an, ohne zu sagen, was wirklich los ist. Humorlos, berechnend.

Verschlossen, die Angehörigen erfahren nichts.

Kritisch gegenüber dem Arzt, der die einzige Hoffnung ist. Wartet bis morgens auf seinen Arzt: »Was wird der Arzt sagen?« Glaubt dem Arzt nicht. »Wie kompetent ist er?«

Wenig geistige Interessen, mehr materielle Lebensliebe, alles ist **genau geplant**. Kann weder seine Freundin noch seinen Mercedes genießen, wegen seiner Furcht vor Krankheit. Areligiös (*Bufo*, *Graph.*). Idee, er werde zu groß.

Schlaflos, < 1 - 4 Uhr. Die Nächte sind voller Leiden.

**Paroxysmale Tachykardie:** funktionelle Herzattacken mit häufigen bösen Angstzuständen, will aber trotzdem niemanden bei sich haben (*Lach.*, *Phos.*); bei Nephritis.

**Asthma**, nachts 2 - 3 Uhr. Abneigung gegen frische Luft.

Haut: unerträgliches Jucken, < beim Ausziehen. **Trokken**, schuppig, runzelig; Akne; Pusteln. Chronisches Ekzem, Jucken < durch **Wärme**, vom Gehen, beim Ausziehen. **Psoriasis**. Um sich greifende Ulcera. Risse in Ellenbeugen und Kniekehlen. Gichtige Knotenbildungen. Hautkrebs verändert sich alarmierend schnell. Zahlreiche kleine Knötchen unter der Haut.

**Leukorrhö:** **gelb**, brennend, scharf, **übelriechend**, nach den Menses. Druck unterhalb der Symphyse.

Allgemeine Frostigkeit – kann es nicht warm genug haben, selbst im Sommer.

**VERSCHLIMMERUNG:** 2 - 3 Uhr; bei und nach den Menses; Ausziehen; Gehen; Wetterwechsel. Berührung; Geräusche; kalte Füße.

**BESSERUNG:** regnerische Tage.

# KALIUM BICHROMICUM

Kaliumbichromat / $K_2Cr_2O_7$ Weihepunkt: N 14 li.

Adipöse, hellhaarige Personen, die an katarrhalischen, syphilitischen oder psorischen Erkrankungen leiden.

Fette, rundliche Kinder mit kurzen Hälsen, mit Neigung zu Krupp und kruppösen Erkrankungen.

Schleimhauterkrankungen: Augen, Nase, Mund, Kehle, Bronchien; Magen-Darm-Trakt und Genital- und Harntrakt; **ABSONDERUNG ZÄHEN, FÄDENZIEHENDEN SCHLEIMS, DER AN KÖRPERTEILEN FEST ANHAFTET UND ZU LANGEN FÄDEN GEZOGEN WERDEN KANN** (vgl. *Hydr.*, *Lyss.*).

Beschwerden, die bei heißem Wetter auftreten.

Anfälligkeit für Erkältungen in frischer Luft.

Rheumatismus wechselt mit Magenstörungen, wobei das eine im Herbst und das andere im Frühjahr auftritt; auch Wechsel von Rheumatismus und Dysenterie (*Abrot.*).

Schmerzen: **an kleinen, umschriebenen Stellen**, die mit der Fingerspitze bedeckt werden können (*Ign.*); **plötzlich sich verschiebend**, von einem Körperteil zum andern (*Kali-s.*, *Lac-c.*, *Puls.*); tauchen plötzlich auf und verschwinden plötzlich (*Bell.*, *Ign.*, *Mag-p.*).

Neuralgische Beschwerden jeden Tag zur gleichen Stunde (*Chin-s.*). – Täglich von 9 - 11 Uhr. – *U.-ST.*

Magenbeschwerden: üble Folgen von Bier; Appetitverlust; Gewicht in der Magengrube; Flatulenz; < bald nach dem Essen; Erbrechen von zähem Schleim und Blut; runde Magengeschwüre (*Gymn.*). – < durch Fleisch, Tee. – *U.-ST.*

Nase: **Druckschmerzen an der Nasenwurzel (im Stirnbereich und an der Nasenwurzel:** *Stict.*);

**ABSONDERUNG VON PFLÖCKEN**; zäher, fädenziehender, grüner, flüssiger Schleim; in klaren Massen; heftige Schmerzen vom Hinterkopf in die Stirn ziehend, wenn die Ausscheidung aufhört. Schleimhautulzeration am Septum mit blutiger Absonderung oder großen Flocken von hartem Schleim (*Alum.*, *Sep.*, *Teucr.*). – Polyposis nasi. – *U.-ST.*

Diphtherie: pseudomembranöse Ablagerungen, fest, perlmuttartig, fibrinös, mit der Tendenz, in Luftröhre und Kehlkopf hinabzusteigen (*Lac-c.* – umgekehrt: *Brom.*).

**Ödematöses, blasenähnliches Aussehen der Uvula**; erhebliche Schwellung, aber geringe Röte (*Rhus-t.*).

Husten: heftig, rasselnd, mit Würgen durch zähen Schleim in der Kehle; < beim Ausziehen (*Hep.*).

Krupp: **heiser**, **metallisch**, mit Aushusten von zähem Schleim oder fibrösen Stückchen am Morgen beim Aufwachen mit Dyspnö, > beim Hinlegen (schlechter beim Hinlegen: *Aral.*, *Lach.*).

Tief eingefressene Geschwüre im Rachen; oft syphilitisch.

Tiefe Geschwüre, wie ausgestanzt. – *KENT.*

Kopfschmerzen: **Flimmersehen oder Blindheit vor den Anfällen** (*Gels.*, *Lac-d.*); muß sich hinlegen; Abneigung gegen Licht und Geräusche; die Sehkraft kehrt zurück, wenn die Kopfschmerzen zunehmen (*Iris*, *Nat-m.*, *Lac-d.*).

Kopfschmerz in der Stirn oberhalb des Auges, stechender Schmerz oberhalb der Augenbraue. Periodische Attacken eines halbseitigen, punktförmigen Kopfschmerzes, < morgens beim Erwachen; morgens um 9 Uhr beginnt eine Kopfschmerzattacke bis zum Nachmittag. – *U.-ST.*

Stuhl: geleeartig, schlimmer morgens. **Dysenterie** mit

Tenesmus, schaumige Stühle. Wechselt ab mit **Obstipation**, < vor den und während der Menses, vergeblicher Stuhldrang. Pfropfengefühl im Anus. Periodische Verstopfung mit Lendenschmerz und braunem Urin. – *U.-ST.*

Prolapsus uteri, macht sich bemerkbar bei heißem Wetter.

Sexuelles Bedürfnis fehlt bei fetten Leuten.

**VERWANDTSCHAFT:** vgl. *Brom.*, *Hep.*, *Jod.* bei Krupp.

Nachdem *Canth.* oder *Carb-ac.* die Abschabsel bei Dysenterie entfernt haben.

Nach *Jod.* bei Krupp, wenn heiserer Husten, zähe Membranen, allgemeine Schwäche und Kälte vorhanden sind; nach *Calc.* bei akutem oder chronischem Nasenkatarrh.

*Ant-t.* folgt gut bei katarrhalischen Erkrankungen und Hautkrankheiten.

**VERSCHLIMMERUNG:** Sommerhitze; heißes Wetter. – Nach Bier. – *U.-ST.*

**BESSERUNG:** Hautsymptome sind besser bei kaltem Wetter (umgekehrt: *Alum.* und *Petr.*).

**Praxis-Tip des Übersetzers:**

**Interessantes Symptom:** Steißbeinschmerz vor der Miktion, danach gebessert.

Zwischen Schleimhäuten und Gelenken vikariierende Beschwerden.

Ischias < nach Biertrinken.

Der *Kalium-bichromicum*-Patient hat große Sorge um seine Gesundheit, kapselt sich aber in seinen Gefühlen hinter einer sehr detaillierten Beschreibung seiner Krankheit ab.

# KALIUM BROMATUM

Kaliumbromid / KBr — Weihepunkt: MP 21

Paßt für hochgewachsene, zur Fettsucht neigende Personen; wirkt besser bei Kindern als bei Erwachsenen.

**Sensibilitätsverlust**, in Fauces, Larynx, Urethra, im ganzen Körper; schwankender, unsicherer Gang; Empfindung, als ob die Beine überall auf dem ganzen Bürgersteig wären.

Nervös, ruhelos; kann nicht stillsitzen, muß immerfort in Bewegung oder beschäftigt sein; **Hände und Finger in ständiger Bewegung**; **zappelige Hände** (zappelige Füße: *Zinc.*); Zucken der Finger.

Anfälle von unkontrolliertem Weinen und von starken melancholischen Wahnideen.

**GEDÄCHTNISVERLUST**; **weiß nicht, wie man spricht**; geistesabwesend; muß das Wort vorgesagt bekommen, bevor er es aussprechen kann (*Anac.*).

Deprimiert, niedergeschlagen, ängstlich, ›fühlen sich, als ob sie ihren Verstand verlieren würden‹.

Muskuläre Inkoordination (*Gels.*); nervliche Schwäche oder Lähmung der Beweglichkeit und Parästhesien.

Ruhelosigkeit und Schlaflosigkeit durch Kummer und Sorgen, Verlust von Eigentum und Ruf durch geschäftliche Schwierigkeiten (*Hyos.*).

**Nächtliche Angstzustände bei Kindern** (*Kali-p.*); Zähneknirschen im Schlaf, Schreien, Stöhnen, Weinen; schreckliche Träume, kann nicht von Freunden beruhigt werden. Somnambulismus (*Sil.*).

Spasmen: durch Schreck, Ärger oder seelische Ursachen bei nervösen, plethorischen Patienten; während des Kreißens, beim Zahnen, bei Keuchhusten, bei Nephritis.

Epilepsie: kongenital, luetisch, tuberkulinisch bedingt; gewöhnlich ein bis zwei Tage vor den Menses; bei Neumond; Kopfschmerzen folgen der Attacke.

Cholera infantum, mit Reflexreizung des Gehirns, bevor Erguß eintritt; erstes Stadium des Hydrocephalus.

Kolik bei Kindern täglich um 5 Uhr morgens (16 Uhr: *Coloc.*, *Lyc.*).

Nervöser Husten in der Gravidität; trocken, hart, **beinahe unaufhörlich**; **drohende Fehlgeburt** (*Con.*).

Stammeln; **langsames, erschwertes Sprechen** (*Bov.*, *Stram.*).

Akne: simplex, indurata, rosacea; blaurot, pustulös, an Gesicht, Brust, Schultern; hinterläßt unansehnliche Narben (*Carb-an.*); bei jungen, dicken Personen mit grobem Habitus.

**VERWANDTSCHAFT:** eines der Antidote für Bleivergiftung.

Oft nach *Eugenia jambosa* bei Akne heilend.

**Anmerkung des Übersetzers:**

**VERSCHLIMMERUNG:** geistige Überanstrengung. Aufregungen. Periodizität: nachts, Sommer, Neumond. Sexuelle Exzesse. Pubertät.

**BESSERUNG:** Beschäftigung.

# KALIUM CARBONICUM

Pottasche / $K_2CO_3$ Weihepunkt: MP 17, MP 18 li., MP 6; de la Fuye: B 67

Für Krankheiten alter Menschen, Wassersucht und Lähmungen; dunkles Haar, Muskel- und Bindegewebsschwäche, Neigung zur Fettsucht (*Am-c.*, *Graph.*).

Durch Säfteverlust geschwächte, besonders anämische Personen (*Chin.*, *Phos.*, *Ph-ac.*, *Psor.*).

Schmerzen: **stechend**, **scharf**, schlimmer in Ruhe und beim **Liegen auf der schmerzhaften Seite** (stechend, scharf, besser in Ruhe und beim Liegen auf der schmerzhaften Seite: *Bry.*).

**KANN ES NICHT ERTRAGEN, BERÜHRT ZU WERDEN**, fährt auf, so leicht er auch berührt wird, besonders an den Füßen.

**Große Abneigung gegen Alleinsein** (*Ars.*, *Bism.*, *Lyc.* – Verlangen nach Alleinsein: *Ign.*, *Nux-v.*).

Furcht, von Entgegenkommenden geschlagen zu werden. – *U.-ST.*

**SÄCKCHENARTIGE SCHWELLUNG ZWISCHEN DEN OBERLIDERN UND DEN AUGENBRAUEN**. – Augenbutter in den äußeren Canthi. – *U.-ST.*

Schwache Augen; **nach Koitus**, Pollution, Abort, Masern.

Magen: aufgetrieben, empfindlich; Gefühl des Berstens; außerordentlich starke Flatulenz; alles, was sie ißt oder trinkt, scheint sich in Gas zu verwandeln (*Jod.*). – Angst wird im Magen empfunden. – *U.-ST.*

Nasenbluten beim **Waschen des Gesichts** am Morgen (*Am-c.*, *Arn.*).

Zahnschmerzen **nur beim Essen**; pochend; schlimmer bei Berührung mit allem Kalten oder Warmen.

**RÜCKENSCHMERZEN**, Schwitzen, Schwäche; nach Abort, Wehen, Metrorrhagie; beim Essen; beim Gehen das Gefühl, aufgeben und sich hinlegen zu müssen.

Husten: trocken, anfallsweise, löst zähflüssigen Schleim

oder Eiter, der geschluckt werden muß; krampfartig, **mit Würgen oder Erbrechen von Mageninhalt**; harte, weiße oder graue Massen fliegen beim Husten aus dem Hals (*Bad.*, *Chel.*). – Viel stärker bei nüchternem Magen. – *U.-ST.*

**FÜHLT SICH SCHLECHT EINE WOCHE VOR DER REGEL**; Rückenschmerzen vor den und während der Menses.

Wehentätigkeit ungenügend; heftige Rückenschmerzen; verlangt Druck auf den Rücken (*Caust.*). – Mangelnde Erholung nach Entbindung. – *U.-ST.*

Asthma durch Aufsitzen, Vorwärtsbeugen oder Hin-und-her-Schaukeln erleichtert; schlimmer zwischen 2 und 4 Uhr morgens.

»Selten wird ein Kranker mit geschwüriger Lungensucht ohne dieses Antipsoricum genesen.« (CK IV, S. 3)

Erschwertes Schlucken; stechender Schmerz im Pharynx wie von einer Fischgräte (*Hep.*, *Nit-ac.*); Nahrung rutscht leicht in die Luftröhre; Rückenschmerzen beim Schlucken.

Gallenkolik: > beim Zusammenkrümmen. – *U.-ST.*

Obstipation: Stuhl großgeformt, schwergehend, mit stechenden, kolikartigen Schmerzen ein oder zwei Stunden vor dem Stuhlgang.

»Schaflorbeerartiger Stuhl, der nur mit Schmerz und Anstrengung abgeht.« (CK IV, 748)

Herz: Neigung zu fettiger Degeneration (*Phos.*); Gefühl, als ob es an einem Faden hinge (*Lach.*).

Sehr starke Erkältungsneigung. – Schlimmer durch leisesten Luftzug. – *U.-ST.*

**VERWANDTSCHAFT:** komplementär: *Carb-v.*

Vgl.: *Bry.*, *Lyc.*, *Nat-m.*, *Nit-ac.*, *Stann.* – Vgl. *Sep.* – *U.-ST.*

Folgt gut auf *Kali-s.*, *Phos.*, *Stann.* bei losem, rasselndem Husten.

»Die unterdrückte Regel kömmt, besser gefärbt,

wieder. (Kali bringt die Regel wieder, wenn Natrum muriaticum es nicht vermochte.)« (CK IV, 904)

**Anmerkung und Praxis-Tip des Übersetzers:**

**VERSCHLIMMERUNG: NACHTS**, **nach Mitternacht**, **3 Uhr**. Kreuzweise links oben und rechts unten; von links nach rechts wandernd. Druck; Berührung; Kleidung; **KÄLTE**; naßkaltes Wetter; **Abneigung gegen frische Luft**; **ZUGLUFT**; Brot; Milch; Fett.

**BESSERUNG:** Bewegung; **Bettwärme**, **Ofenwärme**, warmes Zimmer.

Monatelange Tachykardie, Dyspnö und Herzmuskelschwäche nach Grippe – D 4 - D 6.

*Kalium-carbonicum*-Patienten sind, wenn nicht durch deutliche Symptome angezeigt, in ihrer chronischen Phase oft schwer zu erkennen. Es sind überwiegend anal-retentive Typen, sehr korrekt, zweckbetont. Der Patient zeigt seine wahren Gefühle und seine Ängste nicht. Hast im Beruf und beim Essen. Riskiert eher seine Karriere, als gegen seine Pflichtauffassung zu handeln. Reizbar, wenn seine Routine in Frage gestellt wird.

Kritisiert Kleinigkeiten, **schreit um Kleinigkeiten**, neigt zum Schlagen. Verlangt nach Gesellschaft und behandelt sie trotzdem abscheulich. Kleptomanie. Unterschwellige Angst, bestohlen und ermordet zu werden.

# KALMIA

Kalmie / Ericaceae — Weihepunkt: unterhalb der li. Mamille

Paßt für akute Neuralgien, Rheumatismus und gichtige Beschwerden, besonders wenn das Herz miteinbezogen ist als entzündliche Folge von Rheumatismus oder Gicht.

Herzfehler nach Gelenkrheumatismus.

Schmerzen stechend, scharf, drückend, **abwärts** schießend (*Cact.* – aufwärts: *Led.*); von **Taubheit der affizierten Körperteile** begleitet oder gefolgt (*Acon.*, *Cham.*, *Plat.*).

Heftig stechende Schmerzen im rechten Auge und in der Orbita (linkes Auge: *Spig.*); Steifheit in den Muskeln, Schmerzen < bei Drehbewegung der Augen (*Spig.*); beginnend bei Sonnenaufgang, < zu Mittag, bei Sonnenuntergang verschwindend (*Nat-m.*).

Rheumatismus: starke Schmerzen, wechseln plötzlich die Stelle, gehen von Gelenk zu Gelenk; Gelenk heiß, rot, geschwollen; schlimmer von der leisesten Bewegung.

Schwindel beim Bücken oder Abwärtsschauen (*Spig.*).

Puls langsam, kaum wahrnehmbar (35 - 40 pro Minute); Gesicht fahl und kalte Extremitäten.

**VERWANDTSCHAFT:** ähnlich: *Ledum*, *Rhod.*, *Spig.* bei rheumatischen Affektionen und Gicht.

Es folgt gut auf *Spigelia* bei Herzerkrankungen.

**Anmerkung des Übersetzers:**

**VERSCHLIMMERUNG:** **Bewegung**; Liegen auf der li. Seite; Vorwärtsbeugen; Abwärtssehen. Hitze, Abkühlung; mit dem Sonnenlauf.

**BESSERUNG:** Essen; bedecktes Wetter; fortgesetzte Bewegung.

# KREOSOTUM

Kreosot ist ein Destillationsprodukt aus dem Buchenholzteer Weihepunkt: MP 18 re.

Dunkler Teint, hager, mager, mangelhaft entwickelt, unterernährt, **hochaufgeschossen, sehr groß für ihr Alter** (*Phos.*).

**Alt aussehende, runzelige** Kinder (*Abrot.*); skrofulöse oder psorische Erkrankungen; rasche Abmagerung (*Jodum*); **Erkrankungen in der Postmenopause** (*Lach.*). – Frauen mit geröteten, feuchten, wie verweint aussehenden Augen, trockenen Lippen, heißen und oft geröteten Wangen, mager und kränklich. – *U.-ST.*

Hämorrhagische Diathese: kleine Wunden bluten stark (*Crot-h.*, *Lach.*, *Phos.*); Blutung passiv bei Nasenbluten, Hämoptysis, Hämaturie; bei Typhoid mit nachfolgender großer Schwäche; dunkel, sickernd, nach einer Zahnextraktion (*Ham.*).

Brausen und Sausen in den Ohren, mit Taubheit, vor und während der Regel.

Ätzende, stinkende, jauchige Schleimhautabsonderungen; erheblich geschwächte Lebenskraft.

Jucken, gegen Abend so heftig, daß er fast wild wird (Jucken ohne Hautausschlag: *Dolichos*).

Schmerzhaftes Zahnen: **Zähne beginnen zu verfallen**, **sobald sie durchkommen**; Zahnleisten blaurot, weich, schwammig, blutend, entzündet, skorbutisch, geschwürig.

Erbrechen: in der Schwangerschaft, süßliches Wasser mit Speichelfluß; bei Cholera; während schmerzhafter Dentition; unaufhörlich mit aashaft stinkenden Stühlen; bei bösartigen Magenerkrankungen.

Heftige Kopfschmerzen vor und während der Regel (*Sep.*).

Menses: zu früh, stark, verlängert; Schmerzen während, aber < danach; **BLUTFLUSS BEIM HINLEGEN**, Stillstand beim Sitzen oder Umhergehen;

kalte Getränke lindern die Menstruationsschmerzen; **Menstruationsfluß intermittiert**, hört zeitweise beinahe auf und fängt dann wieder an (*Sulf.*). – Wegen des Brennens in der Vagina Furcht vor Koitus. – *U.-ST.*

Harninkontinenz; **kann nur im Liegen urinieren**; reichlich, blaß; dringend, kann nicht schnell genug aus dem Bett (*Apis*, *Petros.*); **im ersten Schlaf** (*Sep.*), aus dem das Kind schwer zu erwecken ist.

Schmerzen und Brennen bei und nach der Miktion (*Sulf.*).

Leukorrhö: scharf, ätzend und stinkend; **schlimmer zwischen den Regeln** (*Bov.*, *Bor.*); nach unreifem Mais riechend; die Wäsche wird steif wie durch Stärke und gelb verfärbt. – Cervix-Ca. – *U.-ST.*

Lochien: dunkel, braun, klumpig, stinkend, scharf; hören beinahe auf und fangen wieder an (*Con.*, *Sulf.*).

Heftig quälendes Jucken der Schamgegend und der Vagina.

**VERWANDTSCHAFT:** *Kreosot* wird gut von *Ars.*, *Phos.* und *Sulf.* gefolgt bei Karzinom und Erkrankungen mit maligner Tendenz.

*Carb-v.* und *Kreosot* vertragen sich nicht.

**VERSCHLIMMERUNG:** an der frischen Luft, kaltes Wetter; beim Kaltwerden; von kaltem Waschen oder kaltem Baden; Ruhe, besonders im Liegen. – Vor den und während der Menses; in der Schwangerschaft; beim Essen; 18 - 6 Uhr. – *U.-ST.*

**BESSERUNG:** allgemein besser durch Wärme. – Heiße Speisen; Bewegung. Besser morgens, auch wenn die ganze Nacht schlaflos. – *U.-ST.*

**Praxis-Tip des Übersetzers:**

*Kreosot*-Patienten haben viele Wünsche, sind aber nicht zufrieden, wenn sie erfüllt werden. Vor Reizbarkeit werfen Kinder das verlangte Spielzeug auf die Erde, wenn es ihnen gereicht wird (*Cham.*). Niedergeschlagenheit, Weinen bei Musik und ohne Grund. Aufschrecken im Schlaf. Wahnidee: Gegenstände erscheinen länger. Alles geht sehr zu Herzen. Streitsucht. Unruhe und Angst vor Schmerzen.

# LAC CANINUM

Hundemilch

Für nervöse, ruhelose, hochsensible Naturen.

Umherziehende Symptome, Schmerzen wechseln ständig von einem Körperteil zum andern (*Kali-bi.*, *Puls.*); **wechseln die Seite alle paar Stunden oder Tage**.

**SEHR VERGESSLICH**, **geistesabwesend**; macht Einkäufe und läßt sie im Geschäft liegen (*Agn.*, *Anac.*, *Caust.*, *Nat-m.*).

Beim Schreiben benutzt er zuviel Worte oder nicht die richtigen; läßt den letzten Buchstaben aus, oder Buchstaben im Wort; kann sich beim Lesen oder Lernen nicht konzentrieren; sehr nervös (*Bov.*, *Graph.*, *Lach.*, *Nat-c.*, *Sep.*).

Verzweifelt, hoffnungslos; hält sich für unheilbar; glaubt nicht einen einzigen lebenden Freund zu haben; nichts, was das Leben lebenswert macht; könnte jeden Augenblick losheulen (*Cimic.*, *Aur.*, *Calc.*, *Lach.*).

Mürrisch, reizbar; Kind weint und schreit die ganze Zeit, besonders nachts (*Jal.*, *Nux-v.*, *Psor.*).

Furcht: vor dem Alleinsein (*Kali-c.*); zu sterben (*Ars.*); verrückt zu werden (*Lil-t.*); die Treppe hinunterzufallen (*Bor.*). – Vor **Schlangen**, vor Spinnen. – *U.-ST.*

**Chronisch schwermütige Verfassung**; alles erscheint so dunkel, daß es nicht mehr dunkler werden kann (*Lyc.*, *Puls.*). – Mangel an Selbstwertgefühl. – *U.-ST.*

Wutanfälle, Fluchen und Schwören beim kleinsten Anlaß (*Lil-t.*, *Nit-ac.*); heftige Widerwärtigkeit; haßerfüllt.

Schupfen mit dicker weißer Schleimabsonderung.

Die Nasenlöcher abwechselnd verstopft und offen; mit scharfer Absonderung, Nase und Lippen wund (*Arum-t.*, *All-c.*).

Diphtherie und Tonsillitis; Symptome **wechseln wiederholt von einer Seite zur andern**.

Halsschmerzen und Husten neigen dazu, mit der **Menstruation zu be-**

**ginnen und aufzuhören**; gelbe und weiße Flecken; Schmerzen schießen zum Ohr.

Hals: außen empfindlich gegen Berührung (*Lach.*); < beim Leerschlucken (*Ign.*); ständiges Bedürfnis zu schlucken, **schmerzhaft**, beinah unmöglich (*Merc.*); **Schmerzen erstrecken sich zu den Ohren** (*Hep.*, *Kali-bi.*); beginnen links (*Lach.*).

**GLÄNZENDES, GLASIERTES AUSSEHEN VON** diphtherischen Belägen, Schankern und Geschwüren.

Sehr hungrig, kann gar nicht genug essen, um den Hunger zu stillen; nach dem Essen so hungrig wie zuvor (*Casc.*, *Calc.*, *Cina*, *Lyc.*, *Stront.*).

Verlangen nach **salzigen** Speisen und warmen Getränken. Kieferknacken beim Essen (*Nit-ac.*, *Rhus-t.*). – *U.-ST.*

Flauheit im Epigastrium; **ohnmachtsähnliches Schwächegefühl im Magen**.

Menses: zu früh; zu stark; fließen in hellroten Güssen, zäh und fädenziehend (dunkel, schwarz und fädenziehend: *Croc.*); Brüste geschwollen, schmerzhaft, empfindlich vor den und während der Menses (*Con.*).

Abgang von Luft aus der Vagina (*Brom.*, *Lyc.*, *Nux-m.*, *Sang.*).

Brüste: entzündet, schmerzhaft; < bei der leisesten Erschütterung und gegen Abend; **muß sie beim Treppauf- oder Treppabgehen ganz fest halten** (*Bry.*).

Nahezu in allen Fällen zum Abstillen nützlich, wenn das nötig ist (*Asaf.* – zur Wiederanregung oder Vermehrung der Milchbildung: *Lac-d.*).

Empfindung, als ob der Atem aussetzte, wenn sie sich hinlegt; muß aufstehen und umhergehen (*Am-c.*, *Grin.*, *Lach.*).

Versiegen der Milchsekretion – ohne erkennbaren Grund (*Asaf.*).

Heftiges Herzklopfen beim Liegen auf der linken Seite, > beim Umdrehen nach rechts (*Tab.*).

Sexualorgane leicht erregt durch Berührung, Druck, vom Sitzen oder durch Reibung beim Gehen (*Cinnb.*, *Coff.*, *Murx.*, *Plat.*).

Beim Gehen Gefühl zu schweben; beim Liegen Gefühl, das Bett nicht zu berühren (*Asar.*).

Rückenschmerzen: heftig, unerträglich, in der Sakralregion, erstrekken sich in die re. Gesäßhälfte und den re. Ischiasnerv; < in der Ruhe und zu Beginn der Bewegung (*Rhus-t.*); Wirbelsäulenschmerzen von der Hirnbasis bis zum Steißbein, **mit großer Empfindlichkeit gegen Berührung oder Druck** (*Chin-s.*, *Phos.*, *Zinc.*). – Besser durch Rückwärtsbeugen. – *U.-ST.*

Handflächen und Fußsohlen brennen und sind berührungsempfindlich. – *U.-ST.*

**VERWANDTSCHAFT:** ähnlich: *Apis*, *Con.*, *Murx.*, *Lach.*, *Kali-bi.*, *Puls.*, *Sep.*, *Sulf.*

Wirkt allgemein am besten als Einzeldosis.

Wahrscheinlich gibt es in der Materia Medica kein Mittel mit einer wertvolleren Pathogenese von Halssymptomen, bzw. keines, bei dem sich ein sorgfältiges Studium mehr auszahlt.

Wie *Lachesis* erfuhr dieses Mittel heftigsten Widerspruch durch Vorurteile und Ignoranz, der durch seine wunderbaren Heilkräfte langsam aber sicher überwunden wurde. Es wurde bereits im Altertum erfolgreich von *DIOSCORIDES*, *PLINIUS* und *SEXTUS* verordnet und von *REISIG*, *BAYARD* und *SWAN* in New York zur Diphtheriebehandlung mit Erfolg wieder eingeführt. *REISIG* war der erste, der das Mittel potenzierte.

**Anmerkung des Übersetzers:**

**VERSCHLIMMERUNG:** Berührung; Lärm. Kalte Luft; Wind; kalte Getränke. An einem Tag morgens, am anderen abends.

**BESSERUNG:** Kälteanwendung; Rückwärtsbeugen.

# LAC DEFLORATUM

Entrahmte Milch

Die erfolgreiche Behandlung von Diabetes und Brightscher Krankheit mit entrahmter Milch durch *DONKIN* gab den Hinweis für Dr. *SWAN*, Potenzen zu prüfen. Jedes hier erwähnte Symptom hat sich in der Krankenbehandlung bestätigt.

Erkrankungen mit mangelhafter Assimilation und daraus entstandenen Auswirkungen auf das Nervensystem.

Mutlos; es liegt ihm nichts am Leben; hat keine Furcht vor dem Tod, aber ist sicher, daß er sterben muß.

| | |
|---|---|
| Migräne: | beginnt in der Stirn, erstreckt sich zum Hinterkopf, morgens beim Aufstehen (*Bry.*); **heftiges Pochen** mit Übelkeit, Erbrechen, **Blindheit** und hartnäckiger Obstipation (*Epig.*, *Iris*, *Sang.*); < durch Lärm, Licht, Bewegung (*Mag-m.*, *Sil.*); während der Regel (*Kreos.*, *Sep.*); große Schwäche; > durch Druck, durch festes Bandagieren des Kopfes (*Arg-n.*, *Puls.*); reichlicher, farbloser Urin. |
| Globus hystericus: | Empfindung, als steige ein großer Kloß vom Magen zur Kehle und verursache ein Erstickungsgefühl (*Asaf.*, *Kali-c.*). |
| Erbrechen: | unaufhörlich, steht in keinem Verhältnis zum Essen; anfangs unverdaute Nahrung, stark sauer, dann nur noch bitteres Wasser; **in der Schwangerschaft** (*Lac-ac.*, *Psor.*). |
| Obstipation: | mit vergeblichem Drang (*Anac.*, *Nux-v.*); Stuhl hart und trocken (*Bry.*, *Sulf.*); **Stuhl voluminös und hart, muß stark pressen, so daß der Anus einreißt; SCHREIT BEIM PRESSEN VOR SCHMERZ.** |

Eine Frau wurde geheilt, die sich täglich 10 - 12 Klistiere hatte machen müssen und bei der mitunter 4 - 5 Wochen ohne Entleerung vergingen. Die Obstipation hatte 15 Jahre bestanden.

Menses: verspätet; unterdrückt **durch Halten der Hände in kaltes Wasser** (*Con.*); **der Genuß eines Glases Milch unterdrückt die Regel prompt bis zur nächsten Periode** (vgl. *Phos.*).

Große Ruhelosigkeit, extremes und lang anhaltendes Leiden durch **Schlafmangel** (*Cocc.*, *Nit-ac.*).

Fühlt sich völlig erschöpft, gleichgültig ob sie etwas tut oder nicht; große Erschöpfung beim Gehen.

Empfindung: als ob kalte Luft sie anbliese, sogar wenn sie zugedeckt ist; als ob die Bettwäsche feucht wäre.

Wassersucht: durch organische Herzerkrankung; durch chronisches Leberleiden; Albuminurie im vorgerückten Stadium als Folge von intermittierendem Fieber.

Fettsucht; fettige Degeneration (Herz).

**Anmerkung des Übersetzers:**

**VERWANDTSCHAFT:** *Nat-m.*

**VERSCHLIMMERUNG:** Kälte; leiseste Zugluft; Feuchtigkeit. Halten der Hände in kaltes Wasser. Milch. Wöchentlich. Schlafmangel.

**BESSERUNG:** Ruhe. Festes Bandagieren.

# LACHESIS

Lachesis muta, Buschmeister / Crotalidae Weihepunkt: M 12
de la Fuye: B 31, N 6 li.

Personen mit mäßig melancholischem Temperament, dunklen Augen und Neigung zu gedrückter Stimmung und Indolenz.

Frauen mit cholerischem Temperament, mit Sommersprossen und roten Haaren (*Phos.*).

Beleidigungen werden sofort heimgezahlt. Besitzgier, läßt niemanden seine Sachen berühren; nimmt lieber als zu geben. – *U.-ST.*

Paßt besser für dünne und abgemagerte als für dicke Menschen; für Patienten, die sich während ihrer Krankheit mental und physisch verändert haben.

**KLIMAKTERISCHE BESCHWERDEN:** Hämorrhoiden, Hämorrhagien; **HITZEWELLEN UND HEISSE SCHWEISSE**; brennender Scheitelkopfschmerz, besonders in und nach der Menopause (*Sang.*, *Sulf.*).

Beschwerden aufgrund von lang anhaltendem Kummer; Sorgen, Schrecken, Verdruß, Eifersucht oder enttäuschter Liebe (*Aur.*, *Ign.*, *Ph-ac.*).

Unbegründete Eifersucht, wenn Ehepartner mit Personen des anderen Geschlechts spricht. **Argwohn**. Schreit. – *U.-ST.*

Frauen, die sich von den Wechseljahren nicht erholen können: »Habe mich seit der Zeit niemals wieder wohlgefühlt.«

**Vorzugsweise linke Seite affiziert**; **KRANKHEITEN BEGINNEN LINKS UND GEHEN AUF DIE RECHTE SEITE ÜBER** – linkes Ovar, Testikel, linke Brust.

**GROSSE EMPFINDLICHKEIT GEGEN BERÜHRUNG**; Hals, Magen, Bauch; kann es nicht ertragen, daß Bettücher oder Schlafanzug Hals oder Bauch berühren, nicht wegen einer Entzündung oder Empfindlichkeit wie bei *Apis* oder *Bell.*, sondern weil die Kleidung **ein unbehagliches Gefühl verursacht** und nervös macht.

Unverträglichkeit fest anliegender Bänder an Hals und Taille.

Extreme Hitze und Kälte verursachen große Schwäche.

Trinker mit kongestivem Kopfschmerz und Hämorrhoiden; zu Erysipel und Apoplexie neigend.

Kopfschmerzen: drückender oder berstender Schmerz in den Schläfen, schlimmer bei Bewegung, Druck, Bükken, Liegen, nach dem Schlaf; fürchtet sich davor, zu Bett zu gehen, weil sie mit solchen Kopfschmerzen aufwacht.

Blutandrang im Kopf; nach Alkohol; Gemütserregung; unterdrückten oder unregelmäßigen Menses; im Klimakterium; linksseitige Apoplexie.

Gewicht und Druckgefühl auf dem Scheitel (*Sep.*); wie Blei im Hinterkopf.

Alle Symptome, besonders die mentalen, **sind schlimmer nach Schlaf, oder die Verschlimmerung weckt ihn aus dem Schlaf**; **schläft sich in die Verschlimmerung hinein**; unglücklich, bedrückt, besorgt, **traurig, schlimmer morgens beim Erwachen**. – Schlimmer durch Trost. – *U.-ST.*

Geistige Erregbarkeit; Ekstase mit beinahe prophetischen Wahrnehmungen; lebhafte Phantasie; **große Geschwätzigkeit** (*Agar.*, *Stram.*); möchte die ganze Zeit reden; springt von einer Idee zur anderen; **ein Stichwort führt oft in eine andere Geschichte**. – ›Kommt von Hölzchen auf Stöckchen‹. – *U.-ST.*

Muß alles rasch tun, schlingt das Essen hinunter und kann nicht sitzen bleiben. Verlangen nach Austern, Kaffee, Alkoholika. – *U.-ST.*

Obstipation: Untätigkeit, Stuhl liegt im Rektum ohne Drang; Gefühl von **Sphinkterkrampf** (*Caust.*, *Nit-ac.*).

Menses **ZUR RECHTEN ZEIT**; zu kurz, spärlich, schwach; **sämtliche Schmerzen erleichtert durch die Blutung**; **immer besser während der Menses** (*Zinc.*).

Kreuzweh dehnt sich nach oben hin fächerförmig aus. – *HERING.*

Hämorrhoiden: mit spärlichen Menses; im Klimakterium; abgeschnürt; mit aufwärtsschießenden Stichen (*Nit-ac.*).

Alles, was ihm in die Nähe von Mund und Nase kommt, stört die Atmung; möchte gefächelt werden, aber **langsam und auf Distanz** (schnell: *Carb-v.*).

Sobald er einschläft, steht die Atmung (*Am-c.*, *Grin.*, *Lac-c.*, *Op.*).

Starke physische und psychische Erschöpfung; Zittern des ganzen Körpers, könnte ständig niedersinken vor Schwäche; schlimmer morgens (*Sulf.*, *Tub.*).

Epilepsie: Anfall im Schlaf (*Bufo*); nach Säfteverlusten; Onanie, Eifersucht.

Hämorrhagische Diathese; kleine Wunden bluten leicht und stark (*Crot-h.*, *Kreos.*, *Phos.*); Blut dunkel, nicht gerinnend (*Crot-h.*, *Sec.*).

Furunkel, Karbunkel, stark schmerzende Geschwüre (*Tarant.*); bösartige Pusteln; Decubitus; **dunkles**, **bläuliches**, **purpurfarbenes Aussehen**; neigen zu bösartigem Verlauf.

Schlimme Folgen von Wundinfektion; an Leichen (*Pyrog.*).

Empfindung, als rolle ein Ball in der Blase.

Fieber alljährlich wiederkehrend; Anfälle jedes Frühjahr (*Carb-v.*, *Sulf.*) nach Chinin-Suppression im letzten Herbst.

Fieber: typhös oder Typhus; Stupor oder murmelndes Delirium, eingefallenes Antlitz, Herunterfallen des Unterkiefers; Zunge trocken, schwarz, **zittert**, wird mit Schwierigkeiten herausgestreckt oder **fängt sich an den Zähnen** beim Herausstrecken; Konjunktiven gelb oder orange verfärbt; kalter Schweiß, färbt gelb und blutig (*Lyc.*).

Diphtherie und Tonsillitis: **beginnen auf der linken Seite und breiten sich nach der rechten aus** (*Lac-c.*, *Sabad.*); dunkelpurpurrotes Aussehen (*Naja*); **SCHLIMMER DURCH HEISSE GETRÄNKE**, **NACH SCHLAF**; Flüssigkeiten beim Schlucken **schmerzhafter als Festes** (*Bell.*, *Bry.*, *Ign.*); Entkräftung unverhältnismäßig stark gegenüber dem Erscheinungsbild im Hals.

**VERWANDTSCHAFT:** ergänzt durch: *Hep.*, *Lyc.*, *Nit-ac.*

Unverträglich: *Acet-ac.*, *Carb-ac.*

Bei Wechselfieber folgt *Nat-m.* gut auf *Lachesis*, wenn der Typus sich verändert.

**VERSCHLIMMERUNG: NACH SCHLAF**; Berührung; Temperaturextreme; Saures; Alkohol; Chinarinde; Quecksilber; Druck oder Beengung; Sonnenbestrahlung; Frühling; Sommer.

**Anmerkung des Übersetzers:**

**BESSERUNG:** physiologische und pathologische Absonderungen. Lösen der Kleidung, Rückwärtsbeugen, Lagewechsel.

# LEDUM PALUSTRE

Sumpfporst / Ericaceae — Weihepunkt: 2. ICR in der Axillarlinie li.

Paßt für die gichtig-rheumatische Diathese; durch Alkohol geschädigte Gesundheit (*Colch.*).

Hämorrhagie in die vordere Augenkammer nach Iridektomie.

Kontusionen an Auge und Lidern, besonders bei großen Blutextravasaten; Ekchymosis an Lidern und Konjunktiven.

Rheumatismus oder Gicht; **beginnt an den unteren Extremitäten und steigt nach oben** (nach unten: *Kali-c.*); besonders für die schwache, kraftlose Verfassung nach Mißbrauch von *Colchicum*; Gelenke werden knotig und gichtig und schmerzen; akute und chronische Arthritis.

Affiziert das linke Schulter- und das rechte Hüftgelenk (*Agar.*, *Ant-t.*, *Stram.*).

Abmagerung der betroffenen Körperteile (*Graph.*).

Die Schmerzen sind stechend, ziehend, pochend; rheumatische Schmerzen sind < durch Bewegung; < nachts, durch **Bettwärme und Bettdecke** (*Merc.*); > **nur, wenn die Füße in Eiswasser gehalten werden** (*Sec.*).

Beim Händeschütteln Schmerzen vom Handgelenk in den Ellenbogen und den Nacken ziehend. Krampfartiger Schmerz des Handrückens, > durch Bewegung der Finger. – *U.-ST.*

Beschwerden von Menschen, denen es **ständig zu kalt** ist; die sich **immer kalt und frostig fühlen**; Mangel an Lebenswärme (*Sep.*, *Sil.*); speziell die befallenen Körperteile sind **beim Anfassen kalt**.

Körperteile fühlen sich kalt an, werden jedoch vom Patienten subjektiv nicht kalt empfunden.

Bei manchen Erkrankungen ist Bettwärme unerträglich wegen Hitze und Brennens der Glieder.

Schwellung: der Füße, bis hinauf zu den Knien; der Knöchel, mit unerträglichen Schmerzen beim Gehen wie von einer Verstauchung oder einem falschen Tritt; Großzehenballen geschwollen und schmerzhaft; in den Fersen, als ob sie gequetscht wären.

Starkes Jucken an Füßen und Knöcheln, < durch Kratzen und in der Bettwärme (*Puls.*, *Rhus-t.*).

Leichtes Verstauchen der Füße und Knöchel (*Carb-an.*).

Punktuelle Verletzungen durch spitze Werkzeuge, wie Ahlen, Nägel (*Hypericum*); Rattenbisse, Insektenstiche, speziell Stechmücken.

Rote Pickel oder Knötchen **an Stirn und Wangen** wie bei Kognaktrinkern, Stechen bei Berührung.

Langanhaltende **Verfärbung nach Verletzungen**; ›blaue Flecken‹ **werden grün**.

**VERWANDTSCHAFT:** vgl.: *Arn.*, *Crot-t.*, *Ham.*, *Bell-p.*, *Ruta* bei Verletzungen; *Con.* bei langanhaltenden Verletzungsfolgen.

**Anmerkung des Übersetzers:**

**VERSCHLIMMERUNG:** **Wärme:** Decken, Ofen, Luft. Bewegung; nachts; Eier, **Wein**.

**BESSERUNG:** Kälte: Baden, Luft.

# LILIUM TIGRINUM

Tigerlilie / Liliaceae

Wirkt vornehmlich auf die linke Körperseite (*Lach.*, *Thuj.*).

Quält sich um ihr Seelenheil (*Lyc.*, *Sulf.*, *Verat.*), in Verbindung mit Beschwerden an Ovarien oder Uterus; Trost verschlimmert.

**Wildes, verrücktes Gefühl am Scheitel**; verwirrte Ideen.

**Große Niedergeschlagenheit**, kann kaum das Weinen zurückhalten; ist sehr furchtsam und ängstlich und weint viel; gleichgültig gegenüber allem, was man für sie tut. – Denkt ans Sterben, ohne sich viel daraus zu machen, will nur wissen, wie das auf andere wirken wird. – *U.-ST.*

| | |
|---|---|
| Ängstlich: | wegen der Krankheit; befürchtet, daß die Symptome eine organische Erkrankung anzeigen; ausgeprägt bei beiden Geschlechtern. |

Neigung, zu fluchen, zu schlagen, an Obszönitäten zu denken (*Anac.*, *Lac-c.*); wechselt ab mit Reizzuständen der Gebärmutter.

Träge, aber kann nicht stillsitzen; ruhelos, aber will nicht umhergehen; **muß ständig beschäftigt sein, um das sexuelle Verlangen zu unterdrücken**.

Der Geschlechtstrieb, der bisher eingeschlafen war, wurde so stark, als wäre sie von einem Dämon besessen, bis zum unfreiwilligen Orgasmus. Danach tiefe Wehmut, leidet unter dem Gefühl moralischer Entgleisung. – Nach v. *KELLER*.

Verlangen, etwas zu unternehmen, eilig, hat aber doch keinen Ehrgeiz; **ziellose, eilige Bewegungen** (*Arg-n.*).

| | |
|---|---|
| Furcht: | vor Alleinsein, Geisteskrankheit, Herzleiden; unheilbar (krebskrank – *U.-ST.*) zu sein; vor irgendeinem drohenden Unheil oder einer Erkrankung. – Vor **moralischer Entgleisung, abwechselnd mit sexueller Erregung**; daß er **etwas Ungehöriges sagen könnte**. – *U.-ST.* |

Kopfschmerzen und seelisch-geistige Beschwerden hängen mit Gebärmutterreizungen oder -verlagerungen zusammen. Menstruelle Unregelmäßigkeiten und nervöses Herz.

Kann nicht auf unebenem Boden gehen.

Schmerzen an kleinen Stellen, ständig den Ort wechselnd (*Kali-bi.*).

**Häufiger Harndrang**; Kongestionsgefühl in der Brust, wenn dem Bedürfnis nicht stattgegeben wird.

**EMPFINDUNG DES ABWÄRTSDRÄNGENS**; im Leib und im Becken, als wollten alle Organe unten herausfallen (*Lac-c.*, *Murx.*, *Sep.*). – **ALS WÜRDE DER INHALT DES BECKENS IN EINEN TRICHTER GEDRÜCKT, DESSEN UNTERES ENDE MIT DER VAGINA ZUSAMMENFÄLLT**. – *v. KELLER*. Schlimmer, wenn sie die Vulva mit der Hand hält; mit Palpitationen.

Menses: früh, spärlich, dunkel, stinkend; **FLIESSEN NUR, WENN SIE UMHERGEHT**; hören auf zu fließen, wenn sie aufhört umherzugehen (*Caust.* – beim Hinlegen: *Kreos.*, *Mag-c.*).

Empfindung, als würde das Herz **in einen Schraubstock gepreßt** (*Cact.*); als wäre alles Blut zum Herzen geströmt; Gefühl, als sei es zum Bersten voll; kann nicht aufrecht gehen.

Pulsationen über den ganzen Körper mit einem aufgetriebenen Gefühl, als wollte das Blut aus den Adern heraustreten (*Aesc.*).

Herzklopfen: Flattern; mattes, gehetztes, ängstliches Gefühl an der Herzspitze; scharfer Schmerz in der linken Brust weckt in der Nacht; unregelmäßiger Pulsschlag; Extremitäten kalt und mit kaltem Schweiß bedeckt; < nach dem Essen, < durch Liegen auf beiden Seiten (Liegen auf der linken Seite: *Lach.*).

Tachykardie, 150 - 170 Schläge pro Minute.

Ständiges Bedürfnis, Stuhl und Harn zu entleeren (mit Prolaps), durch Druckgefühl im Rektum.

Schwäche der Ovarien, des Uterus und seines Bänderapparates mit Anteversio, Retroversio, Subinvolution (*Helon.*, *Sep.*); verzögerte Rückbildung nach Entbindung; nahezu immer mit Obstipation durch Untätigkeit des Rektums.

**VERWANDTSCHAFT:** vgl.: *Agar.*, *Cact.*, *Cimic.*, *Helon.*, *Murex*, *Nat-p.*, *Plat.*, *Sep.*, *Spig.*, *Tarant.*

**Anmerkung und Praxis-Tip des Übersetzers:**

**VERSCHLIMMERUNG: 17 bis 8 Uhr**; Stehen; nach den Menses.

**BESSERUNG:** Bewegung; frische Luft.

Erregte Frauen mit kongestivem Kopfschmerz beim Koitus: drohendes Stammhirnödem durch Schuldkomplex. Junge Witwen, deren Ehemann erst kürzlich verstorben ist.

# LOBELIA INFLATA

Lobelie / Lobeliaceae    Weihepunkt: neben der linken Mamille waagerecht nach innen

Am besten geeignet für Personen mit hellem Haar, blauen Augen und hellem Teint; Neigung zu Fettansatz.

Magenverstimmung, **äußerste Übelkeit und Erbrechen**; morgendliche Übelkeit (bei Schwangeren); spasmodisches Asthma; **Pertussis mit Dyspnö und drohender Erstickung**.

Kopfschmerzen: gastrisch, mit Übelkeit, Erbrechen und großer Schwäche; infolge von Trunkenheit; < Nachmittag bis Mitternacht; plötzliche Blässe mit starkem Schweißausbruch (*Tab.*); < durch Tabak oder Tabakrauch.

Erbrechen: **Gesicht in kalten Schweiß gebadet**; in der Schwangerschaft, **reichlicher Speichelfluß** (*Lac-ac.* – nachts: *Merc.*); **CHRONISCH MIT GUTEM APPETIT, MIT ÜBELKEIT, PROFUSEM SCHWEISS UND AUSGEPRÄGTER SCHWÄCHE**.

Mattigkeit, Schwäche und ein unbeschreibliches Gefühl im Epigastrium, durch übermäßigen Tee- und Tabakgenuß.

Urin: tief orangerote Fabe, reichlich rotes Sediment.

Dyspnö: durch Konstriktion in der Mitte der Brust; < bei jeder Wehe, scheint die Wehen zu neutralisieren; < durch Exposition in Kälte oder die leichteste Anstrengung, Treppensteigen auf- oder abwärts (*Ip.*).

Kongestionsgefühl, Druck oder Schwere in der Brust, als ob Blut aus den Extremitäten sie anfüllte, > **durch schnelles Gehen**.

Empfindung, als wollte das Herz stillstehen; tiefsitzender Schmerz an der Herzbasis (Herzspitze: *Lil-t.*).

Sakrum: **ÄUSSERSTE EMPFINDLICHKEIT**; **kann nicht die leichteste Berührung ertragen**, **nicht einmal die eines weichen Kissens**; sitzt vorwärts gebeugt im Bett, um den Kontakt mit dem Bettzeug zu vermeiden.

**VERWANDTSCHAFT:** vgl.: *Ant-t.*, *Ars.*, *Ip.*, *Tab.*, *Verat.*

**VERSCHLIMMERUNG:** bei der leichtesten Bewegung; Berührung, Kälte.

**BESSERUNG:** Brustschmerzen > durch schnelles Gehen.

Zu den schlimmen Folgen von Trunksucht bei Menschen mit hellem Haar, blauen oder grauen Augen, blühendem Teint, Korpulenz zeigt *Lobelia* die gleiche Beziehung wie *Nux vomica* zu diesen Erscheinungen bei Personen mit entgegengesetztem Temperament.

# LYCOPODIUM CLAVATUM

Bärlappsporen / Lycopodiaceae    Weihepunkt: N 25, Le 2; de la Fuye: N 1, G 40, Le 9

Für geistig rege, aber körperlich schwache Personen; der Oberkörper ist abgemagert, der Unterkörper teilweise ödematös; prädisponiert für Lungen- und Leberaffektionen (*Calc.*, *Phos.*, *Sulf.*); besonders für die Extreme des Lebens, Kinder und alte Leute.

**Tiefsitzende, fortschreitende, chronische Erkrankungen.**

Schmerzen: schmerzhafter Druck, ziehend; hauptsächlich rechtsseitig; **SCHLIMMER VON 16 BIS 20 UHR.**

**Beeinflußt die rechte Seite, oder der Schmerz geht von rechts nach links** – Hals, Brust, Abdomen, Leber, Ovarien.

Kinder schwach und abgemagert; mit gutentwickeltem, wohlgeformtem Kopf, aber schwächlich-kränklichem Körper.

Das Baby schreit den ganzen Tag, schläft die ganze Nacht (umgekehrt: *Jal.*, *Psor.*). – Wacht schreiend auf und erkennt die Eltern nicht. – *U.-ST.*

Beschwerden durch Schreck, Ärger, Kränkung oder Verdruß mit unterdrücktem Ärger (*Staph.*).

Geizig, habgierig, knickerig, boshaft, kleinmütig.

Reizbar; übellaunig und mürrisch beim Erwachen; garstig, Treten und Kreischen; leicht verärgert; kann Opposition oder Widerspruch nicht vertragen; sucht Streitgespräche; ist außer sich.

Weint den ganzen Tag, kann sich nicht beruhigen; sehr empfindsam, weint sogar, wenn ihm gedankt wird. – Weint vor Freude, Begeisterung und Rührung. – *U.-ST.*

Furcht vor Männern; Furcht vor Einsamkeit, reizbar und melancholisch; Furcht vor dem Alleinsein (*Bism.*, *Kali-c.*, *Lil-t.*). – **Furcht in einer Menschenansammlung, Klaustrophobie; Furcht, etwas zu unternehmen.** – *U.-ST.*

Aussehen blaß, schmutzig; ungesund; fahl, mit tiefen Furchen, sieht älter aus, als er ist; **Nasenflügelatmung** (*Ant-t.*).

Katarrh: trockene Nase **nachts verstopft**, muß durch den Mund atmen (*Am-c.*, *Nux-v.*, *Samb.*); chronischer Schnupfen, das Kind fährt aus dem Schlaf hoch und reibt sich die Nase; der Nasenwurzel und Stirnhöhlen; Krusten und elastische Pfröpfe (*Kali-bi.*, *Teucr.*).

Diphtherie: Fauces bräunlichrot, Belag breitet sich **von der rechten Tonsille zur linken** aus oder steigt von der Nase zur rechten Tonsille hinab; schlimmer nach dem Schlaf und **VON KALTEN GETRÄNKEN** (von warmen Getränken: *Lach.*).

Alles schmeckt sauer; Aufstoßen, Sodbrennen, Wasseraufschwulken, saures Erbrechen (zwischen Frösteln und Hitze).

»Bitter-Geschmack im Munde, früh. (...) Arger Bitter-Geschmack im Munde, Nachts, dass sie aufstehen und sich den Mund ausspülen muss. (...) Bitter-Geschmack aller Speisen.« (CK IV, 495, 497, 499)

Heißhunger; je mehr er ißt, desto hungriger wird er; Kopfschmerzen, wenn er nicht ißt. – **Abneigung gegen Speisen, bis er gekostet hat, dann Heißhunger**. Starkes Verlangen nach **SÜSSIGKEITEN**. – *U.-ST.*

Magenbeschwerden: **ÜBERMÄSSIGE GASANSAMMLUNG**; ständiges Sättigungsgefühl; guter Appetit, aber **NACH WENIGEN BISSEN STEHT ES IHM BIS ZUM HALS**, und er **fühlt sich gebläht**; Gärungsprozesse im Bauch mit **lautem Glucker und Quaken** besonders im Unterbauch (Oberbauch: *Carb-v.* – gesamter Bauch: *Chin.*); Völle, nicht durch Aufstoßen erleichtert (*Chin.*). – Schlimmer durch Kohl, Hülsenfrüchte, Zwiebeln. – *U.-ST.*

Verstopfung: seit der Pubertät; seit der letzten Niederkunft; unterwegs, fern von zu Hause; bei Kindern; mit erfolglosem Drang, Rektum kontrahiert sich, tritt während des Stuhlgangs heraus und bildet Hämorrhoiden.

**ROTER SAND IM URIN**, in der Kinderwindel (*Phos.*); **das Kind**

**schreit vor dem Wasserlassen** (*Bor.*); Rückenschmerzen, durch Urinieren erleichtert; rechtsseitige Nierenkolik (links: *Berb.*).

Impotenz: junger Männer, durch Onanie oder sexuelle Exzesse; Penis klein, kalt, erschlafft; **alter Männer, mit starkem Verlangen, aber unvollständigen Erektionen**; schläft während der Kohabitation ein; Ejaculatio praecox.

Das Haar wird früh grau. – *U.-ST.*

**Trockenheit der Vagina**; Brennen während des und nach dem Koitus (*Lyss.*); Physometra.

Blutiger Ausfluß aus den Genitalien bei jedem Stuhl.

Fetus scheint Purzelbäume zu schlagen.

Leistenbruch: rechtsseitig – hat viele Fälle, speziell kindliche, geheilt.

Pneumonie; übersehene oder schlecht behandelte, speziell der rechte Unterlappen ist betroffen; zur Beschleunigung der Resorption oder Expektoration. – Gerunzelte Stirn bei Pneumonie. – *U.-ST.*

Husten tief, hohlklingend, selbst das Abhusten von viel Schleim erleichtert kaum.

Ein Fuß heiß, der andere kalt (*China*, *Dig.*, *Ip.*).

Nächtliches Erwachen mit Hungergefühl (*Cina*, *Psor.*).

**VERWANDTSCHAFT**: ergänzend: *Jodum.*

Schlimme Folgen von Zwiebeln, Brot; Wein, Spirituosen; Tabakrauchen und -kauen (*Ars.*).

Folgt gut nach *Calc.*, *Carb-v.*, *Lach.*, *Sulf.*

Es ist selten zu empfehlen, die Behandlung eines chronischen Falles mit *Lycopodium* zu beginnen, wenn es nicht ganz klar indiziert ist; es ist besser, vorher ein anderes Antipsoricum zu geben.

*Lycopodium* ist ein tiefgreifendes, langwirkendes Mittel und sollte selten repetiert werden, nachdem die Besserung eingesetzt hat.

**VERSCHLIMMERUNG:** nahezu alle Erkrankungen von 16 - 20 Uhr (*Hell.* – von 16 - 21 Uhr: *Coloc.*, *Mag-p.*).

**BESSERUNG:** warme Speisen und Getränke; durch Entblößen des Kopfes; Lockern der Kleidung.

**Anmerkung und Praxis-Tip des Übersetzers:**

Es fallen ihr eine Menge Begebenheiten aus der Vergangenheit ein, über die sie sich ärgern muß, selbst nachts beim Erwachen.

Fehler beim Schreiben und Sprechen, wählt falsche Worte, z. B.: »winkt mit dem Streichholz« statt »mit dem Taschentuch«, sagt »Tomate« statt »Birne« usw.

Kinder sind in der Schule artig, zu Hause wollen sie das Zepter schwingen.

**Psychopathognostische Trias:** Opposition, Antizipation – und Sorgfalt im Umgang mit Geld.

Im Gegensatz zur bisherigen homöopathischen Literatur, in der das *Lycopodium*-Kind als abgemagert und alt aussehend beschrieben wird, habe ich viele *Lycopodium*-Kinder gesehen, die einen gutgenährten Eindruck machten. Sie neigten zu **lymphatischen Schwellungen**, **Tonsillarhypertrophien**, **rezidivierenden Anginen**, **Neurodermitis**, **Asthma**, **Allergosen**, **Erkältungen**, **rezidivierenden Harnwegsinfekten**, **Problemen im Digestionsapparat** u. a. m. Meist waren sie ästhetisch gekleidet und machten zunächst einen ausgesprochen braven Eindruck. Die Eltern waren Geschäftsleute oder Beamte, es war alles sehr geregelt in den Familien.

Wenn es den Kindern bei der Aufnahme der Krankengeschichte langweilig wurde oder sie das Gefühl hatten, es werde Nachteiliges über sie erzählt, rückten sie auf den Schoß der Mutter, schmusten mit ihr und unterbrachen die Unterhaltung mit Zwischenfragen. Allmählich kecker werdend, versuchten sie dann auf jede mögliche Art, Aufmerksamkeit zu provozieren, setzten sich auf Ermahnung jedoch wieder brav hin – um das Spiel bald wieder von neuem zu beginnen.

Weitergegebene Autoritätsängste der Eltern. **Die Kinder werden viel ermahnt – parieren zwar, aber opponieren und lernen, sich durchzusetzen.**

Wichtigstes Mittel bei Scharlach mit geringen Temperaturen und mäßigen Beschwerden, aber Lymphknotenschwellungen und Schwäche.

Häufig benötigen mehrere Familienmitglieder zugleich *Lycopodium*. Die Angina beginnt vorwiegend rechts.

Nach Wolfgang *DRINNEBERG* ist besonders an *Lycopodium* zu denken, wenn ein Patient vor sich hin pfeift, wenn er seine Hose auszieht, um untersucht zu werden.

# LYSSINUM

Speichel eines tollwutkranken Hundes / Rabies-Nosode

**DER ANBLICK ODER DAS GERÄUSCH VON FLIESSENDEM ODER STRÖMENDEM WASSER VERSCHLIMMERT ALLE BESCHWERDEN.**

**TROPFENDES WASSER IRRITIERT, ÄNGSTIGT; muß sofort urinieren.** – *U.-ST.*

Lyssophobie; Furcht, verrückt zu werden.

**Bläuliche** Verfärbung von Wunden (*Lach.*).

Beschwerden durch abnormen Geschlechtstrieb (durch Abstinenz: *Con.*).

Gemütserregung oder kränkende Neuigkeiten verschlimmern jeweils seinen Zustand.

**KANN SONNENHITZE NICHT VERTRAGEN** (*Gels., Glon., Lach., Nat-m.*).

| | |
|---|---|
| Konvulsionen: | durch blendendes, von Wasser oder einem Spiegel reflektiertes Licht (*Stram.*); schon beim Denken an irgendwelche Flüssigkeiten; durch leichteste Berührung oder leichtesten Luftzug. |
| Kopfschmerzen: | durch Hundebisse, auch von nicht rabiesverdächtigen Hunden; chronisch, durch Gemütsbewegung oder Anstrengung; < **durch Geräusch von fließendem Wasser oder durch helles Licht.** |
| Speichel: | zäh, klebrig, dickflüssig, schaumig in Mund und Kehle mit ständigem Spucken (*Hydr.*). |

Halsentzündung, ständiges Bedürfnis zu schlucken (*Lac-c., Merc.*).

Schwierigkeiten beim Schlucken, sogar Ösophagusspasmen beim Schlucken von Flüssigkeiten; Würgen beim Wassertrinken.

Ständiger Harndrang beim **Anblick fließenden Wassers** (*Canth., Sulf.*); Urin spärlich, wolkig, enthält Zucker.

Prolapsus uteri; viele jahrealte Fälle wurden geheilt.

Empfindlichkeit der Vagina, dadurch schmerzhafter Koitus.

**VERWANDTSCHAFT:** vgl.: *Bell., Canth., Hyos., Stram.* bei Hydrophobie. – Vgl. *Lach., Nat-m., Phos., Sep. – U.-ST.*

**VERSCHLIMMERUNG: Anblick oder Geräusch von fließendem Wasser**; helles, blendendes Licht (*Stram.*); Fahren im Wagen (*Cocc.* – besser dadurch: *Nit-ac.*). – Abends. – *U.-ST.*

**Nachtrag des Übersetzers** aus neueren, zum Teil noch nicht anderweitig publizierten Erfahrungen und eigenen Beobachtungen:

Enorme Erregung: leidet unter unerklärlichen Angstzuständen, über die er sich lustig macht; < Alleinsein. – G. *VITHOULKAS.*

Klaustrophobie: traut sich nicht in den Straßenverkehr, Panik vor der Ampel; Fremdes macht Angst.

Aggressiv vor Angst: larvierte Depression mit Herzneurose, ›ich sterbe vor Angst um mein Herz‹. – G. *BEHNISCH.*

Schwindel. Gedankenfetzen jagen ihr durch den Sinn.

Haptische Persönlichkeiten, die auf den Arzt schwören, auch wenn sich nichts bessert; fragt ständig: »Herr Doktor, haben Sie es auch verstanden?«

**Aus Angst, ersticken zu müssen, trägt sie immer ein kleines Fläschchen Wasser bei sich**, woraus sie ab und zu trinkt.

**Beansprucht das Mitgefühl der Umwelt**, weil sie nicht alleine sein kann vor Angst. Mäkelt an allem herum.

Verlangen nach Zärtlichkeit.

**Nichtschwimmer** mit Angst vor Wasser. Kann nicht bis zum Hals ins Wasser gehen.

**Rabiesgeimpfte Patienten**. Kontaktpersonen rabiesgeimpfter Hunde mit Lähmungen. – R. *DIRKEN.*

Verlangen nach Schokolade.

Erlebt Geträumtes.

**Herzschmerz** ständig im unteren Teil. Den ganzen Tag benommen, mit

Beklemmung an der 4. Rippe. Mit Kopfschmerzen. Korrespondierender Schmerz rechts; schlimmes Stechen und Schießen. Kurzatmigkeit und Seufzen. – *KNERR*.

# MAGNESIUM CARBONICUM

Basisches Magnesiumkarbonat / $MgCO_3\ 3H_2O$ Weihepunkt: B 2 li.

Für reizbare und nervöse Patienten, besonders Kinder (*Cham.*); mit schlaffer Faser; saurem Geruch des ganzen Körpers (*Rheum*).

Der ganze Körper fühlt sich müde und schmerzhaft, besonders die Beine und Füße; alles tut weh, ruhelos.

Krampfartige Beschwerden an Magen und Darm (*Coloc.*, *Mag-p.*), verstärkte Schleimhautsekretion.

Unerquicklicher Schlaf, beim Aufstehen müder als beim Schlafengehen (*Bry.*, *Con.*, *Hep.*, *Opium*, *Sulf.*). – Morgens kein Appetit. Zappelphilipp. Hängt den Kopf aus dem Bett wegen Schlaflosigkeit. – *U.-ST.*

Übermäßiges **Verlangen nach Fleisch** bei Kindern tuberkulinischer Eltern.

Auffallendes Verlangen nach Brot. – *U.-ST.*

Sodbrennen: Aufstoßen, Rülpsen, Geschmack und Erbrechen – **alles sauer**; in der **Schwangerschaft**.

Schmerzen: neuralgisch, blitzartig, < linksseitig (*Coloc.*); unerträglich in der Ruhe, muß aufstehen und umhergehen (*Rhus-t.*); Zahnschmerzen, in der **Schwangerschaft**, **< nachts**.

Schmerzen am Scheitel, als würde an den Haaren gezogen (*Kali-n.*, *Phos.*).

Menses: eingeleitet durch Halsschmerzen (*Lac-c.*), wehenartige Schmerzen, schneidende Kolik, Rückenschmerzen, Schwäche, Frostigkeit; fließen **NUR NACHTS ODER IM LIEGEN**, hören auf beim Umhergehen (*Am-m.*, *Kreos.* – umgekehrt: *Lil-t.*); scharf, dunkel, pechartig; schwer abzuwaschen (*Med.*).

Diarrhö: vorangehende schneidende, zum Zusammenkrümmen zwingende Kolikschmerzen; tritt regelmäßig alle drei Wochen auf; **Stühle grün**, **schaumig**, **WIE SCHAUM AUF EINEM**

**FROSCHTÜMPEL**; weiße, talgartige Massen schwimmen im Stuhl; die Milch **geht bei Säuglingen unverdaut ab**.

Wenn reines Magnesium eingenommen wurde, um den Magen zu besänftigen; wenn die Symptome stimmen, wird oft auch das potenzierte Mittel helfen.

**VERWANDTSCHAFT:** ergänzend: *Chamomilla*.

**VERSCHLIMMERUNG:** Temperaturwechsel; **alle 3 Wochen**; Ruhe; Milch, während der Regel. – Nachts, die Unruhe treibt aus dem Bett; morgens nach dem Erwachen. – *U.-ST.*

**BESSERUNG:** warme Luft, aber < in der Bettwärme (*Led.*, *Merc.* – > in der Bettwärme: *Ars.*).

**Anmerkung des Übersetzers:**

›*Magnesium* ist für erschöpfte Nerven, was *China* für Säfteverluste ist.‹

Elizabeth *WRIGHT-HUBBARD* beschreibt den *Magnesium-carbonicum*-Patienten folgendermaßen:

Kann nicht ausdauern – brennt und verascht.

Der ewig Ungeliebte. Das illegitime Kind; das kopfhängerische, **verspannte** Waisenhauskind.

Ängstlich, schweigsam, unsicher, mit zuckendem Gesicht, zuckenden Fingern und vorwurfsvollen Augen. Mit gesenktem Kopf und eingefallenen Schläfen. ›Oliver Twist‹, dem die Behaglichkeit mangelte.

Mangel an Kreativität. **Dentitio difficilis**.

**Reifungsschwierigkeiten:** Babies schwächlich, verweigern die Milch. Geräuschempfindlich; Kinder mit tuberkulinischem Hintergrund. Unansehnlich.

Ausgemergelte Frauen, die ihren Haushalt nicht mehr besorgen können. Ruhelose, zum Schatten ihrer selbst gewordene Frauen fremdgehender Ehemänner.

Zu schwach zum Sitzen. Ohnmachtsneigung. Mangelnde Mutterliebe. Mangelnde Vitalität, mangelnde Reaktionskraft. Todessehnsucht. Spricht gern vom Tod, obwohl keine Suizidneigung. Liegt mit geschlossenen Augen. Wiederholt Fragen, um Zeit zum Überlegen zu gewinnen, verhaspelt sich. Unruhig, als habe er ein Verbrechen begangen.

# MAGNESIUM MURIATICUM

Magnesiumchlorid / $MgCl_2$

Besonders passend für Frauenleiden; spasmodische und hysterische Beschwerden, kompliziert durch uterine Erkrankungen; Frauen, die jahrelang mit Anfällen von Verdauungsstörungen oder Gallenbeschwerden zu tun hatten.

Kinder: **KÖNNEN KEINE MILCH VERDAUEN** bei Zahnungsbeschwerden, weil sie Schmerzen im Magen verursacht und unverdaut wieder ausgeschieden wird; schwächlich, rachitisch, gierig nach Süßigkeiten.

Hochgradig geräuschempfindlich (*Ign.*, *Nux-v.*, *Ther.*).

Kopfschmerzen: alle sechs Wochen, in der Stirn und um die Augen; als ob der Kopf bersten würde; < durch Bewegung und im Freien; > durch Hinlegen, **starken Druck** (*Puls.*) und warmes Einhüllen (*Sil.*, *Stront.*).

»Reissen und Schwere-Gefühl in der Stirn, Abends.« (CK IV, 50)

Große Tendenz zu Kopfschweiß (*Calc.*, *Sanic.*, *Sil.*).

Ständig steigt weißer Schaum in den Mund.

»Viel zäher Schleim kommt ihr in den Hals, den sie nur mit Mühe ausrachsen kann, früh.« (CK IV, 206)

Aufstoßen, schmeckt wie faule Eier, wie Zwiebeln (der Atem riecht nach Zwiebeln: *Sin-a.*).

Zahnschmerzen; unerträglich, sobald Nahrung die Zähne berührt.

»Wühlen und Graben, öfters aussetzend, und zuweilen ein Riss im vorletzten Backzahne, durch Warmes gebessert; durch Kaltes, so wie beim darauf Beissen und wenn Speise daran kommt, verschlimmert, früh und nach dem Mittag-Essen.« (CK IV, 176)

Drückender Schmerz in der Leber, beim Gehen und wenn sie berührt wird; Leber hart, vergrößert, < beim Liegen auf der rechten Seite (*Merc.*, *Kali-c.*).

Verstopfung: Stuhl hart, spärlich, groß, knotig, wie Schafkot; schwierig auszuscheiden; **ZERBRÖCKELT AM AFTER** (*Am-m.*, *Nat-m.*); **bei zahnenden Kleinkindern**.

Urin: blaß, gelb, kann nur durch Bauchpresse ausgeschieden werden; Blasenschwäche.

»Harnabgang bloss durch Anstrengung der Bauch-Muskeln.« (CK IV, 384)

Menses mit großer Erregung bei jeder Periode; Regel schwarz, klumpig; Spasmen und Schmerzen, < im Rücken beim Gehen, strahlen in die Schenkel aus; Metrorrhagie, < nachts im Bett, Hysterie verursachend (*Cimic.*, *Caul.*).

Leukorrhö: nach Anstrengung; mit jedem Stuhl; mit Uteruskrämpfen; gefolgt von Metrorrhagie; zwei Wochen nach den Menses für drei oder vier Tage (*Bar-c.*, *Bov.*, *Con.*).

Herzklopfen und Herzschmerzen beim Sitzen, < durch Bewegung (*Gels.*).

**VERWANDTSCHAFT:** vgl. *Cham.* bei Kinderkrankheiten.

**Anmerkung des Übersetzers:**

Magnesiumsalze lassen die Prostatahypertrophie hinwegschmelzen. – *J. MEZGER*.

Abweisende Stimmung, will nicht angesprochen werden. Reizbarkeit während der Menses, bei Kopfschmerzen, Beschwerden durch Zorn.

Schwermut. Furcht vor Räubern, nächtliche Angst. Geistige Anstrengung verschlimmert. Unruhe nachts im Bett, aus dem Bett treibend.

# MAGNESIUM PHOSPHORICUM

Magnesiumphosphat / $MgHPO_4\ 7H_2O$ de la Fuye: B 60

Paßt am besten für magere, nervöse Patienten; dunkler Teint.

Erkrankungen der **rechten Körperseite**; Kopf, Ohr, Gesicht, Brust, Ovar, Ischiasnerv (*Bell.*, *Bry.*, *Chel.*, *Kali-c.*, *Lyc.*, *Podo.*).

Schmerzen: scharf, schneidend, durchbohrend; schießend, stechend; **kommen und gehen blitzartig** (*Bell.*); Schmerzanfälle werden fast unerträglich, treiben den Patienten zum Wahnsinn; wechseln rasch den Ort (*Lac-c.*, *Puls.*), mit Einschnürungsgefühl (*Cact.*, *Jod.*, *Sulf.*), **KRAMPFEND**, bei neuralgischer Erkrankung von Magen, Abdomen und Becken (*Caul.*, *Coloc.*).

Große Furcht: vor kalter Luft; **VOR AUFDECKEN**; vor Berührung der erkrankten Stelle; vor kaltem Baden oder Waschen; vor Bewegung.

Matt, müde, erschöpft; unfähig, sich aufzusetzen.

Beschwerden vom Stehen in kaltem Wasser oder Arbeiten in kaltem Lehm (*Calc.*).

Beschwerden zahnender Kinder; **Krämpfe während des Zahnens, kein Fieber** (mit Fieber, heißem Kopf und heißer Haut: *Bell.*).

Kopfschmerzen: beginnen im Hinterkopf und dehnen sich über den Kopf aus (*Sang.*, *Sil.*); bei Schulmädchen; Gesicht rot, glühend; durch Gemütserregung, Anstrengung oder angestrengtes Lernen; < 10 bis 11 Uhr oder 16 bis 17 Uhr; > durch Druck und äußere Hitze.

Neuralgie: im Gesicht, supra- oder infraorbital; re. Seite; intermittierend, schießend, schneidend; < durch Berührung, kalte Luft, Druck; > durch äußere Hitze.

Zahnschmerzen: nachts; schnell wechselnd; < durch Essen, Trinken, besonders von Kaltem; > durch Hitze (> durch Kälte: *Bry.*, *Coff.*, *Ferr-p.*).

Magenkrämpfe, mit sauberer Zunge, als ob ein Band eng um den Körper geschlungen würde.

Kolik: Blähungskolik, Patient muß sich zusammenkrümmen; > durch Hitze, Reiben und festen Druck (*Coloc.*, *Plb.*); bei Pferden und Kühen, wenn *Colocynthis* nicht bessert.

Menses: früh; Fluß dunkel, zäh; Schmerzen < vorher, > wenn Fluß einsetzt (*Lach.*, *Zinc.*); Schmerzen schießend, blitzartig, < rechte Seite, > durch Hitze und Zusammenkrümmen; Vaginismus.

Enuresis: nächtlich; durch nervöse Reizung; Urin blaß, reichlich; **nach Katheterisieren**.

Krämpfe: der Extremitäten; während der Schwangerschaft; **Schreibkrampf**; bei Pianisten oder Geigern.

**VERWANDTSCHAFT:** vgl.: *Bell.*, *Caul.*, *Coloc.*, *Lyc.*, *Lac-c.*, *Puls.*; *Cham.* ist das pflanzliche Analogon.

Manchmal wirkt es in heißem Wasser verabreicht am besten.

**VERSCHLIMMERUNG:** kalte Luft; kalter Luftzug oder kalter Wind; kaltes Baden oder Waschen; Bewegung; Berührung.

**BESSERUNG:** Zusammenkrümmen; Hitze; Wärme; Druck (brennender Schmerz > durch Hitze: *Ars.*).

Deckt Zahnherde auf. – *U.-ST.*

# MEDORRHINUM

Gonorrhö-Nosode de la Fuye: B 58

Konstitutionelle Schäden durch ungenügend und suppressiv behandelte Gonorrhö, wenn das bestgewählte Medikament keine Erleichterung oder anhaltende Besserung bewirkt.

Für Personen mit Gicht, rheumatischen Beschwerden, Neuralgien und Erkrankungen des Rückenmarks und seiner Häute – selbst bei organischen Läsionen, die in Lähmung enden –, welche auf einen sykotischen Ursprung zurückgeführt werden können.

Für Frauen mit chronischer Ovariitis, Salpingitis, chronischen Entzündungen im kleinen Becken, Fibromen, Zysten und anderen Tumoren an Uterus und Ovarien, besonders wenn die Symptome auf Malignität hindeuten, mit oder ohne sykotischen Ursprung.

Scirrhus, Karzinom oder krebsartige Erkrankungen; sowohl akute als auch in Entwicklung begriffene chronische, wenn die Symptome zutreffen und eine sykotische Anamnese aufzuspüren ist.

Hat die gleiche Verwandtschaft mit tiefsitzenden sykotisch-chronischen Erkrankungen des spinalen und sympathischen Nervensystems wie *Psorinum* mit tiefsitzenden Haut- und Schleimhauterkrankungen.

Kinder blaß und rachitisch; zwergenhaft und kleinwüchsig (*Bar-c.*); geistig träge und schwach. – Schüchternheit und nächtliche Ängste. Einschlafstörungen, > in **KNIE-ELLENBOGEN-LAGE**. – *U.-ST.*

Große Hitze und Schmerzhaftigkeit mit vergrößerten Lymphknoten am ganzen Körper.

Tuberkulöse Schwäche; Müdigkeit; starkes Sinken der Lebenskraft.

Schmerzen: arthritisch, rheumatisch, Folgezustand unterdrückter Gonorrhö (*Daph.*, *Clem.*); zusammenschnürend, als ob sie den ganzen Körper zusammenzögen (*Cact.*); überall wund, wie zerschlagen (*Arn.*, *Eup-per.*).

**Zittern überall** (subjektiv), starke Nervosität und tiefe Erschöpfung.

**Kollapszustand**, verlangt, dauernd gefächelt zu werden (*Carb-v.*); Verlangen nach frischer Luft; Haut kalt, wirft trotzdem die Decken von sich (*Camph.*, *Sec.*); kalt und von kaltem Schweiß überströmt (*Verat.*).

**GEIST UND GEMÜT:** Gedächtnisschwäche; kann keine Namen, Worte oder Anfangsbuchstaben behalten; muß nach dem Namen engster Freunde fragen; vergißt sogar seinen eigenen Namen.

Kann nicht korrekt buchstabieren; fragt sich, wie wohlbekannte Namen geschrieben werden.

Verliert ständig den Gesprächsfaden.

Große Schwierigkeiten, ihre Symptome darzustellen, die Frage muß wiederholt werden, weil sie dabei den Faden verliert.

**Kann nicht sprechen, ohne zu weinen.**

Sieht den Tod voraus; ständige Vorahnungen, fühlt Umstände vor deren Eintreffen höchst sensitiv und meistens korrekt voraus.

Gereizt durch Kleinigkeiten; tagsüber schlecht gelaunt, heiter in der Nacht.

Sehr ungeduldig; mürrisch.

Ängstlich, nervös, höchst empfindlich; erschrickt beim leisesten Geräusch.

Zeit vergeht zu langsam (*Alum.*, *Arg-n.*, *Cann-i.*).

Gestörtes Zeitgefühl; jüngst Geschehenes scheint schon lange vergangen. – *U.-ST.*

Große Eile; tut alles in solcher Eile, daß sie müde wird. – Fängt alles an, beendet nichts. – *U.-ST.*

Viele Symptome <, wenn er an sie denkt (Schmerzen kehren sofort wieder, wenn er an sie denkt: *Ox-ac.*).

**KOPF:** intensiv brennender Schmerz im Hirn, < im Kleinhirn; erstreckt sich entlang der Wirbelsäule.

Kopf fühlt sich schwer an und wird nach hinten gezogen.

Empfindung von Enge und Zusammenziehung; erstreckt sich entlang der ganzen Wirbelsäule.

Kopfschmerzen und Durchfall von der Erschütterung beim Fahren.

**AUGEN:** Gefühl von Sand, Reizung der Lidränder, sykotischer Katarrh. – *U.-ST.*

**HALS:** Gefühl, als hätte sie sich eine schwere Erkältung zugezogen, mit quälenden Schmerzen in den Knochen; Hals entzündet und geschwollen, Schlucken von Flüssigem oder Festem unmöglich (*Merc.*).

Hals ständig mit dickem, grauem oder blutigem Schleim vom Nasen-Rachen-Raum gefüllt (*Hydr.*).

**APPETIT:** Heißhunger sofort nach dem Essen (*Cina, Lyc., Psor.*); ständiger Durst – träumt sogar vom Trinken.

**Unstillbares Verlangen** nach alkoholischen Getränken, die sie zuvor verabscheute (*Asar.*); großes Verlangen nach Salz (*Calc., Nat-m.*); nach Süßigkeiten (*Sulf.*); nach Bier, Eis, Saurem, Orangen, grünen Früchten.

**DARM:** Stuhl: zäh, lehmartig, schwergehend. Kann nicht pressen wegen des Gefühls von Rektumprolaps (*Alum.*). Konstriktion und Trägheit des Darms mit bällchenartigen Stühlen (*Lach.*).

Kann nur Stuhl absetzen durch weites Zurücklehnen; sehr schmerzhaft, als ob ein Klumpen auf der Rückseite des Sphinkter wäre; so schmerzhaft, daß es Tränen hervorruft.

Scharfe, nadelartige Schmerzen im Rektum. Aussickern von Feuchtigkeit aus dem Anus, fauliger Geruch nach Fischlake (*Caust., Hep.*).

**HARNORGANE:** starke Schmerzen (Rückenschmerzen) in der Nierenregion, > durch reichliches Harnlassen (*Lyc.*).

Nierenkolik; starker Schmerz in den Uretern mit der Empfindung von Steinabgang (*Berb., Lyc., Oci.*); Verlangen nach Eis.

**BETTNÄSSEN:** jede Nacht enorme Mengen ammoniakalischen, kräftig gefärbten Urins im Bett; < durch Überarbeitung oder übertriebenes Spielen, extreme Hitze oder Kälte, wenn das bestgewählte Mittel nicht durchzieht; bei sykotischer Anamnese.

Beim Harnlassen schmerzhafte Blasen- und Darmtenesmen.

Gefühl, ein Tropfen bleibe nach der Miktion in der Harnröhre zurück. Pollakisurie nach 18 Uhr. – *U.-ST.*

**SEXUALORGANE (männlich):** nächtliche Erektionen bei Impotenz.

Gonorrhoische Absonderung färbt die Wäsche gelb. Häufige Erektionen, tags und nachts. Urethralschmerz nach dem Wasserlassen. Prostatahypertrophie mit eiligem, schmerzhaftem Harndrang. – *U.-ST.*

**SEXUALORGANE (weiblich):** Menses: stark, sehr dunkel, klumpig; Flecken schwer auszuwaschen (*Mag-c.*).

Metrorrhagie: im Klimakterium; wochenlang stark, fließt dunkel, klumpig, übelriechend; gußweise bei Bewegung; bei malignen Uteruserkrankungen. – Ulcera cervicis. – *U.-ST.*

Starker kolikartiger Mensesschmerz mit Anziehen der Knie und schrecklichen, abwärtsdrängenden, wehenartigen Schmerzen; muß die Füße gegen eine Stütze pressen wie bei Wehen.

Intensiver Labial- und Vaginalpruritus, < wenn sie daran denkt. – Sexuelles Bedürfnis nach den Menses bei jungen Mädchen; Leukorrhö wundmachend mit Fischgeruch. – *U.-ST.*

**BRÜSTE UND BRUSTWARZEN:** wund und berührungsempfindlich. Brüste fühlen sich bei Berührung eiskalt an, besonders die Warzen, restlicher Körper warm (während der Regel).

**ATEMWEGE:** Asthma: Erstickungsanfall durch Schwäche oder Spasmus der Epiglottis; Kehlkopf so blockiert, daß keine Luft durchgeht, nur > beim Liegen auf dem Gesicht und mit herausgestreckter Zunge.

Wundheit im Kehlkopf, wie geschwürig.

Dyspnö und Empfindung von Zusammenschnürung; kann leicht einatmen, aber keine Kraft zum Ausatmen (*Samb.*).

Husten: trocken, unaufhörlich, hart; schmerzhaft, als ob Schleimhaut vom Kehlkopf losgerissen würde; tief, hohl, wie wenn in ein Faß gehustet wird; < nachts, nach Süßigkeiten, beim Hinlegen; > durch Liegen auf dem Bauch. – Besser in **KNIE-ELLENBOGEN-LAGE**. – *U.-ST.*

Sputum: eiweißreich, schaumig; kleine, grüne, bitter schmeckende Kugeln; zäh, schwierig herauszubringen.

Beginnende Schwindsucht. Starke Schmerzen im Mittellappen.

**RÜCKEN UND EXTREMITÄTEN:** Rückenschmerzen zwischen den Schulterblättern; ganze Länge der Wirbelsäule berührungsempfindlich (*Chin-s.*).

Stark brennende Hitze, im Genick beginnend, erstreckt sich entlang der Wirbelsäule mit Verkürzungsgefühl und Steifheit, < durch Strecken.

Rheumatische Schmerzen in der Schulterhöhe und im Arm; Schmerzen erstrecken sich bis in die Finger, > durch Bewegung (re.: *Sang.* – li.: *Ferr.*).

Lendenwirbel schmerzhaft und berührungsempfindlich.

Schmerzen im Kreuzbein, im Steißbein und an der Rückseite der Hüften laufen herum und an den Gliedern herunter.

Schmerzen in den Beinen, von den Hüften zu den Knien; nur beim Gehen. Schwere in den Beinen, wie aus Blei; Gehen sehr schwierig, die Beine sind so schwer; die Beine geben nach. Untere Gliedmaßen schmerzen die ganze Nacht, so daß er nicht mehr schlafen kann.

**Intensiv ruhelose und zappelige Beine und Füße** (*Zinc.*).

Schreckliches Brennen in Beinen und Armen bei Gewitter.

Schmerzen in den Beinen mit Unfähigkeit, sie im Bett stillzuhalten, < wenn die Selbstkontrolle nachläßt, beim Entspannen oder beim Versuch einzuschlafen.

Kälte von Beinen und Füßen; von Händen und Unterarmen.

Ziehendes Verkürzungsgefühl in Kniekehlensehnen und Knöcheln; Krämpfe in Waden und Sohlen (*Cupr.*).

Knöchel knicken leicht um beim Gehen (*Carb-an.*, *Led.*).

**BRENNEN DER HÄNDE UND FÜSSE**, wünscht, sie zu entblößen und gefächelt zu werden (*Lach.*, *Sulf.*).

Nervöse Schwäche der Arme und Beine; erschöpft von der geringsten Anstrengung.

Schmerzhafte Steifheit in jedem Gelenk des Körpers.

Deformierte Fingergelenke; **vergrößerte, geschwollene Fingerknöchel**; Schwellung und schmerzhafte Steifheit der Fußknöchel; große

Empfindlichkeit der Fersen und Fußballen; Schwellungen an allen Gelenken wie bei Galle bei Pferden.

**HAUT:** kalt, zieht sich trotzdem aus. – *U.-ST.*

**VERWANDTSCHAFT:** vgl.: *Ip.* bei trockenem Husten; *Camph.*, *Sec.*, *Tab.*, *Verat.* bei Kollaps; *Pic-ac.*, *Gels.* bei Unfähigkeit zu gehen; *Aloe*, *Sulf.* bei Morgendiarrhö.

Die brennenden Füße von *Sulfur* und die unruhigen, zappeligen Beine und Füße von *Zinc.* finden sich gleichzeitig bei *Medorrhinum.*

**VERSCHLIMMERUNG: wenn er daran denkt** (*Helon.*, *Ox-ac.*); Hitze, Bedeckung; Strecken; Gewitter; leiseste Bewegung; Süßigkeiten; von Morgengrauen bis Sonnenuntergang (umgekehrt: *Syph.*). – Berührung. – *U.-ST.*

Rheumatische Entzündung mit Ödemen: < durch Bewegung. Wenn kein Ödem: < durch Kälte und > durch Bewegung. < durch trockene Kälte. – *U.-ST.*

**BESSERUNG:** **an der Meeresküste** (umgekehrt: *Nat-m.*); Liegen auf dem Bauch; feuchtes Wetter (*Caust.*, *Nux-v.*).

**Praxis-Tip des Übersetzers:**

**Psychopathognostische Trias:** Mangel an Selbstvertrauen durch paranoische Ängste und schwaches Abstraktgedächtnis.

Es scheint ihr, als mache sie falsche Äußerungen, als habe sie ihre Symptome nicht richtig dargestellt; schreibt alles auf und bezweifelt dann sogar die Notizen.

Tagsüber schlecht gelaunt, nachts aufgedreht, schiebt er seine Entscheidungen vor sich her.

Aggressive Zwänge und Ängste, als hätte er ein unverzeihliches Verbrechen begangen. Religiöse Manie. Angst vor Krebs als Strafe Gottes. Suizid durch Erschießen erscheint als einzige Lösung. Tagelang deprimiert nach einem harten Wort. Weinen erleichtert.

Erwartungsspannung und Eile blockieren ihn im Denken, wenn ihm Fristen gesetzt werden. Unfähig, lange zu denken oder zuzuhören.

Unruhige, widerspenstige Kinder; müssen sich ständig bewegen; können sich nicht den Verhaltensregeln anpassen; genervt durch ständige Ermahnungen.

**Windeldermatitis**. Genitalsoor.

# MELILOTUS ALBA

Steinklee, Honigklee / Leguminosae

Kongestionen, **gebessert durch Blutungen**.

Überfüllung von Blutgefäßen in allen Körperteilen oder Organen.

Heftige kongestive oder nervöse Kopfschmerzen; **Nasenbluten verschafft Erleichterung** (*Bufo*, *Ferr-p.*, *Mag-s.*).

Konvulsionen: bei nervösen Kindern während des Zahnens (*Bell.*); kindliche Spasmen, Eklampsie, Epilepsie.

Religiöse Melancholie mit stark gerötetem Gesicht; Wahnsinn, in frühen Stadien, um das Gehirn von Druck und Reizung zu befreien.

Nasenbluten mit vorangehender **INTENSIVER RÖTE, GLÜHEN DES GESICHTS UND KLOPFEN DER HALSSCHLAGADERN** (*Bell.*); mit allgemeiner Besserung.

**Sehr rotes Gesicht vor** Blutungen aus jedem Organ.

Verstopfung: schwierig, schmerzhaft, »Zusammenschnüren im Rektum« (GS VII, S. 327); Klopfen, Völle; kein Drang, bis eine große Kotansammlung vorhanden ist (*Alum.*).

**VERWANDTSCHAFT:** vgl.: *Aml-ns.*, *Ant-c.* bei Nasenbluten nach Kopfschmerzen, aber ohne Erleichterung; *Bell.*, *Glon.*, *Sang.* bei kongestivem Kopfschmerz, rotem Gesicht, heißem Kopf etc.

**VERSCHLIMMERUNG:** Herannahen eines Sturmes; regnerisches, wechselhaftes Wetter. – Gehen. **Klimakterium**. – *U.-ST.*

**Anmerkung des Übersetzers:**

**BESSERUNG:** Blutungen; reichliche Harnausscheidung; Essig.

# MENYANTHES TRIFOLIATA

Fieberklee, Zottenblume, Sumpf-Bitterklee / Gentianaceae

Beschwerden nach Mißbrauch von Chinarinde und Chinin.

Fieber, bei dem das kalte Stadium überwiegt; Kälte wird am schärfsten in Abdomen und Beinen empfunden.

Kopfschmerzen: **Drücken im Scheitel** von oben nach unten, > **während festen Druckes mit der Hand** (*Verat.*); als ob ein **schweres Gewicht** bei jedem Schritt auf den Kopf drückte (*Cact.*, *Glon.*, *Lach.*); < beim Steigen (*Calc.*); oft mit eisiger Kälte der Hände und Füße (*Calc.*, *Sep.*).

Angst ums Herz, als ob etwas Schlimmes bevorstünde.

**Spannung:** in der Nasenwurzel; in den Armen, Händen, Fingern; in der Haut, als ob sie einige Nummern zu klein wäre und alles mit Gewalt hineingestopft wäre.

**VERWANDTSCHAFT:** vgl.: *Cact.*, *Calc.*, *Gels.*, *Mag-m.*, *Paris*, *Sep.*

Es folgen gut: *Caps.*, *Lach.*, *Lyc.*, *Puls.*, *Rhus-t.*, *Verat.*

**VERSCHLIMMERUNG:** in Ruhe; beim Hinlegen.

**BESSERUNG:** Druck auf die affizierte Stelle.

# MERCURIUS

Quecksilber / Element | Weihepunkt: KG 15

Paßt am besten für hellhaarige Leute; Haut und Muskeln schlaff.

Bei Knochenerkrankungen, **SCHMERZEN SCHLIMMER NACHTS**; Drüsenschwellungen mit oder ohne Eiterung, aber besonders bei zu starker Eiterung (*Hep.*, *Sil.*).

Kalte Schwellungen; Abszesse, die nur langsam in Eiterung übergehen.

Reichliches Schwitzen begleitet beinahe alle Beschwerden, **aber es verschafft keine Erleichterung**; es kann die Beschwerden sogar verstärken (reichliches Schwitzen erleichtert: *Nat-m.*, *Psor.*, *Verat.*).

Große Schwäche und Zittern durch die geringste Anstrengung.

Atem und Körper riechen faulig (*Psor.*).

Gehetztes und schnelles Sprechen (*Hep.*).

Katarrh: mit viel Niesen; flüssig, scharf, ätzend; Nasenlöcher wund, geschwürig; gelbgrün, stinkend, eiterartig; Nasenknochen geschwollen; < nachts und durch **feuchtes Wetter**.

Zahnschmerzen: pulsierend, reißend, zerreißend, in Gesicht oder Ohren schießend; < in feuchtem Wetter oder Abendluft, Bettwärme, durch kalte oder warme Dinge; > durch Reiben der Wange.

Zahnkronen verfallen, die Wurzeln bleiben (Kronen intakt, Wurzeln verfallen: *Mez.*).

**Speichelfluß**; zäh, seifig, fädenziehend, reichlich, **stinkend**, **kupferig**, **Speichel schmeckt metallisch**.

Zunge: **GROSS, SCHLAFF, ZEIGT ZAHNEINDRÜCKE** (*Chel.*, *Podo.*, *Rhus-t.*); schmerzhaft, mit Geschwüren; rot oder weiß.

Heftiger Durst, trotz feucht aussehender Zunge und reichlichem Speichel (trockener Mund, aber kein Durst: *Puls.*).

Mumps, Diphtherie, Tonsillitis mit **reichlichem übelriechendem Speichel**; Zunge groß, schlaff, mit Zahneindrücken; Landkartenzunge (*Lach.*, *Nat-m.*, *Tarax.*).

Diphtherie: Mandeln entzündet, Zäpfchen geschwollen, verlängert, **ständiger Drang zu schlucken**; dicke, graue Membranen, zerfetzte Ränder, anhaftend oder frei.

Dysenterie: **STUHL SCHLEIMIG, BLUTIG mit Kolik und Ohnmacht**; starker Tenesmus **während und NACH, NICHT** > durch Stuhlgang, gefolgt von Kälte und einem Gefühl des ›Nicht-Aufhören-Könnens‹. **Je mehr Blut**, desto besser indiziert.

Die Menge des ausgeschiedenen Urins ist größer als die getrunkene Wassermenge; häufiger Harndrang.

Nächtliche Pollutionen mit Blut durchsetzt (*Led.*, *Sars.*).

Leukorrhö: scharf, brennend, **juckend mit Wundheit**; **immer schlimmer nachts**; Pruritus, < durch Kontakt mit Urin, der abgewaschen werden muß (z. B. Windeldermatitis) (*Sulf.*).

Morgendliche Übelkeit; reichlicher Speichelfluß, Kopfkissen wird naß im Schlaf (*Lac-ac.*).

Brüste schmerzhaft, als ob sich **bei jeder Regel** Geschwüre bildeten (*Con.*, *Lac-c.*); Milch in den Brüsten anstelle der Menses.

Husten: trocken, ermüdend, quälend; mit zwei Anfällen, **schlimmer nachts** und durch **Bettwärme**; kann unmöglich auf der rechten Seite liegen.

Wirkt auf den rechten Unterlappen; Stiche zum Rücken hindurch (*Chel.*, *Kali-c.*).

Eiterung der Lungen, nach Blutungen bei Lungenentzündung (*Kali-c.*).

Geschwüre: an Zahnfleisch, Zunge, Hals, Innenseite der Wange, mit reichlichem Speichelfluß; unregelmäßige Form, nicht scharf abgegrenzt; mit schmutzigem, ungesundem Aussehen; speckiger Grund mit einem dunklen Hof; Neigung, zusammenzulaufen (syphilitische Geschwüre sind kreisförmig, greifen die hinteren Teile des Mundes, des Halses an und haben deutlich ausgeprägte

Ränder, sind von einer kupferigen Verfärbung umgeben und neigen nicht zur Ausbreitung von ihrem primären Sitz).

Zitternde Extremitäten, besonders Hände; Paralysis agitans.

**VERWANDTSCHAFT:** folgt gut auf *Bell.*, *Hep.*, *Lach.*, *Sulf.*, sollte aber nicht vor oder nach *Silicea* gegeben werden.

In niedrigen (schwachen) Potenzen gegeben, beschleunigt es Eiterungen eher, als daß es sie beseitigt.

Die negativen Auswirkungen von Quecksilber werden antidotiert von *Aur.*, *Hep.*, *Lach.*, *Mez.*, *Nit-ac.*, *Sulf.* und von einer starken (hohen) Potenz von *Merc.*, wenn die Symptome passen.

Vgl. *Mezereum*, das pflanzliche Analogon von *Merc.*, für negative Auswirkungen großer Dosen oder von zu häufiger Wiederholung.

Beschwerden durch Zucker, Insektenstiche, Einatmen von feinverteilten Arsen- oder Kupferverbindungen. Im Winter auftretende Krankheiten.

**VERSCHLIMMERUNG: NACHTS**; nasses, feuchtes Wetter (*Rhus-t.*); im Herbst, warme Tage und kalte, feuchte Nächte; Liegen auf der rechten Seite; Schwitzen.

*Mercurius* wird < durch Bettwärme, aber > durch Bettruhe.

*Arsenicum* wird > durch Bettwärme, aber < durch Bettruhe.

**Anmerkung und Praxis-Tip des Übersetzers:**

Bei Peritonsillarabszeß genügt meist eine i.v.-Injektion *Mercurius vivus naturalis* D 30. – Hilmar *DEICHMANN*.

*Mercurius*-Patienten liegen im Kampf gegen die inneren Impulse. Eine tiefe Beziehung wünschend, können sie über ihre Gefühle nicht sprechen; wenn die Gefühle unkontrollierbar werden, treten zwanghafte Stadien auf: Impulsivität, wenn sie ein Messer sieht. Verliert die Orientierung. Zwanghafte kleinere Tätigkeiten. Weint viel, um sich zu erleichtern.

# MERCURIUS CORROSIVUS

Quecksilberchlorid / $HgCl_2$ Weihepunkt: B 2 re.

Krankheiten von Männern, syphilitisch; Geschwüre mit ätzendem, scharfem Eiter. Nephritis.

Dysenterie und sommerliche Darmgrippen, von Mai bis November auftretend.

Tenesmus: des Rektums, **nicht > durch Stuhlgang** (< durch Stuhlgang: *Nux-v.*); unaufhörlich, hartnäckig; Stuhl heiß, **spärlich**, **blutig**, **schleimig**, **stinkend**; Schleimhautfetzen und furchtbare schneidende, kolikartige Schmerzen.

Der Blase, mit starkem Brennen in der Urethra; Urin heiß, brennend, spärlich oder unterdrückt; tropfenweise mit großem Schmerz; blutig, braun, Ziegelmehl-Sediment; eiweißhaltig.

Gonorrhö: zweites Stadium, **grünliche Absonderung**, < nachts; starkes Brennen und Tenesmus.

**Anmerkung des Übersetzers:**

**VERSCHLIMMERUNG:** nach dem Stuhlgang; nach dem Urinieren; Schlucken.

Nachts; Kälte; Herbst.

Heiße Tage, kalte Nächte.

Saure Speisen.

# MERCURIUS CYANATUS

Quecksilbercyanid / $Hg(CN)_2$

Bösartige Diphtherie mit **intensiver Röte des Schlundes** und großen Schwierigkeiten beim Schlucken. Pseudomembranen dehnen sich über den ganzen Schlund und den Hals hinunter aus. Septische, gangränöse Diphtherie, mit phagedänischer Ulzeration; Diphtherie.

**Große Schwäche; extreme Erschöpfung**; kann aus Schwäche nicht aufstehen. – Herzschwäche mit Schweiß. – *U.-ST.*

Wenn es dem genius epidemicus entspricht, ist es, wie jedes andere Mittel, als Prophylaktikum wirksam.

**Anmerkung des Übersetzers:**

**VERSCHLIMMERUNG:** Schlucken; Sprechen.

# MERCURIUS DULCIS

Kalomel / $Hg_2Cl_2$ Weihepunkt: N 17 re.

Katarrhalische Schleimhauterkrankungen, insbesondere von Auge und Ohr.

**Katarrhalische Mittelohrentzündung** (*Kali-m.*).

**Tuba Eustachii zugefallen**; katarrhalische Taubheit und Otorrhö bei psorisch belasteten Kindern; Taubheit im Alter (*Kali-m.*).

Akute Erkrankung der Prostata nach falsch behandelter Striktur.

Taubheit und katarrhalische Nasen-, Hals- und Kehlkopferkrankungen durch Quecksilber-Amalgam-Füllungen.

Diarrhö: bei Kindern; Stühle grasgrün; wie zerhackte Eier; reichlich, verursacht Wundheit am After. – Tenesmen. – *U.-ST.*

**Anmerkung und Praxis-Tip des Übersetzers:**

**VERSCHLIMMERUNG:** saure Speisen.

**BESSERUNG:** kalte Getränke.

Bei Gallenblasenaffektionen, besonders beim drohenden Gallenblasenempyem zu bedenken. Gallig-grünes Erbrechen.

Starke Zahnabdrücke auf der Zunge.

Icterus catarrhalis. Quercolon und Zökumgegend sehr schmerzhaft, < durch die geringste Berührung.

# MERCURIUS JODATUS FLAVUS

Quecksilber-II-Jodid / $HgJ_2$ Weihepunkt: KG 19

Diphtherische und Drüsenerkrankungen **der linken Seite**; Schlund dunkelrot; feste Nahrung oder Flüssiges schmerzen beim Schlucken; geringe Exsudation, leicht zu entfernen; Fälle im Gefolge eines epidemischen Scharlachfiebers, Geschwüre an Schlund oder Mandeln; Drüsen vergrößert; grünliche zähe Klumpen aus Schlund oder hinteren Nasenausgängen.

Tuberkulöse Pharyngitis.

**Anmerkung des Übersetzers:**

**VERSCHLIMMERUNG:** Gerüche; Aufrichten; warme Getränke; Liegen auf der linken Seite.

**BESSERUNG:** im Freien.

# MERCURIUS JODATUS RUBER

Quecksilber-I-Judid / $Hg_2J_2$

Diphtherische und Halserkrankungen, bei denen die Halslymph- und Ohrspeicheldrüsen enorm angeschwollen sind; die Membranbildung beginnt oder ist < auf der rechten Seite; < durch warme Getränke und Leerschlucken (*Lach.*).

Zunge: **DICKER GELBER BELAG AM ZUNGENGRUND** (*Kali-bi.* – **goldgelber** Belag am Zungengrund: *Nat-p.* – schmutziger oder grünlichgrauer Belag am Zungengrund: *Nat-s.*); Spitze und Ränder rot; rechte Seite von Hals und Nacken am stärksten angegriffen.

Bei hartem Schanker folgen selten Sekundärsymptome, wenn es in der angebrachten Dosierung gegeben wird; starke Schwellung der Leistendrüsen, keine Neigung zur Eiterung.

**Anmerkung des Übersetzers:**

**VERSCHLIMMERUNG:** Leerschlucken.

**BESSERUNG:** nach Schlaf.

# MERCURIUS SOLUBILIS

Mercurius solubilis Hahnemanni — de la Fuye: N 7 re.

Nervenaffektionen nach unterdrückten Absonderungen, insbesondere bei psorisch belasteten Patienten (*Asaf.*).

Drüsen- und skrofulöse Erkrankungen bei Kindern.

Otorrhö; blutige, stinkende Absonderung, mit stechendem, reißendem Schmerz; < auf der re. Seite, nachts und beim Liegen auf der erkrankten Seite.

Furunkel und Eiterbeulen im äußeren Gehörgang (*Pic-ac.*).

Polypen und blumenkohlartige Gewächse im äußeren Gehörgang (*Teucr.*, *Thuj.*).

**Scharfe nasale Absonderung**, riecht nach altem Käse; Nasenlöcher rot, wund, geschwürig.

Nasenbluten; beim Husten; **nachts im Schlaf**; hängt in **einem dunklen, klumpigen Faden** wie ein Eiszapfen von der Nase.

Gonorrhö: mit Vorhautverengung oder weichem Schanker; **grüne Absonderung**, **< nachts**; heftiger Harndrang; unerträgliches Brennen im vorderen Teil der Urethra beim Durchlaufen der letzten paar Tropfen; Vorhaut heiß, geschwollen, ödematös und berührungsempfindlich; träger Verlauf mit drohender oder eiternder Bubo.

Schanker: primär; regulärer harter Schanker mit speckiger Basis; käsiger Grund und umgestülpte rote Ränder; mit Phimose oder Paraphimose; tief, rund, penetrierend, sich durch Vorhautbändchen und Vorhaut durchfressend; blutend, schmerzhaft; gelbliche, stinkende Absonderung.

*HAHNEMANN*s Heilmittel für Syphilis und Erkrankungen des Urogenitalbereichs. Es ist selten indiziert, wenn die Zunge trocken ist.

Erkrankungen der Haut; unerträgliches Beißen, Jucken, über den ganzen Körper, wie von Insektenstichen, < abends und durch Bettwärme; wird angenehm beim Kratzen.

Schwäche und Müdigkeit der Glieder; wund, zerschlagen.

# MERCURIUS SULFURICUS

Quecksilbersulfat / $HgSO_4$

Hydrothorax, infolge von Herz- oder Lebererkrankungen; Atemnot, muß sitzen, kann sich nicht hinlegen. Extremitäten geschwollen; Stuhl locker, wäßrig, verursacht heftiges Brennen und Wundheit; Brennen in der Brust.

»Wenn es gut anspricht, ruft es eine reichliche, wässrige Diarrhö hervor mit großer Erleichterung für den Patienten; bei Hydrothorax ist es ebenso wichtig wie *Arsenicum.*« – *LIPPE.*

**VERWANDTSCHAFT:** vgl.: *Ars.*, *Cinnb.*, *Dig.*, *Sulf.*

# MEZEREUM

Seidelbast / Thymelaeaceae — de la Fuye: KG 11

Für hellhaarige, unentschlossene Menschen mit phlegmatischem Temperament.

Ekzeme und juckende Ausschläge **nach Impfung**.

Hypochondrisch und verzagt; gleichgültig gegenüber allem und jedem; wütend über Kleinigkeiten und absolut harmlose Dinge, was ihm aber bald leid tut.

Zahnschmerzen: in kariösen Zähnen (*Kreos.*); Empfindung wie verlängert, dumpfer Schmerz beim Daraufbeißen und bei Berührung mit der Zunge, < nachts; > bei geöffnetem Mund und beim Einziehen von Luft; Wurzeln verfallen (umgekehrt: *Merc.*).

Kopfschmerzen, heftig nach geringem Ärger; schmerzhaft bei der geringsten Berührung; rechtsseitig.

Der Kopf ist bedeckt mit einer **DICKEN, LEDERARTIGEN KRUSTE**, worunter sich hier und da dicker und weißer Eiter ansammelt; das Haar ist verklebt und verfilzt; der Eiter ist nach einiger Zeit jauchig, stinkt und läßt Ungeziefer entstehen.

Ulcera mit dickem, gelblich-weißem Schorf, unter welchem sich dicker, gelber Eiter ansammelt.

Bläschen erscheinen rund um die Geschwüre, jucken heftig, brennen wie Feuer (*Hep.*); glänzender, feuerroter Hof darum herum.

Der Verband klebt an den Geschwüren fest, sie bluten, wenn er abgerissen wird.

Ekzem: unerträglich juckend, < im Bett und durch Berührung; reichliches, seröses Exsudat.

Neuralgische, brennende Schmerzen nach Herpes zoster.

Knochen, besonders lange Röhrenknochen, entzündet, geschwollen; nächtliche Schmerzen gehen von oben nach unten; nach Mißbrauch von Quecksilber, nach venerischen Erkrankungen; Karies, Exostosen, Tumoren erweichen von innen nach außen.

Schmerz im Periost der langen Röhrenknochen < nachts im Bett, bei geringster Berührung, bei feuchtem Wetter (*Merc.*, *Phyt.*).

Kind kratzt sich ständig das blutverschmierte Gesicht; Ausschläge feucht; Jucken schlimmer nachts; entzündliche Röte des Gesichts.

**VERWANDTSCHAFT:** vgl.: *Caust.*, *Guaj.*, *Phyt.*, *Rhus-t.*

**VERSCHLIMMERUNG:** kalte Luft; kaltes Waschen; nachts; Berührung oder Bewegung; schlimme Folgen von Quecksilber oder Alkohol.

Epidemien, die im Januar und Februar auftreten, verlangen häufig *Mezereum.*

**Anmerkung und Praxis-Tip des Übersetzers:**

**BESSERUNG:** Essen; frische Luft.

Magen: Appetit vermehrt auf **Speck**, fetten Schinken, Senf, Kaffee, Wein; Abneigung gegen Fleisch; Empfindung des Herunterhängens, der Leere; wie ein Stein im Magen; **Bangigkeit wird im Magen gefühlt**.

Übelkeit, Erbrechen nach Bier. Ulcus ventriculi. Magenkrebs. Wunde Mundwinkel. Zunge nur einseitig belegt.

Bewährt bei kindlichem Analprolaps (*Syph.*) und bei Analspasmen mit Prolaps nach starken Aufregungen. Eingeklemmter Leistenbruch bei Säuglingen. – Olga v. *UNGERN-STERNBERG.*

Zosterneuralgie; < nach Suppression eines Ulcus cruris. **Hautjucken tritt nach Kratzen an anderer Stelle auf** (*Staph.*).

## MILLEFOLIUM

Schafgarbe / Compositae — Weihepunkt: B 12

Beschwerden: durch Überheben, Überanstrengung oder einen Sturz.

Schwindel: bei langsamer Bewegung, aber nicht bei anstrengender Bewegung.

Blutungen: schmerzlos, ohne Fieber; hellrotes, flüssiges Blut (*Acon.*, *Ip.*, *Sabin.*); aus Lunge, Bronchien, Kehlkopf, Mund, Nase, Magen, Blase, Rektum, Uterus; mechanischen Ursprungs (*Arn.*); aus Wunden (*Ham.*).

Stark blutende Wunden, **besonders nach einem** Sturz (*Arn.*, *Ham.*).

Hämoptö: nach Verletzung; bei beginnender Phthisis; bei Hämorrhoiden-Patienten; von einem gerissenen Blutgefäß.

**Schmerzloser Abgang**, aus Nase, Lunge, Uterus; nach Wehen oder Abort; nach großer Anstrengung; nach einer Fehlgeburt. Vorbeugend gegen postpartale Blutung.

Menses: früh, **reichlich**, **verlängert**; unterdrückt, mit Kolik-Schmerz im Abdomen.

Leukorrhö bei Kindern durch Atonie (*Calc.*).

Husten: mit hellem Blut; bei unterdrückten Menses oder Hämorrhoiden; mit Beklemmung und Herzklopfen; nach einem Sturz aus der Höhe (*Arn.*); nach einer heftigen Anstrengung; mit Blut, täglich um 16 Uhr (*Lyc.*).

**VERWANDTSCHAFT:** vgl. *Erech.* bei Nasenbluten und Hämoptö, Blut hellrot.

Folgt gut nach *Acon.* und *Arn.* bei Blutungen.

**Anmerkung des Übersetzers:**

**VERSCHLIMMERUNG:** Folgen von Stürzen und Verletzungen; heftige Überanstrengung.

**BESSERUNG:** Blutung; Absonderungen.

# MUREX PURPUREA

Purpurschnecke / Muricidae

Personen mit melancholischem Temperament.

Für klimakterische Beschwerden (*Lach.*, *Sep.*, *Sulf.*). Sehr große Niedergeschlagenheit.

Flaues Gefühl und Schwächegefühl im Magen (*Sep.*).

**Leiseste Berührung** von Körperteilen verursacht heftige sexuelle Erregung (exzessive Erregung treibt zur Selbstbefriedigung: *Orig.*, *Zinc.*).

Heftige Erregung der Sexualorgane und exzessives Verlangen nach Koitus (ohne Verlangen: *Sep.*).

**WUNDHEITSSCHMERZ IM UTERUS**; kann ihre Gebärmutter deutlich spüren (*Helon.*, *Lyss.*).

Empfindung des Abwärtsdrängens, als würden die inneren Organe herausgestoßen, muß sich hinsetzen und die Beine kreuzen, um den Druck zu erleichtern (aber ohne sexuelles Verlangen: *Sep.*).

Menses: unregelmäßig, früh, stark, verlängert, große Klumpen.

Leukorrhö: bei Schwermut, glücklicher, wenn die Leukorrhö stärker ist.

**VERWANDTSCHAFT:** vgl.: *Lil-t.*, *Plat.* bei Nymphomanie; *Sepia* bei Empfindung des Abwärtsdrängens, aber ohne sexuelle Erregung.

**Anmerkung des Übersetzers:**

**VERSCHLIMMERUNG:** Berührung; Sonne; Sitzen; Folgen von Abort.

**BESSERUNG:** vor den Menses; Essen.

# NAJA TRIPUDIANS

Gift der Kobra, Brillenschlange / Elapidae — de la Fuye: B 17 li. KS 7

**Wahnsinn mit Suizidneigung**, brütet andauernd über imaginären Schwierigkeiten (*Aur.*).

Einfache Herzhypertrophie. – **Endokarditis**. – *U.-ST.*

Stellt ein durch akute Entzündungen geschädigtes Herz wieder her oder dient zur Erleichterung der Leiden bei chronischer Hypertrophie und Klappenfehlern.

Reizender, trockener Reflexhusten im akuten Stadium der rheumatischen Karditis oder bei chronischen Organläsionen (*Spong.*).

Drohende postdiphtherische Herzlähmung.

Puls unregelmäßig stark, aber regelmäßig im Rhythmus. – Pulsus irregularis, intermittens, filiformis, parvus, acceleratus. – *U.-ST.*

**Brustschmerz, rheumatisch**, zieht in die **linke Hand** und in **Nacken und Schultern**. Rückenschmerzen zwischen den Schulterblättern. – *U.-ST.*

Unfähig zu sprechen, mit Erstickungsgefühl, nervösem, chronischem Herzklopfen, besonders nach öffentlichem Sprechen; Schmerzen < beim Fahren im Wagen oder beim Liegen auf der Seite. – **Zusammenschnüren des Kehlkopfs im Schlaf**. – *U.-ST.*

Heftiger, stechender Schmerz in der Herzgegend. – Unter dem Schlüsselbein. **Ovarialneuralgie** links. – *U.-ST.*

**VERWANDTSCHAFT:** vgl. *Ars.*, *Cact.*, *Crot-h.*, *Lach.*, *Mygale*, *Spig.*

**Anmerkung des Übersetzers:**

**VERSCHLIMMERUNG:** linke Seite; Linkslage; beim Erwachen; Alkohol; Schneuzen; Rauchen.

**BESSERUNG:** Gehen im Freien.

Beschwerden gehen von links nach rechts.

# NATRIUM CARBONICUM

Kohlensaures Natron / $Na_2CO_3\ 10H_2O$ Weihepunkt: KG 13

Konstitutionen mit Abneigung gegen frische Luft und Widerwillen gegen geistige und körperliche Anstrengungen; Imbezillität.

**Große Schwäche:** **VERURSACHT DURCH SOMMERHITZE** (*Ant-c.*); Erschöpfung **durch die geringste** geistige oder **körperliche Anstrengung**; nach einem Spaziergang zum Umfallen erschöpft; **CHRONISCHE FOLGEN VON SONNENSTICH.**

Chronische Folgen von Hitzschlag; wenn das heiße Wetter jetzt wiederkommt, leidet er an Kopfschmerzen.

Abmagerung mit blassem Gesicht und blauen Ringen um die Augen, erweiterte Pupillen; dunkler Urin; anämisch; milchige, blasse Haut und große Schwäche.

**Unfähigkeit**, **zu denken** oder irgendeine geistige Arbeit zu unternehmen; verursacht Kopfschmerzen; fühlt sich betäubt, wenn er versucht, sich anzustrengen; Auffassung langsam, schwierig.

Unerträgliche Melancholie und Besorgnis; ist vollkommen eingenommen von traurigen Gedanken.

»Grosse Schwermuth und Bangigkeit; bloss mit traurigen Gedanken beschäftigt.« (CK IV, 5)

Anfälle von Angst und Ruhelosigkeit während eines Gewitters (*Phos.*); < durch Musik (*Sabin.*).

Kopfschmerzen: durch die geringste geistige Anstrengung; durch **Sonne** oder **Arbeiten bei künstlichem Licht** (*Glon.*, *Lach.*); mit Spannung im Genick oder Hinterkopf vor den Menses; Kopf fühlt sich zu groß an, als ob er bersten würde.

Gesicht blaß, mit blauen Ringen um die Augen; Augenlider geschwollen; Katarrh; Schleim in Hals und Nasen-Rachen-Raum; ständiges Räuspern, um den Hals freizubekommen; Tropfen in den Hals aus dem Nasen-Rachen-Raum.

Katarrh: breitet sich zu Nasen-Rachen-Raum und Kehle

hin aus; räuspert viel dicken Schleim aus dem Hals herauf; reichliche Absonderung tagsüber, verstopfte Nase nachts (*Nux-v.*).

Dicke, gelbe, grüne, stinkende, modrige, harte Absonderung aus der Nase; hört oft nach einer Mahlzeit auf.

Abneigung gegen Milch; Diarrhö durch Milch.

Abwärtsdrängen, als ob alles herauskäme (*Agar.*, *Lil-t.*, *Murx.*, *Sep.*); Schwere, < im Sitzen, > durch Bewegung.

Absonderung von Schleim aus der Vagina nach Koitus, Sterilität verursachend.

Leichtes Verrenken und Verstauchen des Knöchels (*Led.*); so schwach, daß er nachgibt; Fuß knickt um (*Carb-an.*, *Nat-m.*).

**VERWANDTSCHAFT:** vgl.: *Nat-s.* für hefeartiges Erbrechen; *Calc.*, *Sep.*

Folgt gut nach *Sep.* bei Abwärtsdrängen.

**VERSCHLIMMERUNG:** durch Musik; **in der Sonne**; extreme Sommerhitze; **geistige Anstrengung**; Gewitter. – Masturbation; Milch; **Periodizität:** Winter; 5 Uhr morgens. – *U.-ST.*

**Anmerkung und Praxis-Tip des Übersetzers:**

**BESSERUNG:** Bewegung; Reiben; Essen; Schwitzen.

*Natrium carbonicum* ist in der Phase des biologischen Verfalls in die Reaktionsschwäche besonders angezeigt. Ehemals eifrige, mutige und zuverlässige Menschen werden zu psychophysischen Asthenikern. Misanthropie. Wehleidig, beklagt sein Los. Grollendes Verlassenheitsgefühl. Unerklärliche Abneigung gegen Familienmitglieder oder bestimmte Menschen. Frauen lassen Sex über sich ergehen aus Angst, der Mann könnte frustriert sein, wenn sie ihm nicht zu Willen sind. Erlittene Kränkungen werden nicht vergessen. Gefühl, als Kind nicht genug Liebe empfangen zu haben. Kann Bedürfnisse nicht äußern und ist verbittert, wenn sie nicht erfüllt werden. Erwartungsspannung und Eile. Fühlt sich konkret von Feinden verfolgt. Sogar **der kleinste Happen**, den er ißt, bereitet ihm Beschwerden und **vertieft seine Depression**.

# NATRIUM MURIATICUM

Kochsalz / NaCl

Anämie und Kachexie; entweder **durch Säfteverluste** (überstarke Menses, Samenergüsse) oder infolge Gemütsleiden.

**STARKE ABMAGERUNG; NIMMT AB TROTZ GUTEN ESSENS** (*Abrot.*, *Jod.*); rapide Abmagerung an Hals und Nacken bei Kindern während sommerlicher Durchfälle (*Sanic.*).

Große Erkältungsneigung (*Calc.*, *Kali-c.*).

Reizbarkeit: das Kind wird ärgerlich, wenn es angesprochen wird; schreit beim geringsten Anlaß; gerät in Zorn wegen Kleinigkeiten, besonders wenn es damit getröstet wird, daß es doch nur eine Kleinigkeit sei.

Ungeschickt, hastig, läßt aus nervöser Schwäche Dinge fallen (*Apis*, *Bovista*).

Ausgeprägte Neigung zum Weinen; traurig-weinerliche Stimmung, grundlos (*Puls.*), aber Trost anderer verschlimmert den Kummer.

Kopfschmerzen: anämisch, bei Schulmädchen (*Calc-p.*); **von Sonnenaufgang bis Sonnenuntergang**; wie von einem Nagel, links; als ob der Kopf bersten würde; mit rotem Gesicht, Übelkeit und Erbrechen vor, bei und nach den Menses; wie wenn tausend kleine Hämmerchen im Gehirn pochten bei Fieber; > durch Schwitzen; **mit Blindheit beginnend** (*Iris*, *Kali-bi.*); mit Zickzacklinien, wie Blitze in den Augen, einen hämmernden Kopfschmerz ankündigend; nach Überanstrengung der Augen.

Tränenfluß; die Tränen strömen über das Gesicht bei jedem Husten (*Euphr.*).

Heuschnupfen: Empfindung im Nasenloch, als ob sich ein kleiner Wurm umherwinden würde (Jucken innen); hervorgerufen durch Exposition in Sonnen- oder Sommerhitze.

Empfindung eines Haares auf der Zunge (*Sil.*).

Zunge: **LANDKARTENZUNGE mit roten Inseln**; wie Ringelflechte* an den Seiten (*Ars.*, *Lach.*, *Merc.*, *Nit-ac.*, *Tarax.*); Sprechen schwerfällig; **Kinder lernen spät sprechen**.

Obstipation: Empfindung, als ob sich der After zusammenzöge; After wie zerrissen, blutend, Schmerzen nach Stuhl; Stuhl trocken, hart, schwierig, krümelnd (*Am-c.*, *Mag-m.*); Stechen im Rektum (*Nit-ac.*); unfreiwillig, weiß nicht, ob Flatus oder Faeces herauskommen (*Aloe*, *Jod.*, *Mur-ac.*, *Olnd.*, *Podo.*).

Urin: unfreiwillig beim Gehen, Husten, Lachen (*Caust.*, *Puls.*, *Scilla*); muß eine Zeitlang warten, bis der Urin anfängt zu laufen **in Gegenwart anderer** (*Hep.*, *Mur-ac.*); Schneiden in der Harnröhre **nach** dem Wasserlassen (*Sars.*).

Samenergüsse: bald nach dem Koitus, mit vermehrtem Verlangen; Schwäche der Geschlechtsorgane mit verzögertem Samenabgang während des Koitus; Impotenz, Spinalirritation, Lähmung nach sexuellen Ausschweifungen.

Drücken und Stoßen auf die Genitalien zu, jeden Morgen; muß sich hinsetzen, um Prolaps zu verhindern (*Lil-t.*, *Murx.*, *Sep.*).

Herzflattern mit einem ohnmachtsartigen Schwächegefühl, schlimmer beim Liegen (*Lach.*).

Der Herzschlag erschüttert den Körper (*Spig.*).

Haare fallen bei Berührung aus, bei stillenden Frauen (*Sep.*); Gesicht ölig, glänzend, wie eingefettet (*Plb.*, *Thuja*).

Schlimme Folgen von: Ärger (durch Beleidigung); sauren Speisen, Brot, Chinin, **exzessivem Salzgenuß**; Kauterisation

---

*Engl. »ringworm«; nach moderner Nomenklatur: Tinea, Trichophytie (Stedman's Medical Dictionary, 23rd Ed., Baltimore 1976, [1]1911); nach alter Literatur: Herpes circinatus (C. G. Raue, Special Pathology, 2nd Ed., Philadelphia 1881).

aller Art mit Silbernitrat; von Kummer, Schrekken, Furcht, Kränkung und unterdrücktem Ärger (*Staph.*).

Niednägel: Nagelbetten trocken und rissig (*Graph.*, *Petr.*); Ekzeme um den After und an den Haargrenzen im Genick (in der Kniekehle: *Hep.*, *Graph.*).

Warzen auf den Handflächen (berührungsempfindlich: *Nat-c.*).

Träume: **von Einbrechern** im Hause, und beim Aufwachen glaubt er nicht, daß niemand da ist, bis alles durchsucht ist (*Psor.*); von brennendem Durst.

Fieberblasen (Herpes) **wie Perlen** rings um die Lippen; Lippen trocken, wund und rissig, geschwürig (*Nit-ac.*).

Schmerzhafte Kontraktionen der Knieflexoren (*Am-m.*, *Caust.*, *Guaj.*).

Verlangen nach Salz (*Calc.*, *Caust.*); große Abneigung gegen Brot.

Ekzem; rauh, rot, entzündet, besonders an den Haarrändern; schlimmer durch Essen von zuviel Salz, an der Meeresküste oder von einer Seereise.

Urticaria akut oder chronisch; über den ganzen Körper, besonders nach heftiger körperlicher Betätigung (*Apis*, *Calc.*, *Hep.*, *Sanic.*, *Urt-u.*).

Wechselfieber: **Anfall um 10 oder 11 Uhr**; alte, chronische, ungenügend behandelte Fälle, besonders nach Unterdrückung mit Chinin; Kopfschmerzen mit Bewußtlosigkeit während Fieberfrost und -hitze; Schweißausbruch bessert die Schmerzen.

**VERWANDTSCHAFT:** ergänzt durch *Apis*; wirkt gut vorher und nachher. *Nat-m.* ist das chronische *Ignatia*, welches sein pflanzliches Analogon ist. Es wird gefolgt von *Sepia* und *Thuja*.

Darf in chronischen Fällen nicht oft wiederholt werden ohne ein durch die Symptome angezeigtes Zwischenmittel. Sollte niemals während eines Fieberanfalls gegeben werden. Wenn nach der Gabe von *Nat-m.* Schwindel und Kopfschmerzen anhalten oder die Kraftlosigkeit bleibt, wird *Nux-v.* erleichtern.

**VERSCHLIMMERUNG: um 10 oder 11 Uhr**; an der Küste oder durch Seeluft; Sonnen- oder Ofenhitze; geistige Anstrengung, Sprechen, Schreiben, Lesen; Hinlegen.

**BESSERUNG:** an der frischen Luft (*Apis*, *Puls.*); kaltes Baden; **ohne regelmäßige Mahlzeiten**; beim Liegen auf der rechten Seite (auf der schmerzhaften Seite: *Bry.*, *Ign.*, *Puls.*).

**Praxis-Tip des Übersetzers:**

*Nat-m.* ist eines der wichtigsten Mittel für die Behandlung der Hypertension, des Heuschnupfens und anderer Allergien, der Dermatomykose und von Ekzemen bis hin zur Neurodermitis und zur rheumatischen Polyarthritis, insbesondere mit Corticoiden vorbehandelte Fälle, u. a. bei Menschen, die frühzeitige **Isolationserlebnisse** hinter sich haben. Zu den Indikationsgebieten gehören z. B. Entwicklungsstörungen und Krankheitszustände bei Frühwaisen und Inkubator-Kindern (Legasthenie!).

Der *Natrium-muriaticum*-Patient gibt seine Ängste nicht zu. Die Angst ist hypochondrisch, der Patient fragt den Arzt, ob ihm etwas Ernsteres fehlen könne.

Erzählt nur auf Nachfrage von seinen persönlichen Problemen oder erst dann, wenn er in der Tür steht, um sich zu verabschieden.

In Versammlungen spricht er als letzter. Sein Selbstvertrauen steigt bei Zeichen der Zustimmung.

Seine Aggression ist eine Folge der Kränkung durch enttäuschte Liebe bzw. dadurch, daß seine Gutwilligkeit angezweifelt wird. Diese Gutwilligkeit bedingt nach dem Zorn wiederum Schuldgefühle, die sich in Ängsten äußern, über die er nur krampfhaft lachend sprechen kann.

**Psychopathognostische Trias:** Depression, Aggression und Frustration.

# NATRIUM SULFURICUM

Natriumsulfat / $Na_2SO_4$ Weihepunkt: N 18 re.; de la Fuye: 3E 13

Beschwerden, die < oder abhängig sind **von feuchtem Wetter**, **feuchten Häusern oder Kellern** (*Aran.*).

Patient fühlt jeden Wechsel von trockenem zu feuchtem Wetter; kann Seeluft nicht vertragen und keine Pflanzen essen, die in Wassernähe wachsen; eine Konstitution, in der das Trippergift besonders virulent ist; erholt sich langsam von jeder Erkrankung.

Hauterkrankungen, die jedes Frühjahr wieder auftreten (*Psor.*).

Unfähigkeit zu denken (*Nat-c.*).

Traurig, schwermütig, reizbar; < morgens; mag nicht sprechen oder angesprochen werden (*Jod.*, *Sil.*).

Bedrückt; **flotte Musik macht sie traurig**; hat das Leben satt; muß große Willenskraft aufbringen, um sich nicht zu erschießen.

**Psychische Traumen**; geistige Folgen von Kopfverletzungen; chronische Hirnschäden von Stößen oder Stürzen.

Granulierte Lider: **wie kleine Bläschen** (*Thuj.*); grüner Eiter und furchtbare Photophobie; gonorrhoisch oder sykotisch.

Nasenbluten während der Regel (anstelle der Menses: *Bry.*, *Puls.*).

Zahnschmerzen > durch kaltes Wasser, kalte Luft (*Coff.*, *Puls.*).

Schmutziger, grüngrauer oder brauner Zungenbelag.

Diarrhö: plötzlich, dringlich, schießend, mit reichlichen Blähungen; **beim morgendlichen Aufstehen**, **sobald man auf den Füßen steht**; nach einer kurzen Zeit feuchten Wetters; Leben oder Arbeiten in Kellerwohnungen.

Gonorrhö: **grünlich-gelbe**, **schmerzlose** dicke Absonderungen (*Puls.*); chronisch oder unterdrückt (dick, grün: *Kali-j.*).

Dyspnö: Verlangen, tief durchzuatmen bei feuchtem, wolkigem Wetter.

Feuchtes Asthma bei Kindern; **bei jedem Wetterwechsel von trocken zu feucht**; bei jeder neuen Erkältung; immer < bei feuchtem, regnerischem Wetter; Sputum grün, grünlich, reichlich (grünlich-grau: *Cop.*).

Sykotische Pneumonie: **linker Unterlappen**; starkes Wundheitsgefühl der Brust während des Hustens, muß aufsitzen im Bett und die Brust mit beiden Händen halten (*Nicc.* – re. Lunge: *Bry.*).

Spinale Meningitis: **heftige**, **quetschende**, **nagende Schmerzen an der Schädelbasis**; Kopf zurückgezogen; Spasmen mit Reizbarkeit und Delirium; heftige Kongestion im Kopf; Delirium; Opisthotonus.

Ischias: linksseitig, krampfartig, < durch Umdrehen im Bett. – *U.-ST.*

**VERWANDTSCHAFT:** vgl.: *Nat-m.* und *Sulf.*, die sehr ähnlich sind; *Thuja* und *Merc.* passen bei Syphilis und Sykosis bei hydrogenoiden Konstitutionen.

**VERSCHLIMMERUNG:** feuchte Keller oder Gebäude; feuchtes Wetter (*Aran.*, *Ars-j.*, *Dulc.*); Ruhe; Liegen.

**BESSERUNG:** trockenes Wetter; Druck, Aufsitzen (Husten); Lagewechsel (aber > bei nassem Wetter: *Caust.*); frische Luft.

Muß die Lage häufig wechseln, aber das ist schmerzhaft und bringt wenig Erleichterung (*Caust.*).

»Fröhlich nach Durchfall.« (GS VIII, S. 15)

# NUX MOSCHATA

Muskatnuß / Myristicaceae Weihepunkt: M 18 re.; de la Fuye: Le 14

Paßt besonders für Frauen und Kinder mit nervösem, hysterischem Temperament (*Ign.*); für Leute **mit trockener Haut, die kaum schwitzen**; für Schwangerschaftsbeschwerden.

Altersschwäche; Dyspepsie alter Leute.

Überempfindlich: gegen Licht; Geräusche; Gerüche; Berührung.

Sämtliche Beschwerden werden begleitet von **TRÄGHEIT UND SCHLÄFRIGKEIT** (*Ant-t.*, *Op.*) **oder einer Neigung, in Ohnmacht zu fallen**, selbst bei leichten Schmerzen (*Hep.*); **DIE BESCHWERDEN VERURSACHEN SCHLÄFRIGKEIT**.

Stupor und Empfindungslosigkeit; unwiderstehliche Schlafsucht.

Geistesabwesenheit; kann nicht denken; große Gleichgültigkeit gegen alles.

Schwäche oder Verlust des Gedächtnisses (*Anac.*, *Lac-c.*, *Lyc.*).

Die Gedanken schwinden beim Lesen, Reden oder Schreiben; gebraucht falsche Worte; erkennt wohlbekannte Straßen nicht wieder (*Cann-i.*, *Lach.*).

Wechselhafte Stimmung; in einem Moment Lachen, im nächsten Weinen (*Croc.*, *Ign.*); plötzlicher Wechsel von Lebhaftigkeit zu ruhiger Gelassenheit, von Ernst zu Heiterkeit (*Plat.*).

Trockenheit der Augen; zu trocken, um die Lider zu schließen.

**GROSSE MUNDTROCKENHEIT** (*Apis*, *Lach.*); **die Zunge ist so trocken, daß sie am Gaumen klebenbleibt**; der Speichel fühlt sich an wie Baumwolle; die Kehle ist trocken und wie versteift, aber kein Durst (*Puls.*).

Empfindung großer Trockenheit ohne echten Durst und ohne tatsächliche Trockenheit der Zunge.

Große Schmerzhaftigkeit aller Körperteile, auf denen man liegt (*Bapt.*, *Pyrog.*); Neigung zu Decubitus.

Ein bißchen zuviel Essen verursacht Kopfschmerzen; Schmerzen und Pein im Magen **beim Essen** oder sofort danach (*Kali-bi.*).

Bauch nach jeder Mahlzeit enorm gebläht.

Diarrhö: im Sommer **nach kalten Getränken**; epidemisch im Herbst mit weißen Stühlen (*Colch.*); von gekochter Milch; während der Zahnung; in der Schwangerschaft; mit Schläfrigkeit und Ohnmachtsneigung; im Herbst, epidemisch, weiß und stinkend (*Colch.*).

Bei jeder Menstruation werden Mund, Zunge und Kehle unerträglich trocken, besonders im Schlaf.

Fluor anstelle der Menses (*Cocc.*); Patientin erwacht mit trockener Zunge (*Lach.*); Physometra (*Lac-c.*, *Lyc.*).

Schmerzen, Übelkeit und Erbrechen in der Schwangerschaft; vom Pessartragen.

Plötzliche Heiserkeit, < vom Gehen gegen den Wind (*Euphr.*, *Hep.*).

Husten verursacht durch: Warmwerden im Bett; Überhitzt-Sein; in der Schwangerschaft (*Con.*); Baden, Stehen im Wasser; Wohnen an kalten, feuchten Orten (*Nat-s.*); locker nach Essen, trocken nach Trinken.

Schlaf: unwiderstehlich schläfrig; schlaftrunken, verwirrt, wie betrunken; Koma, liegt still, unbeweglich; Augen ständig geschlossen (mit röchelnder Atmung: *Opium*).

Rheumatische Affektionen: durch nasse Füße; von Zugluft, während man erhitzt ist (*Acon.*, *Bry.*); < bei kaltem, nassem Wetter oder durch feuchtkalte Kleidung (*Rhus-t.*); der linken Schulter (*Ferr.*).

Rückenschmerzen beim Fahren.

Ermüdung, muß sich nach der geringsten Anstrengung hinlegen.

**VERWANDTSCHAFT:** *Nux moschata* antidotiert Quecksilberdämpfe, Bleikolik, Terpentinöl, Spirituosen und speziell Folgen von verdorbenem Bier.

**VERSCHLIMMERUNG:** kaltes, nasses, windiges Wetter (*Rhod.*); Wetterwechsel; kalte Speisen, kaltes Wasser, kaltes Waschen; Wagenfahren (*Cocc.*); Liegen auf der schmerzhaften Seite (auf der schmerzlosen Seite: *Puls.*).

**BESSERUNG:** bei trockenem, warmem Wetter; im warmen Zimmer; warmes Einhüllen.

# NUX VOMICA

Brechnuß / Loganiaceae

Weihepunkt: Le 13 re.
de la Fuye: M 45, MP 9, B 65, MP 15

Paßt für dünne, reizbare, sorgfältige, eifrige Personen mit dunklem Haar und biliösem oder sanguinischem Temperament. Mit Neigung zu **Streitsucht**, **Boshaftigkeit**, **Gehässigkeit**; nervös und schwermütig.

Schwelger mit **schwächlicher**, **reizbarer**, **nervöser Veranlagung**, die zu Verdauungsstörungen und Hämorrhoiden neigen (hellhaarige, blauäugige Personen: *Lob.*).

»Hieher gehört, dass diejenigen Personen sie öfter bedürfen, welche sehr sorgfältigen, eifrigen, feurigen, hitzigen Temperamentes sind, oder tückischen, boshaften, zornigen Gemüths.« (RAML I, S. 193)

Angst mit Reizbarkeit und Neigung zu Selbstmord, aber fürchtet sich zu sterben.

Hypochondrie: Kopfarbeiter, lernbeflissene Personen, die zuviel zu Hause sind, unter Mangel an Bewegung leiden, mit Magen- und Darmbeschwerden und Verstopfung; besonders bei Trinkern.

**ÜBEREMPFINDLICH: gegen äußere Eindrücke**; **gegen Geräusche**, **Gerüche**, **Licht oder Musik** (*Nux-m.*); **Bagatellbeschwerden sind unerträglich** (*Cham.*); jedes harmlose Wort verletzt (*Ign.*).

Personen, die sehr eigen, sorgfältig sind, aber dazu neigen, leicht aufgeregt und ärgerlich zu werden; jähzornig und hartnäckig.

Schlimme Folgen von: Kaffee, Tabak, alkoholischen Stimulantien; scharf gewürzten und sehr aromatischen Speisen; Überessen (*Ant-c.*); langanhaltender geistiger Überarbeitung; sitzender Lebensweise; Schlafmangel (*Cocc.*, *Colch.*, *Nit-ac.*); aromatischen Arzneien oder Arkana; Sitzen auf kalten Steinen, besonders bei warmem Wetter.

Eines der besten Mittel, die Behandlung von Fällen zu beginnen, die mit Mixturen, Bittermitteln, Kräuterpillen, Geheimmitteln oder Quacksalbereien, besonders Aromatica oder Modemitteln, therapiert worden sind, **aber nur wenn die Symptome passen**.

Konvulsionen **bei Bewußtsein** (*Stry.*); schlimmer durch Ärger, **Gemütsbewegungen**, **Berührung**, **Bewegung** (helles Licht, Erschütterung, Geräusche).

Die Schmerzen sind kribbelnd, stechend, heftig, anhaltend, schlimmer durch Bewegung und Berührung.

**Neigung zu Ohnmacht** (*Nux-m.*, *Sulf.*); von Gerüchen; morgens; nach dem Essen; nach jeder Geburtswehe.

Kann sich des Einschlafens Stunden vor der Schlafenszeit beim Sitzen oder Lesen (Fernsehen! – *U.-ST.*) nicht erwehren und wacht um 3 oder 4 Uhr auf; fällt bei Tagesanbruch in einen traumreichen Schlaf, aus dem er kaum geweckt werden kann, und fühlt sich dann müde und schwach (Gegenteil: *Puls.*).

| | |
|---|---|
| Katarrh: | Schnupfen bei Kindern (*Am-c.*, *Samb.*); Schnupfen, trocken bei Nacht, fließend bei Tag; schlimmer im warmen Zimmer, besser in der kalten Luft; vom Sitzen an kalten Plätzen, auf Steinstufen. |
| Aufstoßen: | sauer, bitter; Übelkeit und Erbrechen jeden Morgen mit Niedergeschlagenheit; nach dem Essen. |
| Nausea: | ständig; nach dem Essen; morgens; vom Rauchen; dabei Gefühl: ›Wenn ich nur erbrechen könnte, würde ich mich so viel besser fühlen!‹ |
| Magen: | Druck, eine oder zwei Stunden nach dem Essen, wie von einem Stein (sofort danach: *Kali-bi.*, *Nux-m.*); Sodbrennen, Enge, muß die Kleider lockern; kann nach einer Mahlzeit 2 oder 3 Stunden lang den Verstand nicht benutzen; schläfrig nach Tisch; von Angst, Sorgen, Weinbrand, Kaffee, Arzneimitteln, Nachtwachen, Wohlleben etc. |

Obstipation; mit häufigem vergeblichem Drang (im Oberbauch: *Ign.*, *Verat.*), Abgang kleiner Mengen Stuhl; Gefühl, nicht fertig zu sein.

Häufiger Stuhldrang; dringend, erfolglos, besser eine Zeitlang nach dem Stuhl; morgens nach dem Aufstehen; nach geistiger Anstrengung (inaktiv, ohne Drang: *Bry.*, *Op.*, *Sulf.*).

Wechsel zwischen Verstopfung und Diarrhö (*Sulf.*, *Verat.*), bei Menschen, die ihr Leben lang Abführmittel genommen haben.

Nierenkolik: mit Erbrechen, > durch Wärme; frostig; häufiger Harndrang. – *U.-ST.*

Menses: zu früh, reichlich, dauern zu lange; oder halten mehrere Tage länger an, mit Beschwerden bei Beginn und auch hinterher; alle zwei Wochen; unregelmäßig, nie zur rechten Zeit; hören auf und beginnen wieder (*Sulf.*); während und nach der Regel verschlimmern sich alte Symptome.

Geburtswehen: **heftig**, krampfartig; verursachen **Stuhl- und Harndrang**; schlimmer im Rücken; bevorzugt einen warmen Raum.

Eingeklemmte Hernie, speziell Nabelbruch.

Rückenschmerzen: muß aufsitzen oder sich im Bett umdrehen; Lumbago; von sexueller Schwäche, von Masturbation.

Widerwille gegen Kälte oder kalte Luft; fröstelt bei der geringsten Bewegung; durch Aufdecken; **MUSS IN JEDEM FIEBERSTADIUM ZUGEDECKT SEIN** – Frost-, Hitze- oder Schweißstadium.

Fieber: große Hitze, der ganze Körper brennend heiß (*Acon.*), Gesicht rot und heiß (*Bell.*), dennoch **kann sich der Patient nicht bewegen oder aufdecken, ohne zu frösteln**.

**VERWANDTSCHAFT:** ergänzt durch *Sulfur* bei nahezu allen Beschwerden.

Feindlich: *Zinc.*; sollte weder davor noch danach gegeben werden.

Folgt gut nach: *Ars.*, *Ip.*, *Phos.*, *Sep.*, *Sulf.*

Nach *Nux-v.* folgen gut: *Bry.*, *Puls.*, *Sulf.*

*Nux-v.* sollte gegeben werden, wenn sich der Pat. zur Ruhe begibt, oder noch besser einige Stunden vor dem Schlafengehen; es wirkt am besten, wenn Geist und Körper ausruhen.

**VERSCHLIMMERUNG:** **morgens; Erwachen um 4 Uhr; geistige Anstrengung**; nach dem Essen oder nach Überessen; Berührung, Geräusch, Ärger, Gewürze, Schlafmittel, trockenes Wetter; in kalter Luft.

**BESSERUNG:** abends, in der Ruhe; beim Hinlegen und bei feuchtem Wetter (*Caust.*).

**Praxis-Tip des Übersetzers:**

Der *Nux-vomica*-Patient durchläuft die Stadien vom unerschöpflichen Arbeiter, der nichts aufschiebt, bis zur Erschöpfung mit Gedächtnisschwäche als Folge seines intensiven Lebenswandels mit toxischen Belastungen. Einmal erschöpft, kann er sich schwer ausdrücken, wegen Wortfindungsstörungen. Sein Selbstvertrauen sinkt, er wird deshalb peinlich genau.

Ungeduld. Kann keinen Schmerz ertragen. Todesahnung und -wunsch; könnte sich aus dem Fenster stürzen.

# OPIUM

Mohnsaft / Papaveraceae — de la Fuye: D 4

Besonders für Kinder und alte Menschen geeignet; Krankheiten im ersten und zweiten Kindesalter (*Bar-c.*, *Mill.*), Personen mit hellem Haar, schlaffen Muskeln und Mangel an körperlicher Reaktionsfähigkeit.

**MANGELNDE EMPFINDLICHKEIT GEGENÜBER ARZNEIEN**; Reaktionsmangel, das gut gewählte Mittel zieht nicht durch (*Carb-v.*, *Laur.*, *Valer.*).

Krankheiten: mit Empfindungslosigkeit und teilweiser oder kompletter Lähmung; herrührend **von Schreck**, schlimme Folgen davon, die Furcht besteht noch weiter (*Acon.*, *Hyos.*); von CO-Gas; Gasinhalationen; bei Säufern.

**ALLE BESCHWERDEN: MIT GROSSER SCHLAFSUCHT; SCHMERZLOSIGKEIT, BEKLAGT SICH NICHT; VERLANGT NICHTS.**

Spasmen: bei Kindern, durch Annäherung Fremder; vom Stillen nach Schreck der Mutter (*Hyos.* – nach Ärger der Mutter: *Cham.*, *Nux-v.*); vom Schreien; Augen halboffen und nach oben gedreht.

Aufschreien vor oder bei einem Krampf (*Apis*, *Hell.*). Tiefe röchelnde Atmung sowohl bei Ein- als auch Ausatmung.

Delirium: ständiges Reden; Augen weit offen, rotes Gesicht, geschwollen; oder bewußtlos, glasige, halbgeschlossene Augen, blasses Gesicht, tiefes Koma; mit vorausgehendem Stupor. – Akuter Schizophrenieschub. Glaubt, er sei fort von zu Hause; sieht Bilder, Gesichter, Tiere, alles ist vergrößert. – *U.-ST.*

Denkt, sie ist nicht zu Hause (*Bry.*); das liegt ihr ständig im Sinn.

Zupfen an der Bettdecke während des Schlafens (im wachen Zustand: *Bell.*, *Hyos.*).

Delirium tremens: bei alten, abgemagerten Personen; aufgedunsenes

| | |
|---|---|
| | Gesicht, Stupor, Augen brennend, heiß, trocken; mit lautem Schnarchen. |
| Schlaf: | schwer, wie betäubt; mit **RÖCHELNDER ATMUNG**, **rotem Gesicht**, **Augen halbgeschlossen**, blutunterlaufen; **Haut mit heißem Schweiß bedeckt**; nach Konvulsionen. |

Schläfrig, kann aber nicht schlafen (*Bell.*, *Cham.*); Schlaflosigkeit mit geschärftem Gehör, Uhrenschlagen oder Hähnekrähen in großer Entfernung hält sie wach.

Aussetzen der Atmung beim Einschlafen (*Grin.*, *Lach.*).

**Das Bett ist so heiß, daß sie nicht darauf liegen kann** (Bett ist zu hart: *Arn.*, *Bry.*, *Pyrog.*); häufiges Bewegen auf der Suche nach einer kühlen Stelle; muß aufgedeckt sein.

Verdauungsorgane untätig; umgekehrte Peristaltik oder Lähmung; »Empfindung, als sei der Anus verschlossen.« (GS VIII, S. 213)

| | |
|---|---|
| Obstipation: | bei Kindern; bei korpulenten, gutmütigen Frauen (*Graph.*); durch Untätigkeit oder Parese, kein Drang; von Bleivergiftung; Stuhl hart, runde, schwarze Knollen (*Chel.*, *Plb.*, *Thuja*); Stuhl tritt hervor und schlüpft wieder zurück (*Sil.*, *Thuja*). |
| Stuhl: | unfreiwillig, besonders nach Schreck (*Gels.*); **schwarz und stinkend**; **durch Sphinkterlähmung**. |
| Urin: | Verhaltung bei voller Blase; Verhaltung nach Entbindung oder bei exzessivem Tabakgenuß; bei Kindern, die gestillt werden, nach einem Wutanfall der Amme; bei Fieber oder akuter Erkrankung; Lähmung von Blase und Sphinkter. |

(Bei *Stramonium* handelt es sich um aufgehobene Urinsekretion; bei *Opium* ist die Sekretion nicht gestört, die Blase ist voll, aber es wird nicht bemerkt.)

*Opium* macht den Darm so träge, daß die stärksten Laxantien ihre Wirkung verlieren. – *HERING*.

Anhaltende Diarrhö durch große Dosen Opium. – *LIPPE*.

Plötzliches Nach-innen-Schlagen akuter Exantheme verursacht Lähmungszustände des Gehirns oder Konvulsionen (*Zinc.*).

Marasmus: Kind mit runzliger Haut, sieht aus wie ein kleiner, ausgetrockneter alter Mann (*Abrot.*).

**VERWANDTSCHAFT:** Antidote bei Vergiftungen: starker Kaffee, *Nux-v.*, *Kali-perm.* und ständige Bewegung.

Wenn die Symptome stimmen, können die Potenzen schlimme Folgen von Opiumgebrauch antidotieren. Vergleichsmittel: *Apis*, *Bell.*, *Hyos.*, *Stram.* und *Zinc.*

**VERSCHLIMMERUNG:** im und nach dem Schlaf (*Apis*, *Lach.*); beim Schwitzen; durch Wärme; Stimulantien.

**BESSERUNG:** Kälte; ständiges Umhergehen.

**Praxis-Tip des Übersetzers:**

Wichtiges und bewährtes Mittel bei apoplektischem Insult.

Lähmung nach Schreck.

Schizophrenie-Schub nach Schock, nach Analeptika-Behandlung bei Suizidversuch. (Zschr. Klass. Hom. 1964/4, S. 163-173)

# PETROLEUM

Petroleum, Steinöl Weihepunkt: M 10 re.

Paßt für Menschen mit hellem Haar und heller Haut; reizbar, streitsüchtige Veranlagung (*Nux-v.*); fühlt sich leicht beleidigt durch Kleinigkeiten (*Ign.*, *Med.*); ärgert sich über alles.

Beschwerden: durch Fahren in Kutsche (Auto), Eisenbahn oder mit dem Schiff (*Cocc.*, *Sanic.*).

Beschwerden, welche vor einem und während eines Gewitters schlimmer sind (*Nat-c.*, *Phos.*, *Psor.*).

Rasches Auftreten und Verschwinden von Symptomen (*Bell.*, *Mag-p.* – umgekehrt: *Plat.*, *Stann.*).

Im Schlaf oder Delirium: bildet sich ein, daß ein Bein doppelt sei; **daß jemand anders neben ihm im gleichen Bett liege**; **daß zwei Babies im Bett seien** (*Valer.*).

Schwindel beim Aufstehen (*Bry.*); **im Hinterkopf**; wie betrunken; **wie seekrank** (*Cocc.*).

Kopfschmerzen: **im Hinterkopf**, **der schwer wie Blei ist**; drückkender, pulsierender Schmerz; als ob alles im Kopf lebendig wäre; taub, zerschlagen; wie aus Holz.

Magenschmerzen: in der Schwangerschaft; mit drückenden, ziehenden Schmerzen; **immer wenn der Magen leer ist**; **gebessert durch ständiges Essen** (*Anac.*, *Chel.*, *Hep.*).

Diarrhö: gelb, wäßrig, **herausschießend**; nach Kohl, Sauerkraut; während der Schwangerschaft, bei stürmischem Wetter; **immer tagsüber**.

Schmerzhafte Empfindlichkeit der Haut am ganzen Körper; jede Bekleidung ist schmerzhaft; leichte Verletzungen eitern (*Hep.*).

Haut der Hände rauh, rissig; **Fingerspitzen** rauh, geplatzt, rissig, **jeden Winter**; Empfindlichkeit der Füße, die in faulig riechenden Schweiß gebadet sind (*Graph.*, *Sanic.*, *Sil.*).

Ekzeme: der Genitalien, sich zu Perineum und Schenkeln

hin ausdehnend; Jucken, Röte; Haut rissig, rauh, blutig; trocken oder feucht.

Hitze und Brennen der Fußsohlen und Handflächen (*Sang.*, *Sulf.*).

Schweiß und Feuchtigkeit der äußeren Genitalien bei beiden Geschlechtern.

Schmerzhafte, juckende Frostbeulen und rissige Hände, < bei kaltem Wetter; Decubitus.

Gefühl von Kälte um das Herz (*Carb-an.*, *Kali-m.*, *Nat-m.*).

**VERWANDTSCHAFT:** eines unserer besten Antidote für Bleivergiftung.

Die Hautsymptome werden schlimmer im Winter, besser im Sommer (*Alum.*); bei Unterdrückung verursachen sie Diarrhö.

**VERSCHLIMMERUNG:** Fahren (*Cocc.*, *Sanic.*); während eines Gewitters; **im Winter** (*Alum.*). – **Essen**; **Kränkung**. – *U.-ST*.

**BESSERUNG:** warme Luft, trockenes Wetter; Liegen mit erhöhtem Kopf. – *U.-ST*.

# PETROSELINUM

Petersilie / Umbelliferae

Intermittierendes Fieber: als Komplikation traumatischer oder chronischer Urethritis oder Striktur; mit Abdominalerkrankungen und fehlerhafter Innervation oder Assimilation.

Durstig und hungrig, aber sobald sie zu essen oder zu trinken beginnen, verlieren sie alles Verlangen (umgekehrt: *Calc.*).

**PLÖTZLICHER HARNDRANG** (*Canth.*).

Das Kind hat plötzlich starken Drang zu urinieren; wenn dieser nicht sofort befriedigt werden kann, **springt es vor Schmerzen auf und ab**.

Brennen, Stechen **vom Perineum aus durch die ganze Urethra**.

Häufiges wollüstiges Kitzeln in der Fossa navicularis.

Gonorrhö: plötzlicher unwiderstehlicher Harndrang; **heftiges Beißen**, **Jucken**, tief in der Urethra, muß mit einem rauhen Gegenstand in der Urethra reiben, um Erleichterung zu haben; Schmerz an Peniswurzel oder Blasenhals. Nachtripper.

**VERWANDTSCHAFT:** vgl. *Cann-s.*, *Canth.*, *Merc.* bei plötzlichem Harndrang.

# PHOSPHORUS

Element

Weihepunkt: KE 16, Le 3, 3E 16, G 21
de la Fuye: Lu 7, H 5, N 3, 3E 5, KG 5, 3E 10

Paßt besonders für **hochgewachsene, schlanke Menschen** mit sanguinischem Temperament, heller Haut, **zarten Wimpern, feinem blondem oder rotem Haar**, rascher Auffassung und sehr empfindsamer Natur.

Junge Menschen, die zu rasch wachsen, mit Neigung zu gebeugter Haltung (geht gebeugt: *Sulf.*); chlorotisch oder anämisch; alte Leute mit morgendlicher Diarrhö.

Nervös, schwach; möchte magnetisiert (bzw. massiert) werden (*Sil.*).

Überempfindlichkeit aller Sinne gegen äußere Eindrücke, Licht, Lärm, Gerüche, Berührung.

Ruhelos, kribbelig; bewegt sich fortwährend, kann nicht einen Moment stillsitzen oder -stehen (nervöse, unruhige Füße: *Zinc.*).

**BRENNEN:** stellenweise, das Rückgrat entlang; **zwischen den Schulterblättern** (wie von einem Stück Eis: *Lachn.*); oder starke Hitze, den Rücken hinauflaufend; in den Handflächen (*Lach.*); in Brust und Lungen; in jedem Organ oder Körpergewebe (*Ars.*, *Sulf.*); allgemein bei Krankheiten des Nervensystems.

Hämorrhagische Diathese; kleine Wunden bluten stark (*Kreos.*, *Lach.*); aus jeder Körperöffnung.

Große Schwäche und Entkräftung; mit nervöser Erschöpfung und Zittern; des ganzen Körpers; Schwäche und Müdigkeit durch Säfteverlust (*China*, *Ph-ac.*).

Schmerzen: stechend, besonders in der Brust, schlimmer durch Druck, selbst geringfügigen, **in den Interkostalräumen und beim Liegen auf der linken Seite**; hervorgerufen durch das geringste Kaltwerden; verträgt keine frische Luft.

**GEFÜHL VON SCHWÄCHE UND VÖLLIGER LEERE** in Kopf, Brust, Magen und **gesamtem Abdomen**.

»Leerheits- und Schwäche-Gefühl im Bauche. Grosses Leerheits-Gefühl im Bauche, nach vielem Winde-Abgange.« (CK V, 893, 894)

Apathisch; maulfaul; antwortet langsam; träge Bewegungen (*Ph-ac.*).

Lebensmüde, voll düsterer Vorahnungen.

Kopfschuppen, lösen sich in Wolken (*Lyc.*); büschelweise Haarausfall, Kahlheit einzelner Stellen.

Augen: eingefallen, umgeben von **blauen Ringen**; gedunsene, geschwollene, ödematöse Lider (Oberlider: *Kali-c.* – Unterlider: *Apis*).

Verlangen: nach kaltem Essen und Trinken; saftigen, erfrischenden Dingen; Eiskrem bessert Magenschmerzen.

Sobald das Wasser im Magen warm wird, wird es erbrochen.

Mundvolles Erbrechen der aufgenommenen Nahrung (*Alum.*).

Übelkeit durch Halten der Hände in warmes Wasser; Niesen und Schnupfen, wenn die Hände in Wasser gehalten werden (*Lac-d.*).

Obstipation: Stühle schmal, lang, trocken, zäh und hart (*Staph.*); mit großer Anstrengung und Schwierigkeit entleert (*Caust.*).

Diarrhö: sobald nur etwas Stuhl **im Rektum ankommt**; reichlich, wie aus einem Hydranten schießend; wäßrig, mit sagoartigen Körnchen; **Gefühl, ALS BLIEBE DER ANUS OFFEN** (*Apis*); unfreiwillig; in Cholerazeiten (davor: *Ph-ac.*); morgens, bei alten Menschen.

Hämorrhagie: häufig und reichlich, frei ausströmend und dann für eine Weile aufhörend; Metrorrhagie bei Karzinom; Hämoptö, vikariierende Blutungen aus Nase, Magen, Darm, Harnröhre, bei Amenorrhö.

»Schwere der Brust, als wenn eine Last drauf läge.« (CK V, 1246)

Während der Schwangerschaft: unfähig, Wasser zu trinken; schon der Anblick verursacht Erbrechen; muß die Augen beim Baden schließen (*Lyss.*).

Kann nicht reden, so sehr schmerzt der Kehlkopf; ist trocken, entzündet, rauh und wund.

Husten: beim Gehen vom Warmen ins Kalte (umgekehrt: *Bry.*); schlimmer vom Lachen, Reden, Vorlesen, Trinken, Essen und **Liegen auf der linken Seite** (*Dros.*, *Stann.*).

Schweiß riecht schweflig.

Nekrose im (linken) Unterkiefer.

**VERWANDTSCHAFT:** ergänzt durch *Arsenicum*, mit dem es isomorph ist, und durch *All-c.*, das pflanzliche Analogon.

Unverträglich mit *Causticum*, das weder direkt davor noch direkt danach verordnet werden darf.

*Phosphor* beseitigt die Folgen von Jodmißbrauch und **exzessivem Gebrauch von Kochsalz**.

Es folgt gut auf *Calc.* oder *China.*

»Bei langwierig weichem oder dünnem Stuhlgange ist diese Arznei am passendsten.« (CK V, S. 2)

**VERSCHLIMMERUNG:** abends, vor Mitternacht (*Puls.*, *Rhus-t.*); beim **Liegen auf der linken bzw. auf der schmerzhaften Seite**; **während eines Gewitters**; bei Wetterwechsel zum Kalten oder zum Warmen.

Kalte Luft erleichtert die Kopf- und Gesichtssymptome, verschlimmert aber die von Brust, Hals und Nacken.

**BESSERUNG:** im Dunkeln; Liegen auf der rechten Seite; durch Massage oder Magnetisieren; kalte Speisen, kaltes Wasser, bis es im Magen warm wird.

**Praxis-Tip des Übersetzers:**

Weniger bekannt ist der korpulente *Phosphor*-Typ, der eine gewisse Ähnlichkeit mit dem plethorischen *Sulfur*-Typ aufweist, meist jedoch eine relativ blasse und durchscheinende Haut hat. Oft geht von ihm eine interessierte strahlende Liebenswürdigkeit aus, besonders wenn er agitiert ist, wobei er dann zum Dissimulieren neigt. **Er ist auf Ansprache sehr zugänglich**, der ideenreichen ersten Begeisterung fehlt jedoch oft die Kraft zur Durchführung. Das unterscheidet den **müden** *Phosphor*-Patienten vom wiederum oft ähnlich erscheinenden **müden** *Natrium-muriaticum*-Patienten. Der **altgewordene** *Phosphor*-Typ hat oftmals eine Gesichtsfarbe **wie verwitterter Marmor**.

Aus Bereitwilligkeit und Harmoniestreben schiebt er keine Aufgaben auf und verzettelt sich dadurch. Ästhet. Haßerfüllt und mitleidig. Antizipationsängste (mit Durchfallneigung); überempfindlich gegen äußere Einflüsse. Im Müdigkeitsstadium versteht er Fragen erst dann, wenn sie wiederholt werden – unaufmerksam und zerstreut. Antwortet deshalb langsam.

Abstraktionsfähigkeit, meditative Veranlagung, verliert nie die Hoffnung. Seine Krankheitsängste weichen sofort, wenn der Arzt mit ihm spricht. Sobald er beruhigt ist, spricht er über seine Freunde oder kranke Nachbarn.

# PHYSOSTIGMA

Calabar-Bohne / Leguminosae

Ungewöhnliche geistige Aktivität; **kann nicht aufhören zu denken**.

Sicht getrübt; wie durch einen Schleier oder Film; Gegenstände durcheinander.

Schmerzen nach Gebrauch der Augen; schwimmende schwarze Punkte, Lichtblitze, Zucken der Lider und der Augenmuskeln (*Agar.*); Nystagmus.

Große Erschöpfung der Muskulatur; Beeinträchtigung der Bewegungsfähigkeit (*Gels.*).

Tremor oder Zittern bei jungen Menschen durch geistige oder körperliche Störungen.

Idiopathischer oder traumatischer Tetanus; hervorgebracht oder < **durch den geringsten Luftzug von einer vorbeigehenden Person** (*Hyper.*, *Lyss.*, *Nux-v.*, *Stry.*).

**VERWANDTSCHAFT:** vgl. *Bell.*, *Con.*, *Cur.*, *Gels.*, *Hyper.*, *Stry.* – *Agar.*, *Nux-v.* – *U.-ST.*

**Anmerkung des Übersetzers:**

**VERSCHLIMMERUNG:** Temperaturwechsel, **Augenüberanstrengung**, Baden, Hitze und **Kälte**, Hinabsteigen, **BEWEGUNG**.

**BESSERUNG:** Kopftieflage (*Verat-v.*), Willensanstrengung.

**Horror vor kaltem Wasser** – Aversion gegen Baden.

# PHYTOLACCA

Kermesbeere / Phytolaccaceae Weihepunkt: B 16

Patienten mit rheumatischer Diathese; Rheumatismus des Bindegewebes und der Knochenhaut; nach Quecksilbermißbrauch oder syphilitisch.

Abmagerung, Chlorose; Verlust von Fettgewebe.

Große Erschöpfung und tiefgreifende Entkräftung.

Nimmt eine Position zwischen *Bryonia* und *Rhus-t.* ein; heilt, wenn diese versagen, obwohl sie offensichtlich gut indiziert sind.

Bei Rheumatismus und Neuralgie nach Diphtherie, Gonorrhö, Quecksilbermißbrauch oder Syphilis.

Fliegender Schmerz wie elektrische Schläge; schießend, durchbohrend; schnell wandernd (*Lac-c.*, *Puls.*); schlimmer durch Bewegung und nachts.

Vollkommene Gleichgültigkeit gegenüber dem Leben; ist sicher, daß sie sterben wird.

Schwindel: fühlt sich schwach beim Aufstehen aus dem Bett (*Bry.*).

Heftige Kopf- und Rückenschmerzen; lahmes, wundes, zerschlagenes Gefühl überall; ständiges Verlangen, sich zu bewegen, aber Bewegung < die Schmerzen (*Lac-c.*, *Merc.* – Bewegung bessert: *Rhus-t.*).

Unwiderstehliches Verlangen, die Zähne oder das Zahnfleisch zusammenzupressen (*Podo.*); während des Zahnens.

Halsschmerzen; dunkelrote Farbe; Zäpfchen groß, ödematös, fast durchscheinend (*Kali-bi.*, *Rhus-t.*).

Diphtherie: Schmerzen schießen vom Hals in die Ohren beim Schlucken; starker Schmerz an der Zungenwurzel beim Schlucken; **Brennen wie von glühender Kohle oder rotglühendem Eisen**; **Trockenheit**; Schluckbeschwerden mit Zittern der Hände; Gefühl eines Klumpens im Hals mit ständigem Verlangen, zu schlucken; Mandeln, Zäpfchen und hinterer Teil des Halses bedeckt von einer aschfarbenen Membran; **kann keine heißen Flüssigkeiten trinken** (*Lach.*).

Hals- und Unterkieferdrüsen verhärtet nach Diphtherie, Scharlach.

Brüste voller harter, schmerzhafter Knoten. – **Mammazysten**. – *U.-ST.*

Brust zeigt eine frühe Tendenz, **sich zu verklumpen**; **IST VOLL, STEINIG, HART UND SCHMERZHAFT**, besonders wenn es zur Eiterung kommt; beim Stillen geht der Schmerz **von der Brustwarze über den ganzen Körper** (geht zum Rücken: *Crot-t.* – zum Uterus: *Puls.*, *Sil.*).

Brustdrüsenabszeß: **Fisteln**, **klaffende**, **entzündete Ulcera**; jauchigen, stinkenden Eiter sezernierend; mit schlechter Heilungstendenz.

Geschwollene Brust heilt weder, noch eitert sie, ist von purpurner Farbe und ›hart wie alter Käse‹ (*Bry.*, *Lac-c.*, *Phell.*).

Brustwarzen **empfindlich**, **wund**, **rissig** (*Graph.*); stark verschlechtert durch Stillen, Schmerz strahlt über den ganzen Körper aus.

Beschleunigt Eiterung (*Hep.*, *Lach.*, *Merc.*, *Sil.*).

**VERSCHLIMMERUNG:** wenn es regnet; wenn er feuchtem, kaltem Wetter ausgesetzt ist. Vgl. das Analogon *Kali-j.* – Aufrichten; Bewegung; Schlucken; heiße Getränke; Hitze; Nachtkälte; feuchte Kälte. – *U.-ST.*

**Anmerkung des Übersetzers:**

**VERWANDTSCHAFT:** *Arum-t.*, *Bry.*, *Kali-bi.*, *Kali-j.*, *Merc.*, *Rhus-t.*, *Sang.*

Feindlich: *Merc.*

Antidote: Milch und Salz, *Bell.*, *Mez.*

**BESSERUNG:** Bauchlage, kalte Getränke.

# PLATINUM

Platin / Edelmetall Weihepunkt: N 14 re.

Paßt auf Frauen mit dunklem Haar und straffem Gewebe; dünn, mit sanguinischem Temperament; die unter einer zu frühen und zu starken Regel leiden.

Sexualorgane **äußerst empfindlich**; **kann Binde oder Tampon nicht ertragen**; bekommt Krämpfe bei der gynäkologischen Untersuchung; Vulva schmerzhaft empfindlich beim Koitus; droht beim Koitus ohnmächtig zu werden oder kann ihn nicht aushalten (vgl. *Murx.*, *Orig.*).

Die Schmerzen nehmen allmählich zu und ebenso allmählich wieder ab (*Stann.*); sind von Taubheit der betreffenden Körperteile begleitet (*Cham.*).

Für hysterische Patienten, ›himmelhoch jauchzend – zu Tode betrübt‹, die leicht weinen (*Croc.*, *Ign.*, *Puls.*); blaß, leicht ermüdet.

»Traurig und verdriesslich, den ersten Morgen, den folgenden unbeschreiblich selig, besonders im Freien, dass sie hätte Alles umarmen und über das Traurigste lachen mögen.« »Grosse Heiterkeit, dass sie hätte tanzen mögen, eine halbe Stunde nach dem Weinen.« (CK V, 25, 27)

Arrogant, stolz, hochmütig, geringschätzig; verächtliches, bedauerndes Herabblicken auf sonst geachtete Menschen; gleichsam ein unwilliges Verstoßen.

»Verächtliches, bedauerndes Herabblicken auf sonst ehrwürdige Leute mit einer gewissen Wegwerfung, in Anfällen, ohne ihren Willen.« (CK V, 36)

Wahnideen, als wäre alles in ihrer Umgebung klein; alle Personen physisch und geistig unterlegen, aber sie körperlich groß und erhaben.

Empfindung des Größerwerdens in jeder Richtung.

Lappalien verursachen tiefgreifende Verstimmung (*Ign.*, *Staph.*); schmollt lange Zeit.

Lebensüberdruß mit Schweigsamkeit und Furcht vor dem Tode (*Acon.*, *Ars.*).

Geistes- und Gemütsstörung durch Schreck, Kummer, Ärger; Masturbation, Stolz.

Geistes- und Gemütssymptome treten auf, sobald die körperlichen verschwinden **und umgekehrt**.

Kopfschmerzen: dumpfer, schwerer Schmerz im Gehirn oder am Scheitel; von Ärger und Sorgen; hysterisch, von Gebärmutterbeschwerden ausgelöst; Schmerzen nehmen allmählich zu und ebenso allmählich wieder ab.

Nymphomanie: bei Wöchnerinnen; übermäßige oder verfrühte **sexuelle Entwicklung**, besonders bei Jungfrauen (*Kali-p.*); Vaginismus, Spasmen und Konstriktionen.

Menses zu früh, zu stark, zu lang; **dunkel-klumpig**, stinkend, mit nach unten ziehenden Krämpfen, zwickenden Uterusschmerzen; empfindliche Genitalien.

Übermäßiges Jucken im Uterus; Pruritus vulvae.

Obstipation: auf Reisen (auf See: *Bry.*); nach Bleivergiftung; durch Darmträgheit; häufiger, erfolgloser Drang; **Stühle haften an Rektum und After** wie weicher Lehm (*Alum.*); bei Emigranten; in der Schwangerschaft; wenn bei hartnäckigen Fällen *Nux-v.* nicht wirkt.

Metrorrhagie: Klumpen und Blutfluß schwarz; dick, schwarz, teerig oder in einer geronnenen Masse (*Croc.*).

**VERWANDTSCHAFT:** vgl. *Aur.*, *Croc.*, *Ign.*, *Kali-p.*, *Puls.*, *Sep.*, *Stann.* und *Valer.*, das pflanzliche Analogon. – *Sedum acre* – sexuelle Erregung, erleichtert Reizung der Nervenzentren und beruhigt.

Antidot: *Puls.*; *Plat.* wirkt den schlimmen Folgen von Blei entgegen. – *U.-ST.*

**Anmerkung und Praxis-Tip des Übersetzers:**

**VERSCHLIMMERUNG:** sexuelle Erregung, Koitus, Sorgen.

Berührung. Nervöse Überanstrengung. Sitzen und Stehen; abends.

**BESSERUNG:** Gehen in kalter Luft, Sonnenschein.

Patienten, die sich über das Personal beschweren, kaum daß sie den Arzt begrüßt haben – oder die sich als erstes beim Personal aufregen, wenn ihnen etwas Wartezeit zugemutet wird, sind höchst verdächtig, *Platinum* zu benötigen.

Rudolf *SCHIRMER* bekam jahrelang zu Weihnachten eine Kiste Wein von dem Ehemann einer Patientin, bei der er wegen dieser Eigenheit an *Platin* gedacht und es ihr dann auch verordnet hatte – so spürbar konnte das Mittel eine dauerhafte Harmonisierung bewirken.

Patientin spricht geringschätzig über die Arbeit des Ehemanns (Universitätsprofessor von internationaler Bedeutung!), während sie dafür sorgen muß, daß der Dreipersonenhaushalt funktioniert. – *U.-ST.*

# PLUMBUM

Blei / Pb — Weihepunkt: N 17 li., Ni 15; de la Fuye: M 28, Du 3, G 34

Geeignet für Erkrankungen, die ihren Ursprung im Rückenmark haben (*Phos.*, *Pic-ac.*, *Zinc.*).

**Übermäßige und schnelle Abmagerung**; generelle oder partielle Paralyse; Extremfälle mit Anämie und großer Schwäche.

Muskelatrophie durch Sklerose des Spinalsystems.

Mattigkeit; Ohnmacht beim Betreten eines Zimmers voller Leute.

Langsam in der Auffassung; geistige Trägheit, allmählich zunehmende Apathie (bei Fieber: *Ph-ac.*).

Schwäche oder Verlust des Gedächtnisses; unfähig, das richtige Wort zu finden (*Anac.*, *Lac-c.*).

Melancholie und Trauer. Halluzinationen; soll vergiftet, ermordet werden. – *U.-ST.*

Delirium alterniert mit Kolik.

Nimmt die merkwürdigsten Stellungen und Lagen im Bett ein.

Hautfarbe: **bleich**, **aschgrau**, **gelb**, **leichenähnlich**, **eingefallene Wangen**; Ausdruck sehr ängstlich und leidend.

Gesichtshaut fettig und glänzend (*Nat-m.*, *Sanic.*).

**Ausgeprägte blaue Linie am Zahnfleischrand**; Zahnleisten geschwollen, blaß, zeigen einen bleifarbenen Saum.

Außerordentlich starker Schmerz im Abdomen, **nach allen Körpergegenden ausstrahlend**.

Nächtliche Empfindung im Bauch, die den Patienten veranlaßt, sich stundenlang heftig zu strecken; muß sich in jede Richtung strecken (*Aml-ns.*).

**KRAMPFHAFTE SCHMERZEN**. – *U.-ST.*

**HEFTIGE KOLIK, EMPFINDUNG, ALS WÜRDE DIE BAUCHDECKE WIE VON EINER SCHNUR ZUM RÜCKGRAT GEZOGEN.**

Intussuszeption mit Kolik und Koterbrechen; strangulierte Hernie, Schenkelhernie, Leisten- oder Nabelbruch.

Obstipation: **Stühle hart, klumpig, schwarz, wie Schafskot** (*Chel.*, *Op.*); mit Drängen und fürchterlichen Schmerzen durch **Analtenesmen**; blockierte Entleerung durch verhärtete Faeces, Trockenheit der Exkremente, Lähmung oder muskuläre Atonie; in der Schwangerschaft; durch impaktierte Faeces; wenn *Platin* nicht durchzieht.

Nephritis (Brightsche Krankheit): Kolikschmerzen; Kahnbauch; rasche Abmagerung; übermäßiger Schwächezustand; Schrumpfniere.

Spürt im Uterus einen Mangel an Platz für den Fötus; der Uterus kann sich nicht ausdehnen; drohender Abort.

Spasmen: klonisch; tonisch, durch Zerebralsklerose oder Tumor; Epilepsie oder epileptiforme Konvulsionen.

Gelbe Haut: dunkelbraune ›Leberflecken‹ im Klimakterium; Gelbsucht, Augen, Haut und Urin gelb.

**VERWANDTSCHAFT:** vgl.: *Alum.*, *Plat.*, *Opium* bei Kolik; *Podo.* bei eingezogenem Nabel; *Nux-v.* bei eingeklemmtem Bruch; *Podo.* ist das pflanzliche Analogon.

Schlimme Folgen von *Plumbum* werden antidotiert durch *Alum.*, *Petr.*, *Plat.*, *Sulf-ac.*, *Zinc.*

**VERSCHLIMMERUNG:** nachts (Gliederschmerzen).

**BESSERUNG:** Reiben; harter Druck.

**Anmerkung des Übersetzers:**

Stinkender Fußschweiß.

**VASOKONSTRIKTION**; chronische Fälle ohne Heilungstendenz. Zittern – bläuliche, kalte Glieder.

Nach Nadelstich dauert es lange, bis er etwas merkt.

Fallhand (Pianisten) kann nicht gehoben werden.

| | |
|---|---|
| M. Parkinson: | eiskalte Extremitäten werden leichenblaß bei Anstrengung – geistige Anstrengung möglich. |
| Seitenbeziehung: | links unten – rechts oben. |

# PODOPHYLLUM

Podophyllum peltatum, Maiapfel / Berberidaceae Weihepunkt: KG 6
de la Fuye: MP 4 re.

Paßt für Menschen von galligem Temperament, die an gastro-intestinalen Störungen leiden, besonders nach dem Mißbrauch von Quecksilber, ›Gallenattacken‹.

Durst auf große Mengen kaltes Wasser (*Bry.*).

Schmerzen: plötzliche Anfälle ruckartiger Schmerzen.

Niedergeschlagenheit, bildet sich ein, er würde sterben oder sehr krank werden (*Ars.*); Ekel vor dem Leben.

Kopfschmerzen wechseln ab mit Diarrhö (*Aloe*); Kopfschmerzen im Winter, Diarrhö im Sommer.

**Schmerzloser Brechdurchfall**; Cholera infantum (*Phyt.*).

Heftige Krämpfe in Füßen, Waden, Schenkeln; wäßrige, schmerzlose Stühle.

Schwierige Zahnung: Stöhnen, Zähneknirschen nachts; heftiges Bedürfnis, das Zahnfleisch zusammenzupressen (*Phyt.*); **Kopf heiß und von einer Seite zur anderen rollend** (*Bell.*, *Hell.*).

Diarrhö: lang anhaltend; **früh am Morgen**, geht während des Vormittags weiter, gefolgt von natürlichem Stuhlgang abends (*Aloe*) und begleitet von einem Gefühl von Schwäche oder Sinken im Abdomen oder Rektum.

Diarrhö bei Kindern: während des Zahnens; nach dem Essen; **während des Badens oder Waschens**; **schmutziges Wasser durchtränkt die Windel** (*Benz-ac.*); mit Würgen.

Stuhl: grün, **wäßrig**, **stinkend**, **reichlich** (*Calc.*); herausschießend (*Gamb.*, *Jatr.*, *Phos.*); kreideartig, gallertartig (*Aloe*), unverdaut (*Chin.*, *Ferr.*); gelber, mehlartiger Satz; Rektumvorfall vor oder mit dem Stuhl.

Uterusprolaps: **durch Überheben oder Anstrengung**; durch Obstipation; nach der Geburt; mit mangelhafter Rückbildung nach Entbindung.

In den ersten Monaten der Schwangerschaft kann sie nur auf dem Bauch bequem liegen (*Acet-ac.*).

Der Patient **reibt und schüttelt ständig die Lebergegend mit der Hand**.

Fieberanfall um 7 Uhr morgens mit **großer Geschwätzigkeit während Schüttelfrost und Hitze**; Schlaf während des Schweißausbruchs.

Befällt die rechte Halsseite, das rechte Ovar, das rechte Hypochondrium (*Lyc.*).

Schmerz und Taubheit im rechten Ovar, erstreckt sich auf dieser Seite den Schenkel hinunter (*Lil-t.*).

Unterdrückte Menses bei jungen Mädchen (*Puls.*, *Tub.*).

**VERWANDTSCHAFT:** vgl. *Aloe*, *Chel.*, *Coll.*, *Lil-t.*, *Merc.*, *Nux-v.*, *Sulf.*

Antidotiert die schlimmen Folgen von Quecksilber.

Nach *Ip.*, *Nux-v.* bei gastrischen Beschwerden; nach *Calc.* und *Sulf.* bei Lebererkrankungen.

**VERSCHLIMMERUNG: früh am Morgen** (*Aloe*, *Nux-v.*, *Sulf.*); bei heißem Wetter; in der Zahnungsphase. – Trinken; Bewegung. – *U.-ST.*

**Anmerkung des Übersetzers:**

**BESSERUNG:** Reiben der Lebergegend. Bauchlage.

Bedürfnis, tief Atem zu schöpfen. Zunge gelblich, Zahneindrücke. Elendsgefühl post defaecationem und Schwäche, als ob der Magen heruntersinke.

# PSORINUM

Nosode — de la Fuye: 3E 4

Speziell für die psorische Konstitution geeignet.

In chronischen Fällen, **wenn bestgewählte Mittel nicht durchziehen oder dauerhaft bessern** (in akuten Erkrankungsfällen: *Sulf.*); wenn *Sulfur* indiziert scheint, aber versagt.

Reaktionsmangel nach schweren akuten Krankheiten. Appetit will nicht wiederkehren.

Kinder sind blaß, schwächlich, kränkelnd. Kranke Babies wollen Tag und Nacht nicht schlafen, stören, quälen sich und die Umgebung, schreien (*Jal.*); das Kind ist lieb, spielt den ganzen Tag – aber die ganze Nacht ruhelos, lästig, schreiend (umgekehrt: *Lyc.*).

Große Schwäche und Erschöpfung: durch Säfteverlust; **Überbleibsel von akuten Krankheiten**, unabhängig von einem organischen Schaden bzw. ohne einen solchen oder eine erkennbare Ursache.

**DER KÖRPER RIECHT SCHMUTZIG** – sogar nach dem Baden.

Der ganze Körper schmerzt, **Neigung zu Verstauchungen und Verletzungen**.

**GROSSE EMPFINDLICHKEIT GEGEN KALTE LUFT oder Wetterwechsel**; trägt selbst im heißesten Sommer eine Pelzmütze, einen Mantel oder Schal.

Stürmisches Wetter wird heftig empfunden; tagelang ruhelos vor einem oder während eines Gewitters (*Phos.*); trockene, schuppige Ausschläge **verschwinden im Sommer und kehren im Winter zurück**.

Beschwerden: nach Unterdrückung von Krätze oder anderen Hautkrankheiten; wenn *Sulfur* ohne Wirkung bleibt; heftig, nach leichtester Erregung.

**Fühlt sich außergewöhnlich wohl am Tag vor Ausbruch einer Erkrankung** (*Nux-v.*).

Extrem psorische Patienten; ruhelos, nervös, schreckhaft.

Alle Ausscheidungen – Diarrhö, Leukorrhö, Menses, Schweiß – **HABEN EINEN AASARTIGEN GERUCH**.

Ängstlich, voller Furcht; üble Vorahnungen.

Religiöse Melancholie; sehr deprimiert, traurige Selbstmordgedanken; verzweifelt an seinem Seelenheil (*Med.*), an seiner Genesung.

Verzagt: fürchtet zu sterben; bankrott zu machen; während des Klimakteriums; macht sich und seiner Umgebung das Leben unerträglich.

Zur Verzweiflung getrieben durch exzessiven Juckreiz.

Kopfschmerzen: mit vorausgehendem Flimmersehen, Trübsehen oder Blindheit (*Lac-d.*, *Kali-bi.*); schwarze Flekken oder Ringe; **immer hungrig dabei**; **> während des Essens** (*Anac.*, *Kali-p.*); nach unterdrückten Ausschlägen oder Mensesunterdrückung; > durch Nasenbluten (*Meli.*).

Haar trocken, glanzlos, verfilzt leicht, klebt zusammen (*Lyc.*). Plica polonica (*Bar-c.*, *Sars.*, *Tub.*).

Kopfhaut: trocken, schuppig oder nässend, stinkende, eiternde Ausschläge; sondert ein klebriges, stinkendes Sekret ab (*Graph.*, *Mez.*).

Starke Photophobie mit entzündeten Lidern; kann die Augen nicht öffnen; liegt mit dem Gesicht im Kissen vergraben.

Ohren: feuchte Schorfe und Entzündungen an und hinter den Ohren; aussickerndes, stinkendes, zähes Sekret (*Graph.*).

Otorrhö: dünne, jauchige, scheußlich stinkende Absonderung, wie verfaultes Fleisch; chronisch, nach Masern oder Scharlach.

Akne: alle Formen, simplex oder rosaceae; < während der Regel, nach Kaffee, Fett, Zucker, Fleisch; wenn das bestgewählte Mittel keinen Erfolg oder nur einen Palliativerfolg bringt.

**Hungrig mitten in der Nacht**; muß etwas zu essen haben (*Cina*, *Sulf.*).

Aufstoßen schmeckt nach faulen Eiern (*Arn.*, *Ant-t.*, *Graph.*).

**ANGINA:** stark geschwollene Tonsillen, schwieriges, schmerzhaftes Schlucken; Brennen, wie verbrüht; schneidender, ziehender, starker Schmerz zu den Ohren hin beim Schlucken (schmerzlos: *Bar-c.*); reichlich übelriechender Speichel; zäher Schleim in der Kehle, muß sich ständig räuspern, nicht nur um den akuten Anfall zu erleichtern, sondern auch **um die Neigung dazu zu beseitigen**.

Beim Räuspern kommen käsige, erbsgroße Bällchen herauf, ekelhaft schmeckend und aashaft stinkend (*Kali-m.*).

Diarrhö: plötzlich, imperativ (*Aloe*, *Sulf.*); Stühle wäßrig, dunkelbraun, **stinkend**; **aashaft stinkend**; unfreiwillig, < nachts zwischen 1 und 4 Uhr; nach schweren akuten Erkrankungen; beim Zahnen; bei Kindern; bei Wetterwechsel.

Obstipation: hartnäckig, mit Rückenschmerzen; durch Inaktivität des Rektums; wenn *Sulfur* versagt.

Enuresis: durch Blasenlähmung; bei Vollmond; hartnäckige Fälle mit Ekzem in der Familienanamnese.

Chronische Gonorrhö von jahrelanger Dauer, die weder unterdrückt noch geheilt werden kann; das bestgewählte Mittel versagt.

Leukorrhö: große, klumpige Massen von unerträglichem Gestank; heftige Kreuzschmerzen; Schwäche; im Klimakterium.

Schwangerschaft: äußerst hartnäckiges Erbrechen; zu heftige Bewegungen des Fötus; wenn das bestgewählte Mittel versagt; um die psorische Diathese des Ungeborenen zu bessern.

Starke Schweiße nach akuten Krankheitsphasen **mit Besserung sämtlicher Beschwerden** (*Calad.*, *Nat-m.*).

Asthma, Dyspnö: < an der frischen Luft; < durch Aufsitzen (*Laur.*); > **durch Hinlegen** und weit abgespreizte Haltung der Arme (umgekehrt: *Ars.*); verzagt, denkt, daß er sterben wird.

Husten kehrt jeden Winter wieder.

**HEUSCHNUPFEN:** tritt regelmäßig jedes Jahr zum selben Datum auf; mit einer asthmatischen, psorischen oder ekzematösen Anamnese. Patient sollte im vorausgehenden Winter behandelt werden, um die Diathese zu beseitigen und der Sommerattacke vorzubeugen.

Husten: nach unterdrückter Krätze oder Ekzem; chronisch, jahrelang dauernd; < morgens beim Aufwachen und abends beim Hinlegen (*Phos.*, *Tub.*); Sputum grün, gelb oder salziger Schleim; eitrig; hustet lange, bevor er expektoriert.

Haut: abnorme Neigung zu Hauterkrankungen (*Sulf.*); Ausschläge eitern leicht (*Hep.*); **trocken**, **inaktiv**, **selten schwitzend**; **schmutziges Aussehen**, als ob er sich nie gewaschen hätte; rauh, fettig, wie in Öl gebadet; schlimme Folgen suppressiver Behandlung mit Schwefel- oder Zinksalben.

Schlaflos durch unerträgliches Jucken oder schreckliche Träume von Räubern, Gefahr etc. (*Nat-m.*).

*Psorinum* sollte nicht gegen die Psora oder die psorische Diathese gegeben werden, sondern wie jedes andere Medikament aufgrund strenger Individualisierung – d. h. aufgrund der Totalität der Symptome –, und dann erkennen wir seine wundervolle Wirkung.

**VERWANDTSCHAFT:** ergänzt durch: *Sulf.* und *Tub.* Danach folgen gut: *Alum.*, *Bor.*, *Hep.*, *Sulf.*, *Tub.* Nach: *Lac-ac.* bei Hyperemesis. Nach: *Arnica* bei traumatischen Affektionen der Ovarien. *Sulfur* folgt *Psorinum* gut bei Mamma-Ca.

»Ob sich seine Herkunft von reinstem Gold oder von bloßem Dreck herleitet, unsere Dankbarkeit für seine hervorragenden Dienste schließt aus, daß wir danach fragen oder uns deswegen Sorgen machen.« – P. B. *BELL*.

**Anmerkung des Übersetzers:**

**VERSCHLIMMERUNG:** frische Luft; Waschen; Wetterwechsel; Sturm; Winter; Wärme: Bettwärme, Wollsachen; Anstrengung.

**UNTERDRÜCKUNGSFOLGEN**; jährlich; Berührungskontakt mit den eigenen Gliedmaßen.

**BESSERUNG:** **Liegen in Kopftieflage**; in Ruhe; Essen; Waschen; Nasenbluten; starker Druck; reichlicher Schweiß; ein bis zwei Tage vor einer akuten Erkrankung.

»Das Mittel der Armut« – geistig, emotionell und körperlich. Mangel an Entschlußkraft und Gefühlen, körperlicher Wärme und Entwicklung. – Gotthard *BEHNISCH*.

# PULSATILLA

Küchenschelle / Ranunculaceae — Weihepunkt: N 13 li.; de la Fuye: M 36

Geeignet für Menschen mit unentschlossenem, langsamem, phlegmatischem Temperament; blondes Haar, blaue Augen, blasses Gesicht; leicht zum Lachen oder zu Tränen bewegt; liebevoll, mild, freundlich, schüchtern, nachgiebig – d a s Frauenmittel.

**WEINT LEICHT:** es ist beinahe unmöglich, daß sie ihre Leiden vorbringen kann, ohne zu weinen (weint, wenn ihm oder ihr gedankt wird: *Lyc.*).

Besonders bei Erkrankungen von Frauen und Kindern.

Frauen mit Neigung, fett zu werden; **mit spärlicher und verzögerter Regel** (*Graph.*).

Die erste ernstere gesundheitliche Beeinträchtigung wird dem Pubertätsalter zugeschrieben, ›seitdem ging es mir nie wieder gut‹ – Anämie, Chlorose, Bronchitis, Phthisis.

Sekretionen aller Schleimhäute sind **dick**, **mild und gelblichgrün** (*Kali-s.*, *Nat-s.*).

**STÄNDIGER WECHSEL DER SYMPTOME:** keine zwei Fieberschauer, keine zwei Stühle, keine zwei Anfälle gleichen einander; eine Stunde Wohlbefinden, in der nächsten äußerst elend; scheinbar widersprüchlich (*Ign.*).

Schmerzen: ziehend, reißend, unstet, **SCHNELL WECHSELND von einem Körperteil zum anderen** (*Kali-bi.*, *Lac-c.*, *Mang-ac.*); werden begleitet von ständigem Frösteln; je heftiger der Schmerz, desto heftiger das Frösteln; erscheinen plötzlich, vergehen allmählich, oder die Spannung (in den Extremitäten) nimmt dauernd zu, bis sie sehr heftig ist, und hört dann schlagartig auf; bei der ersten Bewegung (*Rhus-t.*).

Ischias ambulatoria; < im Sitzen; nachts, steht auf und geht umher; < durch Wärme. – *U.-ST.*

**DURSTLOSIGKEIT bei nahezu allen Beschwerden.**

Magenbeschwerden; nach schwerem Essen, Kuchen, Gebäck, besonders nach Schweinefleisch oder Wurst; der Anblick von oder selbst das Denken an Schweinefleisch verursacht Ekel; schlechter Mundgeschmack am Morgen.

Bläschen auf der Zungenspitze, Zunge weiß belegt. – *U.-ST.*

Starke morgendliche Trockenheit im Mund ohne Durst (*Nux-m.* – Mund feucht bei starkem Durst: *Merc.*).

Mumps; metastasierend in Mamma oder Hoden.

Leeregefühl im Magen, besonders bei Teetrinkern.

Diarrhö: nur oder gewöhnlich **nachts**; wäßrig, grüngelb, **stark wechselnd**; sobald gegessen wird; von Obst, kaltem Essen oder Trinken, Eiskrem (*Ars.*, *Bry.* – von Birnen: *Verat.*, *China* – Zwiebeln: *Thuj.* – Austern: *Brom.*, *Lyc.* – Milch: *Calc.*, *Nat-c.*, *Nicc.*, *Sulf.* – Trinken von unreinem Wasser: *Camph.*, *Zing.*).

Pubertätsstörungen; Mensesunterdrückung nach nassen Füßen; **Menses zu spät**, spärlich, schleimig, schmerzhaft, unregelmäßig, **unterbrochener Fluß**, mit abendlichem Frösteln; mit starken Schmerzen, großer Unruhe und Hin-und-her-Werfen (*Mag-p.*); **fließen stärker am Tage** (beim Hinlegen: *Kreos.*); verzögerte Menarche.

Schlaf: abends hellwach, möchte nicht ins Bett gehen; erster Schlaf unruhig, tiefer Schlaf, wenn es Zeit zum Aufstehen ist; erwacht matt, unerfrischt (umgekehrt: *Nux-v.*).

Gerstenkörner: speziell am Oberlid; nach **fettem**, **öligem**, **reichhaltigem Essen oder Schweinefleisch** (vgl. *Lyc.*, *Staph.*).

Nierenkolik: Weinen, krümmt sich zusammen vor Schmerzen, Durstlosigkeit. – *U.-ST.*

Drohender Abort; Blutung hört auf und kommt mit verstärkter Gewalt wieder; Schmerzen krampfartig, rufen Erstickungsgefühl und Ohnmacht hervor; braucht frische Luft.

Zahnschmerzen: erleichtert durch kaltes Wasser im Mund (*Bry.*, *Coff.*); schlimmer durch Warmes und Zimmerhitze.

Hat Atembeklemmung oder fröstelt im warmen Raum.

Nervosität, besonders um die Knöchel herum empfunden.

**VERWANDTSCHAFT:** Vergleichsmittel: *Kali-m.*, *Lyc.*, *Sil.*, *Sulf-ac.*; *Kali-m.* ist das chemische Analogon. *Silicea* ist das chronische *Pulsatilla* bei beinahe allen Beschwerden. Folgt *Kali-m.* und wird davon gefolgt. Eines der besten Mittel für den Beginn der Behandlung chronischer Fälle (*Calc.*, *Sulf.*).

Patienten mit Anämie und Chlorose, die viel Eisen, Chinin und Tonika genommen haben – auch wenn es Jahre zurückliegt. Beschwerden nach Abusus von Kamille, Chinin, Quecksilber, Teetrinken, Schwefel. Folgt gut nach *Kali-bi.*, *Lyc.*, *Sep.*, *Sil.*, *Sulf.*

**VERSCHLIMMERUNG:** **im warmen geschlossenen Raum**; **abends, in der Dämmerung**; zu Anfang einer Bewegung; beim Liegen auf der linken oder **beim Liegen auf der schmerzlosen Seite**; sehr reichhaltiges, fettes, schwer verdauliches Essen; Druck auf der gesunden Seite, wenn er in die Richtung der kranken Seite zielt; warme Anwendungen; **Hitze** (*Kali-m.*).

**BESSERUNG:** **an der frischen Luft**; Liegen auf der schmerzhaften Seite (*Bry.*); kalte Luft oder kühles Zimmer; Essen oder Trinken von Kaltem; kalte Anwendungen (*Kali-m.*).

**Praxis-Tip des Übersetzers:**

Wichtiges Mittel für den roten Hochdruck; wirkt in jedem Lebensalter, wenn es angezeigt ist, und durchaus auch bei Männern.

Otitis media: wenn das Kind weint (wenn das Kind schreit: *Cham.*); Tubenkatarrh bei Schnupfen.

Nach T. P. *PASCHERO* handelt es sich um schüchterne, selbstlose, uneigennützige und gefügige Patienten, die sich verlassen fühlen und nach Anerkennung suchen – durch ihre Güte, Liebe und Bescheidenheit. **Hang zum Perfektionismus**.

Willkür und Wechselhaftigkeit bei infantilem Verhalten. Glaubt, alles falsch zu machen, bis er lebensmüde wird und an seinem Seelenheil zweifelt. Religion ist die letzte Zuflucht. Selbstmord durch Ertränken (Sehnsucht nach dem Mutterleib).

Angst, die geliebten Menschen könnten ihm oder ihr verlorengehen – deshalb empfindlich gegen schlechte Nachrichten und Angst, den Verstand zu verlieren. Aus diesen egoistischen Verlassenheitsängsten entwickelt sich das Schuldgefühl; will andere nicht belästigen.

Wichtiges Mittel für den Anfang einer chronischen Kur, wenn viele Mittel vorhergegangen sind.

Homosexualität: Männer, die weibliche Eigenschaften entwickelt haben, Sympathie für Männer fühlen und sich davor zu fürchten beginnen.

Frauen, die männliche Eigenschaften entwickeln mußten, bekommen starke mütterliche Gefühle und fühlen sich zu Frauen hingezogen.

# PYROGENIUM

Nosode

Bei Sepsis und Vergiftung durch Kloakengas; bei Diphtherie, Typhoid oder Fleckfieber; **wenn das bestgewählte Mittel nicht bessert oder dauerhaft heilt**.

**DAS BETT IST ZU HART** (*Arn.*); **aufliegende Körperteile fühlen sich wund und zerschlagen an** (*Bapt.*); schneller Decubitus (*Carb-ac.*).

**Große Unruhe**; muß sich fortwährend bewegen, um an den schmerzenden Stellen Erleichterung zu haben (*Arn.*, *Eup-per.*).

| | |
|---|---|
| Zunge: | **groß**, **schlaff**; **SAUBER**, **GLATT WIE LAKKIERT**; **FEUERROT**; trocken, rissig; Artikulation ist schwierig (*Crot-h.*, *Ter.*). |
| Geschmack: | **süßlich**; **äußerst übel**; **EITRIG**; wie von einem Abszeß. |
| Erbrechen: | anhaltend; bräunlich, kaffeesatzartig; stinkend, kotartig; bei Ileus (*Op.*, *Plb.*). |
| Diarrhö: | schrecklich übelriechend (*Psor.*); braun oder schwarz (*Lept.*); schmerzlos, unfreiwillig; Unsicherheit beim Abgang von Flatus (*Aloe*, *Olnd.*). |
| Obstipation: | mit völliger Untätigkeit (*Op.*, *Sanic.*); **hartnäckig bei Ileus**, **bei Fieber**; **STUHL MASSIG**, **SCHWARZ**, **AASHAFT**; **kleine schwarze Bällchen**, wie Oliven (*Op.*, *Plb.*). |
| Foetus: | oder Nachgeburt, retiniert, zersetzt; seit Tagen tot, schwarz; schrecklich stinkende Absonderung; ›niemals wieder erholt seit‹ septischem Fieber nach Abort oder Entbindung. |
| | Um Vitalenergie des Uterus anzuregen. |
| Lochien: | dünn, scharf, braun, sehr übelriechend (*Nit-ac.*); unterdrückt, gefolgt von Fieberschüben, Schüttelfrösten und reichlich stinkendem Schweiß. |

**Der Kranke spürt deutlich sein Herz**; es fühlt sich müde an; wie vergrößert; ständiges Pochen, Schlagen, Pulsieren im Ohr, verhindert den Schlaf.

Herzschwäche nach septischen Zuständen.

**Puls abnorm schnell ohne jedes Verhältnis zur Temperatur** (*Lil-t.*).

Haut blaß, kalt, aschfarben (*Sec.*); hartnäckige, varicöse, übelriechende Ulcera alter Menschen (*Psor.*).

Frost: **beginnt im Rücken** zwischen den Schulterblättern; heftig, **allgemein, in Knochen und Extremitäten**; signalisiert den Ausbruch von septischem Fieber; Temperatur etwa 40°C; plötzliche Hitze, Haut trocken, brennend; Puls schnell, klein, drahtig, 140 bis 170; kalter, klammer Schweiß folgt.

Bei septischen Fiebern, speziell beim Puerperalfieber, hat *Pyrogenium* seinen großen Wert als mächtiges homöopathisches Antiseptikum bewiesen.

**VERWANDTSCHAFT:** vgl. *Ars.*, *Carb-v.*, *Carb-ac.*, *Op.*, *Psor.*, *Rhus-t.*, *Sec.*, *Verat.*

Latent fiebererzeugende Prozesse, bei denen der Patient nach Einnahme des scheinbaren Simillimums ständig Rückfälle erleidet. – Fokusprovokation. – *U.-ST.*

**Anmerkung des Übersetzers:**

**VERSCHLIMMERUNG:** feuchte Kälte.

**BESSERUNG:** **Bewegung**, ständiger Lagewechsel; Schaukelbewegungen. Hitze, heißes Bad; Druck.

# RANUNCULUS BULBOSUS

Knolliger Hahnenfuß / Ranunculaceae — Weihepunkt: M 26 li.

Eines unserer wirksamsten Heilmittel für **die schlimmen Auswirkungen alkoholischer Getränke**; krampfhafter Schluckauf; Delirium tremens.

Tagblindheit; Nebel vor den Augen; Druck und Schmerzen in den Augäpfeln (*Phos.*).

Muskelschmerzen um die Ränder der Schulterblätter bei Frauen mit sitzender Tätigkeit; oft Brennen an kleinen Stellen (*Agar.*, *Phos.*); durch Handarbeiten, Schreibmaschineschreiben, Klavierspielen (*Cimic.*).

Schmerzen: **Stiche**, **scharf**, **schießend**, **neuralgisch**, **myalgisch oder rheumatisch in den Wänden des Brustkorbs**, anfallsweise auftretend; erregt oder hervorgebracht durch Witterungswechsel; entzündlich; von spinaler Reizung abhängig (*Agar.*).

Pleuritis oder Pneumonie durch plötzliche Kälteexposition bei Überhitzung oder **umgekehrt** (*Acon.*, *Arn.*).

Hühneraugen empfindlich gegen Berührung, schmerzen, brennen (*Sal-ac.*).

Interkostalrheumatismus; **BRUSTKASTEN WUND, WIE ZERSCHLAGEN, < DURCH BERÜHRUNG, BEWEGUNG ODER UMDREHEN DES KÖRPERS** (*Bry.*); bei nassem, stürmischem Wetter (*Rhus-t.*).

Gürtelrose: Interkostalneuralgie geht voraus oder folgt (*Mez.*); Bläschen können ein bläuliches Aussehen haben.

Gicht in Fingern und Zehen. **Plötzliches, brennendes Stechen in der rechten großen Zehe.** Bohrende Schmerzen, < bei herabhängenden Füßen. – *U.-ST.*

**VERWANDTSCHAFT:** vgl.: *Acon.*, *Arn.*, *Bry.*, *Clem.*, *Euphorb.*, *Mez.* – *Canth.* – *U.-ST.*

Unverträglich: *Sulf.* und *Staph.* – Wein, Essig. – *U.-ST.*

**VERSCHLIMMERUNG:** Berührung; Bewegung (besonders der Arme – *U.-ST.*); Witterungswechsel; (feuchte Kälte – *U.-ST.*), besonders nasses und stürmisches Wetter (*Rhus-t.*). – Atemholen. Zugluft. Lagewechsel, Seitenlage. **Alkohol**; abends. – *U.-ST.*

**BESSERUNG:** **Wärme**. – *U.-ST.*

## RATANHIA

Ratanhie / Polygalaceae Weihepunkt: Lu 1 li.

Fürchterliche Zahnschmerzen während der ersten Schwangerschaftsmonate; Zähne fühlen sich wie verlängert an; < **im Liegen**, zwingt zum Aufstehen und Umhergehen.

Obstipation: Stuhl hart **mit großer Anstrengung**; Hervortreten von Hämorrhoiden, gefolgt von langanhaltenden Schmerzen und **Brennen im After** (*Sulf.*); Darm träge; Schmerz nach Stuhlgang, wie von **Glassplittern** in After und Rektum (*Thuja*).

Quälende Schmerzen nach Stuhlgang; Brennen nach weichem Stuhl (*Nit-ac.*).

**Analfissuren**; große Empfindlichkeit des Rektums.

Rhagaden der Brustwarzen bei stillenden Frauen (*Graph.*, *Sep.*).

**VERWANDTSCHAFT:** vgl. *Canth.*, *Carb-ac.*, *Iris*, *Sulf.*, *Thuj.*

**Anmerkung des Übersetzers:**

**VERSCHLIMMERUNG:** nachts; Ängstlichkeit; **HITZE**; Anstrengung, Berührung.

**BESSERUNG:** kaltes Baden; Gehen an der frischen Luft.

# RHEUM

Chinesischer Rhabarber / Polygonaceae

Paßt für Kinder, insbesondere während des Zahnens.

**SAURER GERUCH DES GANZEN KÖRPERS; DAS KIND RIECHT SAUER, SOGAR NACH DEM WASCHEN ODER BADEN** (*Hep.*, *Mag-c.*).

Schreiende Kinder mit Stuhldrang und sauren Stühlen.

Kinder schreien und werfen sich die ganze Nacht hin und her (*Psor.*).

Kind ist ungeduldig, verlangt nach vielen Dingen und weint; mag selbst seine Lieblingsspielsachen nicht (*Cina*, *Staph.*).

Kopfschweiß, ständig, reichlich; ob schlafend oder wach, ruhig oder in Bewegung, das Haar ist immer naß; kann sauer sein oder auch nicht (*Calc.*, *Sanic.*).

Schwierige Zahnung; Kind ruhelos, reizbar, mürrisch, mit blassem Gesicht und saurem Geruch (*Kreos.*, *Cham.*).

Verlangt verschiedene Speisen, kann sie aber nicht essen; wird abweisend.

Kolik: sofort < durch Aufdecken eines Armes oder Beines; **mit sehr saurem Stuhl**; < im Stehen, nicht > durch Stuhlgang.

**VERWANDTSCHAFT:** komplementär: nach *Mag-c.*, wenn Milch nicht bekommt und das Kind sauer riecht. Vgl.: *Cham.*, *Coloc.*, *Hep.*, *Ip.*, *Mag-c.*, *Podo.*, *Staph.*, *Sulf.* Kann nach dem Mißbrauch von Rezepturen mit Magnesiumsalzen mit oder ohne Rhabarber gegeben werden, wenn die Stühle sauer sind.

**Anmerkung des Übersetzers:**

**VERSCHLIMMERUNG:** Stillkinder, **Zahnungsphase**; Essen, Sommer.

**BESSERUNG:** Wärme, Einhüllen.

# RHODODENDRON

Alpenrose / Ericaceae — Weihepunkt: N 13 re.

Nervöse Menschen, **die Sturm und Gewitter fürchten** und besonders vor Donner Angst haben; < vor dem Sturm, besonders vor einem Gewitter (*Nat-c.*, *Phos.*, *Psor.*, *Sil.*).

Zahnschmerzen, in jedem Frühjahr und Herbst während scharfen Westwindes; schlimmer durch **Wetterwechsel**, **Gewitter**, **WINDIGES WETTER**.

Akute entzündliche Schwellung der Gelenke, von einem Gelenk zum anderen wandernd; heftig nachts; < in Ruhe und während rauhen, stürmischen Wetters (*Kalm.*).

Rheumatische ziehende, reißende Schmerzen in allen Gliedern, **schlimmer in Ruhe und bei nassem**, **kaltem**, **windigem Wetter** (*Rhus-t.*).

Kann nicht einschlafen oder weiterschlafen, wenn er die Beine nicht übereinanderschlägt.

Gicht mit fibröser Ablagerung im Großzehengelenk, rheumatisch, oft fälschlich für Fußballenentzündung gehalten (*Colch.*, *Led.*).

Verhärtung und Schwellung des Hodens nach Gonorrhö oder rheumatischer Belastung (*Clem.*); Hodenentzündung, Gefühl in der Drüse*, als ob sie zerquetscht würde (*Aur.*, *Cham.*).

**VERWANDTSCHAFT:** vgl. *Bry.*, *Con.*, *Calc.*, *Led.*, *Lyc.*, *Sep.*, *Rhus-t.*

**VERSCHLIMMERUNG:** stürmisches, windiges Wetter; Änderung der atmosphärischen Spannung; beim Nahen eines Gewitters; Symptome treten bei rauhem Wetter erneut auf.

**BESSERUNG:** durch warmes Einwickeln des Kopfes; trockene Hitze und körperliche Bewegung. – Sonnenwärme. – *U.-ST.*

---

*Engl. »gland«, dies stimmt mit *HERING* (GS IX, S. 40) überein. Unklar ist, ob nicht ein Druckfehler vorliegt und »glans« gemeint ist. Bei C. M. *BOGER*: »Testes and glans feel crushed.« (A Synoptic Key of the Materia Medica. Indian Repr., New Delhi 1987, [1]1915)

# RHUS TOXICODENDRON

Giftsumach / Anacardiaceae — Weihepunkt: KG 3, Ga 30

Paßt für Patienten mit rheumatischer Diathese; schlimme Folgen von Durchnässung, besonders nach vorhergehender Überhitzung.

Beschwerden: von Zerren und Verstauchen **eines einzelnen Körperteils**, eines Muskels oder einer Sehne (*Calc.*, *Nux-v.*); Überheben, besonders auch vom Überstrecken, um hochgelegene Dinge zu erreichen; Liegen auf feuchtem Boden; zu langes sommerliches Baden im See oder Fluß.

Betroffen ist besonders das fibröse Gewebe (*Rhod.* – serös: *Bry.*); die rechte Seite mehr als die linke.

Schmerzen: wie verrenkt; als ob ein Muskel oder eine Sehne vom Ansatz abgerissen würden; als ob die Knochen mit einem Messer geschabt würden; schlimmer nach Mitternacht und bei nassem, regnerischem Wetter; betroffene Körperteile empfindlich gegen Berührung.

Lahmheit, Steifheit und Schmerzen bei der ersten Bewegung nach der Ruhe oder beim Aufstehen am Morgen, besser durch Gehen oder fortgesetzte Bewegung.

**Große Ruhelosigkeit**, Angst, Besorgnis (*Acon.*, *Ars.*); kann nicht im Bett bleiben, muß häufig die Lage wechseln, um Erleichterung von den Schmerzen zu finden (von der Angst: *Ars.*).

Ruhelos, kann nicht lange in einer Stellung bleiben.

Rücken: Schmerzen zwischen den Schultern beim Schlukken; Schmerzen und Steifheit im Kreuz, schlimmer im Sitzen oder Liegen, besser durch Bewegung oder Liegen auf etwas Hartem.

Große Empfindlichkeit **gegen frische Luft**; Hustenreiz schon beim Herausstrecken der Hand unter der Bettdecke hervor (*Bar-c.*, *Hep.*).

Muskelrheumatismus, Ischias, li. Seite (*Coloc.*); Schmerz im linken Arm bei Herzkrankheit.

Starke Furcht nachts; fürchtet, sterben zu müssen, weil er vergiftet wird; kann nicht im Bett bleiben.

Schwindel beim Stehen oder Gehen; schlimmer beim Hinlegen (besser beim Hinlegen: *Apis*); schlimmer beim Aufstehen vom Liegen oder beim Bücken (*Bry.*).

Kopfschmerzen: als ob das Gehirn lose wäre beim Auftreten oder Kopfschütteln; Empfindung von Schwappen im Gehirn; betäubend; wie zerrissen; **von Bier**; kehrt beim geringsten Verdruß zurück; schlimmer im Sitzen, Liegen, in der Kälte, besser in der Wärme und durch Bewegung.

»Zuweilen ein Schwappern im ganzen Gehirne.« »Der Kopf ist voll und schwer, mit Empfindung beim Bücken, als fiele das Gehirn vor.« «Beim Schütteln des Kopfs Empfindung, als wenn das Gehirn los wäre und an den Schädel anfiele.« (RAML II, 70, 41, 42)

Träumt von großer Anstrengung; Rudern, Schwimmen, harter Arbeit im täglichen Beruf (*Bry.*).

Mundwinkel geschwürig, Fieberblasen um den Mund und am Kinn (*Nat-m.*).

Zunge: trocken, wund, rot, rissig; **DREIECKIGE, ROTE SPITZE**; Zahneindrücke (*Chel.*, *Podo.*).

Großer Durst mit trockener Zunge, trockenem Mund und trockener Kehle.

Äußere Genitalien entzündet, erysipelartig, ödematös.

Ein trockener, quälender Husten vor und bei Schüttelfrost bei intermittierendem Fieber; Husten mit Geschmack von Blut.

Wenn akute Krankheiten eine typhöse Form annehmen.

Diarrhö: **die beginnt**, **typhös zu werden**; unwillkürlich, **mit großer Erschöpfung**; abwärts ziehender Schmerz an der Hinterseite der Beine während des Stuhlgangs.

Lähmung: mit Taubheit der betroffenen Körperteile; von Durchnässung oder Liegen auf feuchtem Boden;

nach Anstrengung, Entbindung, sexuellen Exzessen, Wechselfieber oder typhösen Zuständen; Parese der Glieder; Ptosis.

Erysipel von links nach rechts; **bläschenartig**, gelbliche Blasen; starke Schwellung, Entzündung; Brennen, Stechen, Jucken.

Nierenkolik: Nierenschmerzen > durch hartes Liegen, wirft sich von einer Seite auf die andere, frostig. – *U.-ST.*

**VERWANDTSCHAFT:** ergänzend zu *Bryonia*. Feindlich: *Apis* sollte weder vorher noch nachher verordnet werden. Vgl.: *Arn.*, *Bry.*, *Nat-s.*, *Rhod.*, *Sulf.*

**VERSCHLIMMERUNG:** vor einem Sturm; **kaltes, feuchtes, regnerisches Wetter**; nachts, besonders nach Mitternacht; vom Naßwerden durch Schwitzen; **während der Ruhe**.

**BESSERUNG:** warmes, trockenes Wetter; durch Einhüllen; Warmes oder Heißes; **Bewegung**; **Lagewechsel**; **Bewegen der betroffenen Körperteile**.

Das große Charakteristikum von *Rhus-t.* ist – von wenigen Ausnahmen abgesehen – das Auftreten und die **Verschlimmerung der Schmerzen in der Ruhe und ihre Besserung durch Bewegung**.

*Sepia* bessert oft schnell das Jucken und Brennen der durch *Rhus-t.* verursachten Hautausschläge, die Blasen trocknen in wenigen Tagen ab.

*Rhus* (gemeint ist hier die Verbrennung durch frische Blätter) wird am besten durch das Simillimum antidotiert, durch das oral gegebene potenzierte Mittel. Die *Rhus*-Dermatitis sollte niemals durch äußerliche Applikationen behandelt werden, die niemals heilen, sondern lediglich unterdrücken.

**Anmerkung des Übersetzers:**

*Rhus-t.* ist eines der wichtigsten **Herzmittel**, besonders nach Überanstrengung. Pectangina und Herzrhythmusstörungen, mit Schmerzen am linken Schulterblatt (Hinterwandinfarkt!), gehören zu den Indikatoren. Typische Modalitäten – wie oben – zeigen das Mittel an. Die Unruhe treibt aus dem Bett. Bei **Distorsionen** ist es mitunter schwer, zwischen der Indikation für *Rhus-t.* oder *Arnica* zu differenzieren. Die Besserung durch feuchte Umschläge spricht für *Arnica*.

## RUMEX CRISPUS

Krauser Ampter / Polygonaceae — Weihepunkt: KG 21, 22

Bei tuberkulinischer Diathese, extrem empfindlicher Haut und Schleimhaut.

**EXTREM EMPFINDLICH GEGEN FRISCHE LUFT**; Heiserkeit; schlimmer abends; nach Kälteexposition; Stimme unsicher.

**Kitzeln in der Halsgrube** verursacht trockenen, quälenden Husten.

Trockener, unaufhörlicher, ermüdender Husten; **SCHLIMMER DURCH LUFT- ODER ZIMMERWECHSEL** (*Phos.*, *Spong.*); abends nach dem Hinlegen; Berührung oder Drücken der Halsgrube; Liegen auf der linken Seite (*Phos.*); **durch GERINGSTES EINATMEN KALTER LUFT**; **BEDECKT DEN KOPF MIT DER BETTDECKE, um die Luft anzuwärmen**; wenig oder kein Auswurf.

Der Husten wird < in kühler Luft oder durch alles, was die Menge oder Geschwindigkeit der eingeatmeten Luft erhöht.

Gefühl eines Klumpens im Hals; wandert beim Schlucken nach unten, kehrt aber sofort wieder zurück.

Wundes Gefühl in Kehlkopf und Luftröhre beim Husten (*Caust.*).

Urin geht unwillkürlich ab beim Husten (*Caust.*, *Puls.*, *Sil.*).

Diarrhö frühmorgens, von 5 bis 10 Uhr früh (*Aloe*, *Nat-s.*, *Podo.*, *Sulf.*); Stühle schmerzlos, reichlich, stinkend; plötzlicher Drang, treibt morgens aus dem Bett.

Haut: Jucken verschiedener Stellen; < durch Kälte, > durch Wärme; **beim Ausziehen, Aufdecken oder Exposition in kalter Luft** (*Hep.*, *Nat-s.*, *Olnd.*).

**VERWANDTSCHAFT:** Vergleichsmittel: *Bell.*, *Caust.*, *Dros.*, *Hyos.*, *Phos.*, *Sang.*, *Sulf.*

**VERSCHLIMMERUNG: kühle oder kalte Luft**; Hinlegen (*Hyos.*).

**BESSERUNG:** Wärme; **den Mund bedeckt halten**, um kalte Luft nicht eindringen zu lassen.

# RUTA GRAVEOLENS

Weinraute / Rutaceae

Skrofulöse Exostose; Quetschungen und andere mechanische Verletzungen von Knochen und Periost; Verstauchungen; Periostitis; Erysipel; Frakturen und besonders Dislokationen (*Symph.*).

Zerschlagenheit und Lahmheit überall, wie nach einem Fall oder Stoß; schlimmer in Gliedern und Gelenken (*Arn.*).

Alle aufliegenden Körperteile schmerzen, wie zerschlagen (*Bapt.*, *Pyrog.*).

Ruhelos, dreht sich und ändert oft die Lage im Liegen (*Rhus-t.*).

Lahmheit nach Verstauchung, speziell der Handgelenke und Knöchel (chronische Verstauchung: *Bov.*, *Stront.*).

Phthise nach mechanischen Verletzungen des Brustkastens (*Mill.*).

Schmerzen in und über den Augen mit verschwommenem Sehen, wie durch Überanstrengung.

Nach intensivem Gebrauch der Augen bei Feinarbeit; Uhrmacher, Graveure (*Nat-m.*); nach angestrengtem Sehen (*Seneg.*).

Amblyopie oder Asthenopie von Überanstrengung der Augen oder Refraktionsanomalien; Überbeanspruchung bei schlechtem Licht; feinen Nadelarbeiten, übertriebenem nächtlichem Lesen; Nebelsehen, Trübsehen mit kompletter Verdunkelung ab einer bestimmten Entfernung.

**Augen brennen**, **schmerzen**, **fühlen sich überanstrengt an**; **heiß wie Feuerbälle**; Krampf in den Unterlidern.

Obstipation: durch Inaktivität oder Kotstauung nach mechanischen Verletzungen (*Arn.*).

**REKTUMPROLAPS: sofort beim Entleerungsversuch**; beim geringsten Bücken; nach der Niederkunft; häufiger erfolgloser Stuhldrang.

Harndrang: wie wenn die Blase dauernd gefüllt wäre; **bleibt nach dem Harnlassen bestehen**; kann den Urin wegen starken Harndrangs kaum halten, doch die Entleerung ist später schwierig, wenn dem Harndrang nicht nachgegeben wurde; spärlicher, grüner Urin; unfreiwilliger Abgang.

Warzen: mit Wundheitsschmerz; flach, weich, auf den Handflächen (*Nat-c.*, *Nat-m.* – auf dem Handrükken: *Dulc.*).

Rückenschmerzen, erleichtert durch Liegen auf dem Rücken.

**VERWANDTSCHAFT:** vgl.: *Arn.*, *Arg-n.*, *Con.*, *Euphr.*, *Phyt.*, *Rhus-t.*, *Symph.* Nach *Arnica* beschleunigt *Ruta* den Heilungsprozeß in den Gelenken; nach *Symphytum* bei Knochenverletzungen.

**Anmerkung und Praxis-Tip des Übersetzers:**

**VERSCHLIMMERUNG:** Überanstrengung der Augen; Verletzungen, Prellungen, Verstauchungen.

**KÄLTE:** Luft, Wind, Feuchtigkeit.

Liegen, Sitzen; Druck an einer Kante.

**BESSERUNG:** Rückenlage; Wärme; Bewegung.

Coccygodynie nach Sturz.

# SABADILLA

Läusekraut, Schoenocaulon officinale / Liliaceae — Weihepunkt: G 22 li.

Paßt für Menschen mit hellem Haar, hellem Teint, mit schwacher Muskulatur.

Wurmbefall bei Kindern (*Cina*, *Sil.*, *Spig.*).

Nervöse Erkrankungen; Zucken, krampfhaftes Zittern, Katalepsie; durch Würmer (*Cina*, *Psor.*).

Wahnideen: daß er krank sei; daß Teile des Körpers geschrumpft seien; daß sie schwanger sei, wenn sie nur durch Gase aufgebläht ist; daß sie eine fürchterliche Halskrankheit habe, die tödlich sein werde.

»Er bildet sich allerlei seltsame Dinge von seinem Leibe ein, z. B. als sey sein Leib wie bei Todten eingefallen, der Magen angegriffen, der Hodensack geschwollen u. dgl. Er sieht und weiß, daß alles Einbildung ist und glaubt es doch immer wieder zu bemerken.« (*HAHNEMANN*, in: Stapf's Archiv IV/3, S. 156)

Delirium während intermittierenden Fiebers (*Podo.*).

Krampfhafte Niesanfälle; gefolgt von Tränenfluß; reichlicher, wäßriger Schnupfen; Gesicht heiß und Augenlider rot und brennend.

Diphtherie, Tonsillitis; **kann warme Speisen leichter schlucken**; Stechen und die meisten anderen Symptome, besonders des Halses, gehen von links nach rechts (*Lach.*, *Lac-c.*).

Gefühl einer lose im Hals hängenden Haut, muß darüber hinwegschlukken.

Kopfschmerzen: **nach zuviel Denken**, zu großem Eifer oder zu starker Aufmerksamkeit (*Arg-n.*); durch Würmer.

**Trockenheit von Schlund und Hals.**

Pergamentartige Trockenheit der Haut.

**VERWANDTSCHAFT:** Vergleichsmittel: *Colch.*, *Lyc.*, wo < von 16 bis 20 Uhr besteht; *Puls.*, *Sabin.* > im Freien. Folgt gut auf *Bry.* und *Ran-b.* bei Pleuritis und hat nach dem Versagen von *Acon.* und *Bry.* zur Heilung verholfen.

**Anmerkung des Übersetzers:**

**VERSCHLIMMERUNG:** Kälte: kalte Luft, kalte Getränke.

Periodizität: selbe Stunde, vormittags, Neu- und Vollmond.

Gerüche. Exantheme, die nicht herauskommen.

**BESSERUNG:** frische Luft; Hitze; Essen; Schlucken.

## SABINA

Sadebaum / Cupressaceae — Weihepunkt: 3E 17 re.

Chronische Frauenleiden; arthritische Schmerzen; Neigung zu Fehlgeburten, besonders im dritten Monat.

**MUSIK IST UNERTRÄGLICH:** verursacht Nervosität, geht durch Mark und Bein (verursacht Weinen: *Thuja*).

**Ziehende Schmerzen im Kreuz**, **VOM SACRUM ZUR SCHAMGEGEND**, beinahe bei jeder Krankheit (vom Rücken um den Körper zur Schamgegend gehend: *Vib.*).

Beschwerden: nach einem Abort oder nach vorzeitigen Wehen; Blutung aus dem Uterus; Fluß teilweise blaßrot, teilweise verklumpt; **schlimmer durch GERINGSTE BEWEGUNG** (*Sec.*); oft gebessert durch Gehen; **Schmerz erstreckt sich vom Sacrum zur Schamgegend**.

Menses: zu früh, zu reichlich, sich zu lange hinziehend; teils flüssig, teils verklumpt (*Ferr.*); bei Patientinnen, die ihre Menarche schon sehr früh hatten; Blutung stoßweise; mit Kolik und wehenartigen Schmerzen; **Schmerzen vom Sacrum zur Schamgegend**.

Absonderung von Blut zwischen den Perioden, mit sexueller Erregung (*Ambr.*).

Uterusatonie infolge von Placenta adhaerens; heftige Nachwehen (*Caul.*, *Sec.*).

Menorrhagie: während des Klimakteriums, bei Frauen, die früher eine Fehlgeburt hatten; bei früher Menarche.

Entzündung der Ovarien oder der Gebärmutter nach Fehlgeburt oder vorzeitigen Wehen.

Fördert das Abstoßen von Molen oder Fremdkörpern aus dem Uterus (*Canth.*).

Feigwarzen mit unerträglichem Jucken und Brennen; übermäßige Granulationen (*Thuja*, *Nit-ac.*).

**VERWANDTSCHAFT:** komplementär zu *Thuja*.

Vergleichsmittel: *Calc.*, *Croc.*, *Mill.*, *Sec.*, *Trill.* Folgt *Thuja* bei Kondylomen und sykotischen Erkrankungen.

**VERSCHLIMMERUNG:** durch die geringste Bewegung (*Sec.*). – Nachts. – *U.-ST.*

Warme Luft oder warmes Zimmer (*Apis*, *Puls.*).

Körperübungen. Nebel. – *U.-ST.*

Schwangerschaft, Klimakterium. – *U.-ST.*

**BESSERUNG:** in kühler, freier, frischer Luft.

Sehnenschmerzen verschwinden durch lebhaftes Tanzen. – R. *FLURY*.

# SAMBUCUS NIGRA

Schwarzer Holunder / Caprifoliaceae

Paßt für Erkrankungen skrofulöser Kinder, insbesondere der Atemwege.

Menschen, die früher robust und fleischig waren, magern plötzlich ab (*Jod.*, *Tub.*).

Schlimme Folgen von heftigen Gemütsbewegungen; Angst, Kummer oder übermäßige sexuelle Betätigung (*Ph-ac.*, *Kali-p.*).

Ödematöse Schwellung an verschiedenen Stellen des Körpers, besonders an Beinen, Spann und Füßen. – Nephritis. – *U.-ST.*

**TROCKENER SCHNUPFEN BEI KLEINKINDERN**; Nase trocken und vollkommen verstopft, was die Atmung und das Trinken an der Brust behindert (*Am-c.*, *Nux-v.*).

Atemnot: Kind erwacht plötzlich fast erstickt, Gesicht fahl, blau, sitzt im Bett auf; wird blau, schnappt nach Luft, die es schließlich wieder bekommt; der Anfall geht vorüber, wiederholt sich aber; **KIND ATMET EIN, KANN ABER NICHT AUSATMEN** (*Chlor.*, *Meph.*); schläft in den Anfall hinein (*Lach.*). Vgl. *Arum-d.* bei Millerschem Asthma.

Erstickungsanfälle wie im letzten Stadium von Krupp.

Husten: erstickend, die Kinder weinen; schlimmer um Mitternacht herum; hohl, tief keuchend, mit Brustkrampf; mit normalem Einatmen, aber seufzendem Ausatmen.

Husten tief, trocken, geht dem Fieberanfall voraus.

Fieber: **trockene Hitze während des Schlafs**; **beim Einschlafen**; nach dem Hinlegen; ohne Durst; **fürchtet sich vor dem Aufdecken** (muß in jedem Stadium zugedeckt sein: *Nux-v.*).

**Reichlicher Schweiß am ganzen Körper WÄHREND DER WACHEN STUNDEN**; beim Einschlafen kehrt die trockene Hitze zurück (schwitzt, sobald er die Augen schließt, um zu schlafen: *Chin.*, *Con.*).

**Schwitzt oder hat Atemnot.** – *U.-ST.*

**VERWANDTSCHAFT:** Vergleichsmittel: *Chin.*, *Chlor.*, *Ip.*, *Meph.*, *Sulf.*

Erleichtert Beschwerden nach Arsen-Mißbrauch.

**VERSCHLIMMERUNG:** während der Ruhe; nach dem Essen von Obst. – Trockenheit; kalte Luft; kalte Getränke; wenn erhitzt; Kopftieflage. – *U.-ST.*

**BESSERUNG:** durch Aufsitzen im Bett. Bewegung; die meisten Schmerzen treten während der Ruhe auf und verschwinden bei Bewegung (*Rhus-t.*).

Folgt gut nach *Opium* bei schlimmen Folgen von Schreck.

# SANGUINARIA

Kanadische Blutwurzel / Papaveraceae Weihepunkt: M 13 re., Lu 9

Periodisch auftretende Migräne; beginnt morgens, verstärkt sich im Laufe des Tages, hält bis zum Abend an; Kopf fühlt sich an, als ob er bersten würde oder als ob die Augen herausgedrückt würden; **gelindert durch Schlaf**.

**Überarbeitungsmigräne**; > durch vollkommene Ruhe in einem dunklen Raum (›Müdigkeitskopfschmerz‹ durch geistige oder physische Überanstrengung: *Epigea* – Migräne < während der Ruhe, > durch Reiben, Drücken, Bewegung: *Indg.*).

Kopfschmerz **beginnt im Hinterkopf**, dehnt sich nach oben aus und setzt sich über dem rechten Auge fest (*Sil.* – über oder in der linken Augenhöhle: *Spig.*).

Kopfschmerzen **kehren mit dem Klimakterium wieder**; jeden siebten Tag (*Sabad.*, *Sil.*, *Sulf.* – jeden achten Tag: *Iris*).

Gesichtsneuralgie > durch Niederknien und festes Drücken des Kopfes auf den Boden; Schmerz dehnt sich vom Oberkiefer in alle Richtungen aus.

**UMSCHRIEBENE RÖTE DER WANGEN** nachmittags; Brennen in den Ohren; bei Bronchitis, Pneumonie, Phthisis.

Rheumatischer Schmerz im **rechten Arm und der rechten Schulter** (links: *Ferr.*); kann den Arm nicht heben, < nachts.

Schmerzen an Stellen, wo die Knochen am wenigsten bedeckt sind, wie Schienbein, Handrücken etc. (*Rhus-v.*).

Brennen in Schlund und Speiseröhre.

Kehlkopf- oder Nasenpolypen (*Sang-n.*, *Psor.*, *Teucr.*).

Klimakterische Beschwerden: Hitzewellen und Leukorrhö; Handflächen und Fußsohlen brennen; gezwungen, das Bettzeug abzuwerfen; schmerzhafte Vergrößerung der Brüste; wenn *Lachesis* und *Sulfur* keine Besserung bringen.

Asthma nach allergischem Schnupfen, < durch Wohlgerüche.

Husten: trocken, weckt ihn nachts und hört nicht auf, bis er sich im Bett aufsetzt und Flatus abläßt; **umschriebene Röte der Wangen**; Nachtschweiße; Diarrhö.

Heftiger Husten nach Keuchhusten; der Husten kehrt jedesmal wieder, wenn der Patient sich erkältet.

Ausschlag auf dem Gesicht bei jungen Frauen, besonders während spärlicher Menses (*Bell-p.*, *Calc.*, *Eug.*, *Psor.*).

**VERWANDTSCHAFT:** Vergleichsmittel: *Bell.*, *Iris*, *Meli.* bei Migräne; *Lach.*, *Sulf.* bei klimakterischen Beschwerden; *Chel.*, *Phos.*, *Sulf.*, *Verat-v.* bei chronischer Bronchitis oder latenter Pneumonie.

Wenn *Bell.* bei Scharlach nicht durchzieht.

Als dynamisches Mittel nach Opium-Narkose.

**Anmerkung des Übersetzers:**

Meist muß ein antipsorisches Mittel folgen. – *U.-ST.*

**VERSCHLIMMERUNG: Periodizität:** mit der Sonne; wöchentlich; nachts.

**Klimakterium**; **Gerüche**; Geräusche; Licht; Bewegung, Heben der Arme; Nach-oben-Sehen; Berührung; Liegen auf der rechten Seite.

**BESSERUNG:** Dunkelheit, **Schlaf**; Rückenlage; Erbrechen; kalte Luft; Abgang von Winden.

# SANICULA AQUA

Mineralwasser aus Ottawa, Ill. (kiesel- und salzhaltig)

Furcht vor Abwärtsbewegung (*Bor.*).

Kind aufsässig, eigensinnig, schreit und tritt; übellaunig, reizbar, in schnellem Wechsel mit Lachen; will nicht berührt werden.

Wechselt ständig seine Beschäftigung.

Kopf und Hals des Kindes schwitzen im Schlaf reichlich; das Kopfkissen wird weit umher naß (*Calc.*, *Sil.*).

Reichliche, flockige Schuppen auf der Kopfhaut, den Augenbrauen und im Bart.

Wundheit hinter den Ohren mit Absonderung einer weißen, grauen, klebrigen Flüssigkeit (*Graph.*, *Psor.*).

Zunge: groß, schlaff; brennend, muß sie herausstrecken, um sie kühl zu halten; ringförmige Effloreszenz* auf der Zunge (*Nat-m.*).

Übelkeit und Erbrechen durch Auto- oder Kutschenfahrt.

Durst; trinkt wenig und oft; Flüssigkeit wird erbrochen, sobald sie sich im Magen befindet (*Ars.*, *Phos.*).

Symptome wechseln ständig (*Lac-c.*, *Puls.*, *Tub.*).

Unwillkürlicher Harn- und Stuhlabgang; Sphinkter unsicher (*Aloe*); Drang von Flatus, muß die Beine übereinanderschlagen, um den Stuhlabgang zu verhindern.

Obstipation: kein Drang, bis eine große Kotansammlung vorhanden ist; nach großer Anstrengung wird der Stuhl teilweise ausgestoßen, schlüpft dann wieder zurück (*Sil.*, *Thuj.*); große Entleerung von kleinen, trockenen, grauen Kugeln, müssen mechanisch entfernt werden (*Sel.*).

Stuhl: hart, unmöglich zu entleeren; gräulich-weiße Ku-

---

*Engl. »ringworm«; nach moderner Nomenklatur: Tinea, Trichophytie (Stedman's Medical Dictionary, 23rd Ed., Baltimore 1976, [1]1911); nach alter Literatur: Herpes circinatus (C. G. Raue, Special Pathology, 2nd Ed., Philadelphia 1881).

geln, wie gebrannter Kalk; krümelt vom After (*Mag-m.*); mit dem Geruch von Limburger Käse.

Diarrhö: wechselhaft in Art und Farbe; wie Rührei; schaumig, grasgrün, wird grün, wenn stehengelassen; wie Schaum auf einem Froschteich; nach dem Essen, muß vom Tisch eilig weglaufen.

Der Geruch des Stuhls bleibt trotz Badens (*Sulf.*).

Exkoriation der Haut um den After (*Sulf.*); bedeckt den Damm und erstreckt sich bis zu den Genitalien.

Leukorrhö mit starkem Geruch nach Fischlake (aus dem Rektum sikkernd, wie Heringslake riechend: *Calc.* – Fischlakenabsonderung aus dem Ohr: *Tell.*).

Schwäche, Abwärtsdrängen, als ob der Beckeninhalt austreten würde; < durch Gehen, einen falschen Tritt oder durch Erschütterung; > durch Ruhe, Hinlegen; Drang, die Geschlechtsorgane zu stützen, indem sie die Hand gegen die Vulva legt (*Lil-t.*, *Murx.*); Wundheitsgefühl des Uterus.

Fußschweiß: zwischen den Zehen, wundmachend; stinkend (*Graph.*, *Psor.*, *Sil.*); an den Sohlen, als ob er in kaltes Wasser getreten wäre.

Brennen der Fußsohlen; muß sie aufdecken oder an eine kühle Stelle halten (*Lach.*, *Med.*, *Sang.*, *Sulf.*).

Kind wirft die Kleidung selbst bei kältestem Wetter ab (*Hep.*, *Sulf.*).

Abmagerung, fortschreitend; **Kind sieht alt, schmutzig, schmierig und bräunlich aus**; die Haut um den Nacken ist **verschrumpelt, hängt in Falten** (*Abrot.*, *Jod.*, *Nat-m.*, *Sars.*).

**VERWANDTSCHAFT:** verwandt mit: *Abrot.*, *Alum.*, *Bor.*, *Calc.*, *Graph.*, *Nat-m.*, *Sil.* und anderen unserer großen Antipsorika.

**Anmerkung und Praxis-Tip des Übersetzers:**

**VERSCHLIMMERUNG:** Bewegung: abwärts; der Hände – nach hinten.

Kalter Wind am Nacken oder Okziput.

*Sanicula*-Patienten neigen nach *VITHOULKAS* zur allgemeinen Entkräftung mit wenig Ausdauer, können nicht beim Thema bleiben. Furcht vor Dunkelheit, vor geistiger Arbeit und vor Unglück und Räubern. Geraten leicht aus der Fassung.

Verlangen nach Süßigkeiten, Salzigem und nach fettem Fleisch.

# SARSAPARILLA

Sarsaparilla / Liliaceae Weihepunkt: MP 17 li.

Für dunkelhaarige Menschen, lithämische oder sykotische Diathese.

Starke Abmagerung; die Haut wird schrumpelig oder liegt in Falten (*Abrot.*, *Jod.*, *Nat-m.*, *Sanic.*).

Kopf- und Periostschmerzen allgemein durch Quecksilber, Syphilis oder unterdrückte Gonorrhö.

Bei Kindern; Gesicht wie alte Leute; vergrößertes Abdomen; trockene, schlaffe Haut (*Bar-c.*, *Op.*).

Herpetiformes Exanthem an allen Körperteilen; Ulcera, nach Mißbrauch von Quecksilber, bei Syphilis.

Hautausschlag, sobald er aus der warmen Stube an die frische Luft kommt; trockene, krätzeartige Ausschläge, gewöhnlich im Frühling auftretend; werden krustig.

Heftiger, beinahe unerträglicher Schmerz **AM ENDE DES URINIERENS** (*Berb.*, *Equis.*, *Med.*, *Thuja*).

Abgang von **Grieß** oder **kleinen Steinchen**; **Nierenkolik**; **Blasensteine**; **blutiger Urin**.

Urin: hell und klar, aber brennend; **spärlich**, **schleimig**, **flockig**, **sandig**, **reichlich**, **ohne Empfindung abgehend** (*Caust.*); lagert weißen Sand ab.

Schmerzhafte Auftreibung und Empfindlichkeit in der Blase; Urin **tröpfelt beim Sitzen**; geht im Stehen ungehindert ab; jedesmal beim Wasserlassen tritt Luft mit gurgelndem Geräusch mit dem Urin aus der Urethra aus (GS IX, S. 235).

Sand im Urin oder auf der Windel; Kind schreit vor und beim Wasserlassen (*Bor.*, *Lyc.*).

Gonorrhö unterdrückt durch kaltes, nasses Wetter oder Quecksilber, gefolgt von Rheumatismus.

Neuralgie oder Nierenkolik; quälende Schmerzen von der rechten Niere abwärts (*Lyc.*).

Unerträglicher Gestank der Genitalien; häufige Pollutionen und blutige Samenergüsse (*Led.*, *Merc.*).

**Eingezogene Brustwarzen**; Brustwarzen sind klein, welk, unerregbar (*Sil.*).

Rheumatismus, Knochenschmerzen nach Quecksilber oder unterdrückter Gonorrhö; Schmerzen < nachts, bei feuchtem Wetter oder nach Erkältung im Wasser.

Juckender Ausschlag auf der Stirn während der Menses (*Eug.*, *Sang.*, *Psor.*).

Rhagaden: Haut aufgesprungen an Händen und Füßen; Schmerzen und Brennen, besonders an den Seiten von Fingern und Zehen; Haut hart. – Blaue Flecken mit verhärteter Haut an den Beinen. – *KENT*.

**VERWANDTSCHAFT:** komplementär: *Merc.*, *Sep.*, welche beide gut folgen. Vergleichsmittel: *Berb.*, *Lyc.*, *Nat-m.*, *Phos.*

Wird häufig nach Mißbrauch von Quecksilber benötigt.

**Anmerkung des Übersetzers:**

**VERSCHLIMMERUNG:** kaltes Wetter; Frühling; nachts; unterdrückte Gonorrhö; Gähnen.

**BESSERUNG:** Stehen; Lösen der Kleidung an Nacken und Brust.

# SECALE CORNUTUM

Mutterkorn / Fungi — Weihepunkt: G 24, Le 5, Ni 8, MP 6

Paßt für Frauen mit **dünner**, **magerer**, **kraftloser**, **ausgezehrter Erscheinung**; reizbares, nervöses Temperament; blasses, eingefallenes Gesicht.

Sehr alte, gebrechliche, kraftlose Menschen.

Frauen mit sehr schwacher Muskelfaser; **alles scheint lose und offen**; **keine Aktivität**; **die Gefäße sind erschlafft**; passive Blutungen, reichlicher Fluß dünnen, schwarzen, wäßrigen Blutes; die Blutkörperchen sind zerstört.

Hämorrhagische Diathese; die kleinste Wunde blutet wochenlang (*Lach.*, *Phos.*); Absonderung von eitrigem, dünnflüssigem Blut mit starker Tendenz zur Fäulnis; Kribbeln in den Gliedern und große Entkräftung, besonders wenn die Schwäche nicht von vorhergehenden Säfteverlusten verursacht wurde.

Leukorrhö; grün, braun, stinkend.

Furunkel: **klein**, **schmerzhaft mit grünem Inhalt**, reifen und heilen sehr langsam; sehr schwächend.

Gesicht: bleich, abgehärmt, totenbleich, eingefallen, hippokratisch; verzerrt, mit eingesunkenen Augen, blaue Ringe um die Augen.

Unnatürliches, gieriges Eßbedürfnis; sogar bei erschöpfender Diarrhö; verlangt Saures, Zitronenlimonade.

Diarrhö: profus, wäßrig, faulig, braun; spritzt mit großer Gewalt heraus (*Gamb.*, *Crot-t.*); sehr erschöpfend; schmerzlos, unfreiwillig; Anus weit offen (*Apis*, *Phos.*).

Enuresis: bei alten Leuten; Urin hell, wäßrig oder blutig; Urinabsonderung unterdrückt.

Brennen in allen Körperteilen, als ob feurige Funken auf den Patienten fielen (*Ars.*).

Gangrän; trocken, senil, < von äußerer Wärme.

Große Ekchymosen; Blutblasen; oft als Beginn einer Gangrän.

Kollaps bei Choleraerkrankungen; Haut kalt, dennoch kann er Zugedecktsein nicht ertragen (*Camph.*).

**DIE HAUT FÜHLT SICH BEIM ANFASSEN KALT AN, TROTZDEM KANN DER PATIENT ZUGEDECKTSEIN NICHT ERTRAGEN**; eisige Kälte der Extremitäten.

Menses: unregelmäßig; reichlich, dunkel; mit pressenden, wehenartigen Schmerzen im Abdomen; andauernde Absonderung von wäßrigem Blut bis zu den nächsten Menses.

Drohender Abort, besonders im dritten Monat (*Sabin.*).

Anhaltende, abwärtsdrängende, quälende Schmerzen in der Schwangerschaft, besonders bei mageren, schlecht genährten Frauen; Wadenkrämpfe (*KENT*).

Wehen: anhaltendes Abwärtsdrängen und quälende Schmerzen im Uterus (*KENT*); unregelmäßig; zu schwach; kraftlos oder aufhörend; **alles scheint schlaff und offen**, **aber keine Austreibungswehen**.

Nachwehen: zu lang; zu schmerzhaft; sanduhrartige Kontraktionen.

Unterdrückung der Milch, bei dünnen, mageren, erschöpften Frauen; die Brüste füllen sich nicht richtig.

Puls klein, schnell, zusammengezogen und oft intermittierend.

**VERWANDTSCHAFT:** vgl.: *Cinnamomum* bei postpartaler Blutung; es verstärkt die Wehen, beherrscht profusen oder gefährlichen Fluß, ist immer sicher, während Extractum secalis cornuti immer gefährlich ist.

Ähnlich: *Ars.*, aber umgekehrtes Verhalten zu Kälte und Hitze.

Ähnelt *Colch.* bei Cholera.

**VERSCHLIMMERUNG: Hitze**; **Wärme durch Zudecken**, an allen befallenen Körperteilen; bei allen Krankheiten

**schlechter durch Hitze**. – Menses; Schwangerschaft; Säfteverluste. – *U.-ST*.

BESSERUNG: an kalter Luft; Kaltwerden durch Aufdecken befallener Körperteile; Reiben. – Baden; Schaukeln; gewaltsame Streckung. – *U.-ST*.

# SELENIUM

Selen / Element — Weihepunkt: LG 4

Paßt für hellhäutige, blonde Patienten; starke Abmagerung an Gesicht, Händen, Beinen und Füßen oder einzelnen Körperpartien.

Sehr vergeßlich in seinen Geschäften, aber im Schlaf träumt er von dem, was er vergessen hat.

Kopfschmerzen: bei Säufern; nach Ausschweifungen; nach Limonade, Tee, Wein; jeden Nachmittag.

Haarausfall an Kopf, Augenbrauen, Bart und Genitalien.

Schnupfen endet mit Diarrhö.

Hunger: nachts (*Cina*, *Psor.*); **Verlangen nach Spirituosen**, ein beinahe unwiderstehliches süchtiges Verlangen.

Obstipation: **großkalibrige** Stühle, hart, impaktiert, **so daß mechanische Hilfe nötig wird** (*Aloe*, *Calc.*, *Sanic.*, *Sep.*, *Sil.*); nach schweren Krankheiten, speziell fieberhaften Enteritiden.

Urin: rot, dunkel, spärlich; grobkörniges, rotes, sandiges Sediment; tröpfelt unfreiwillig beim Gehen.

Impotenz mit Verlangen; lüsterne Gedanken, aber physisch impotent (plötzliche Impotenz: *Chlor.*).

Erektionen langsam, ungenügend; Ejaculatio praecox mit langanhaltender Erregung; schwach, verdrießlich nach Koitus; häufig unfreiwilliges Tröpfeln und Heraussickern von Samen und Prostatasekret im Sitzen, beim Stuhlgang, im Schlaf; Nachtripper (*Calad.*).

Priapismus, **Hoden hochgezogen** (*Berb.* – Hoden heruntergezogen: *Canth.*).

Aphonie: **nach langem Gebrauch der Stimme**; heiser, wenn er anfängt zu singen; muß die Kehle öfters freimachen von einem durchsichtigen, stärkeartigen Schleim (*Arg-m.*, *Stann.*); tuberkulöse Laryngitis.

Schwach, leicht erschöpft; sowohl von geistiger als auch von körperlicher Arbeit; nach Typhus, Fleckfieber, Exzessen.

Unwiderstehliches Verlangen, sich hinzulegen und zu schlafen; Kräfte verlassen ihn plötzlich; besonders bei heißem Wetter.

Außerordentliche Abneigung gegen Luftzug – ob warm, kalt oder feucht.

Nach Typhus große Schwäche des Rückgrats, befürchtet Lähmung.

Abmagerung der betroffenen Körperteile.

**VERWANDTSCHAFT:** vgl.: *Phos.* bei Urogenital- und Respirationssymptomen; *Arg-m.* und *Stann.* bei Laryngitis von Sängern oder Sprechern; *Alum.* bei hartem Stuhl und untätigem Rektum.

Folgt gut nach *Calad.*, *Nat-m.*, *Staph.*, *Ph-ac.* bei sexueller Schwäche.

Durch Quecksilberverbindungen oder Schwefel unterdrückte Krätze erfordert häufig *Selen.*

**VERSCHLIMMERUNG: Luftzug**; in der Sonne; von Limonade, **Tee oder Wein**.

**BESSERUNG:** wenn kaltes Wasser oder kalte Luft in den Mund kommt. – Nach Sonnenuntergang. – *U.-ST.*

**Praxis-Tip des Übersetzers:**

Dermatomykose bei Alkoholikern.

# SEPIA

Tinte des Tintenfischs / Mollusca Weihepunkt: M 25 li.; de la Fuye: MP 4 li, N 7 li.

Paßt für dunkelhaarige Patienten mit straffem Gewebe, aber sanfter, nachgiebiger Gemütsart (*Puls.*). – Blonde Haare sind keine Gegenindikation. – *U.-ST.*

Frauenkrankheiten: besonders solche, die während der Gravidität auftreten; Kindbett und Stillperiode; oder Leiden mit plötzlichem Schwäche- und Ohnmachtsgefühl (*Murex*, *Nux-m.*); das ›Waschfrauenmittel‹, Beschwerden, die durch Arbeiten in der Waschküche bzw. Bügelstube (schweres Heben und feuchte Wärme) hervorgerufen oder verschlimmert werden.

Schmerzen erstrecken sich von anderen Partien **zum Rücken** (umgekehrt: *Sabina*); treten zusammen mit Schaudern auf (mit Frösteln: *Puls.*).

Besonders empfindlich gegen kalte Luft, ›fröstelt so leicht‹; Mangel an Lebenswärme, besonders bei chronischen Krankheiten (bei akuten Krankheiten: *Ledum*).

Empfindung eines Balls in inneren Körperteilen; während der Menses, Schwangerschaft, Milchbildung; bei Obstipation, Diarrhö, Hämorrhoiden, Leukorrhö und allen Uterusaffektionen.

Fällt leicht in Ohnmacht: nach Durchnässung; bei extremer Hitze oder Kälte; vom Fahren im Wagen oder im Zug; beim Knien in der Kirche.

»Nach Nasswerden ungewöhnlicher Verkältungs-Zustand; heftiger Fieber-Frost, nach einigen Stunden Anfälle von Ohnmacht, Tages darauf Schnupfen.« (CK V, 1429)

Kälte am Scheitel mit Kopfschmerzen (*Verat.* – Hitze am Scheitel: *Calc.*, *Graph.*, *Sulf.*).

Angst: mit Furcht, Hitzewallungen über Gesicht und Kopf; vor wirklichem oder eingebildetem Unheil; gegen Abend.

**GROSSE TRAURIGKEIT UND WEINEN**. Furcht vor dem Alleinsein; vor Männern; Freunde zu treffen; mit Uterusbeschwerden.

**Gleichgültigkeit:** sogar gegenüber der eigenen Familie; gegenüber dem Beruf (*Fl-ac.*, *Ph-ac.*); **gegenüber den am meisten geliebten Menschen**.

Gierig, geizig (*Lyc.*).

Indolent: will nichts unternehmen, weder arbeiten noch spielen, selbst Denken ist anstrengend.

Kopfschmerzen: in schrecklichen Anfällen; **während der Regel, mit spärlicher Blutung**; bei zarten, empfindsamen, hysterischen Frauen; drückend, berstend; schlimmer bei Bewegung, beim Bücken, bei geistiger Arbeit; besser durch äußeren Druck, ständige heftige Bewegung.

**Starker Haarausfall** nach chronischen Kopfschmerzen oder im Klimakterium.

Gelbliche Verfärbung: des Gesichts; der Konjunktiven; gelbe Flecken auf der Brust; **gelber Sattel über Nase und oberem Teil der Wangen**; ›das Gesicht erzählt Geschichten‹ über Unterleibsbeschwerden.

Alle Kleidungsstücke am Hals werden als zu eng empfunden und ständig gelockert (*Lach.*).

Herpes circinatus **einzelner Stellen** am Oberkörper (in sich überschneidenden Ringen über den ganzen Körper: *Tell.*).

Dickbäuchigkeit von Müttern (von Kindern: *Sulf.*).

Schmerzhaftes **Leeregefühl**, Schwächegefühl im Epigastrium, durch Essen gebessert (*Chel.*, *Murex*, *Phos.*).

**Belegte Zunge**, wird sauber bei jeder Regel, nach der Regel wiederkommend; Schwellung und Rissigkeit der Unterlippe.

Obstipation: in der Schwangerschaft (*Alum.*); Stuhl hart, knotig, in kleinen Kugeln, unzureichend, schwierig; Schmerzen im Rektum beim und lange nach dem Stuhlgang (*Nit-ac.*, *Sulf.*); Empfindung eines

| | |
|---|---|
| | Gewichts oder Balls im After, nicht gebessert durch Stuhlgang. |
| Urin: | setzt ein rötliches, lehmfarbenes Sediment ab, das am Gefäß haften bleibt, als wäre es eingebrannt; stinkt so widerlich, daß er aus dem Zimmer gebracht werden muß (schrecklich stinkend nach Stehenlassen: *Indium*). |
| Enuresis: | das Bett ist beinahe sofort naß, wenn das Kind einschläft (*Kreos.*); immer **im ersten Schlaf**. |
| Harnröhrenausfluß: | schmerzlos, gelblich, die Wäsche gelblich färbend; Meatus morgens verklebt; hartnäckig, seit langer Zeit (*Kali-j.*); Geschlechtsorgane schwach und erschöpft. |

Heftige Stiche aufwärts in der Scheide; bohrende, lanzinierende Schmerzen vom Uterus zum Nabel.

Uterus- und Vaginalprolaps; **DRUCK UND ABWÄRTSDRÄNGEN, ALS OB ALLES AUS DEM BECKEN HERVORTRETEN WOLLTE**; muß die Schenkel fest kreuzen oder mit geschlossenen Beinen sitzen, um es zu verhindern; mit Atembeklemmung (vgl. *Agar.*, *Bell.*, *Lil-t.*, *Murex*, *Sanic.*).

Unregelmäßige Menses nahezu jeglicher Art – früh, spät, spärlich, stark, Amenorrhö oder Menorrhagie –, wenn sie mit den oben beschriebenen Symptomen einhergehen.

Morgendliche Übelkeit in der Schwangerschaft; der Anblick von Speisen oder der Gedanke daran verursacht Übelkeit (*Nux-v.*); Brechreiz durch den Geruch kochender Speisen (*Ars.*, *Colch.*).

| | |
|---|---|
| Dyspnö: | schlimmer im Sitzen, nach Schlaf, im Zimmer; besser durch Tanzen oder schnelles Gehen. |

Erröten; Hitzewallungen durch die geringste Bewegung, »nach geringer Bewegung, fliegende Hitze« (CK V, 1414); mit Angst und Ohnmacht; gefolgt von einem Schweißausbruch über den ganzen Körper; **klimakterisch** (*Lach.*, *Sang.*, *Sulf.*, *Tub.*); von den Unterleibsorganen **aufsteigend**.

Hautjucken; an verschiedenen Körperteilen; der äußeren Genitalien;

wird nicht besser durch Kratzen und neigt zum Übergang in Brennen (*Sulf.*).

**VERWANDTSCHAFT:** komplementär: *Nat-m.* Feindlich: *Lachesis* sollte nicht vorher oder nachher gebraucht werden; mit *Pulsatilla* sollte es niemals wechselweise gegeben werden. Ähnlich: *Lach.*, *Sang.*, *Ust.* bei klimakterischen Kreislaufstörungen. Häufig indiziert nach: *Sil.*, *Sulf.*

Eine Einzeldosis wirkt häufig viele Wochen kurativ.

**VERSCHLIMMERUNG:** nachmittags oder abends; von kalter Luft oder trockenem Ostwind*; von sexuellen Exzessen; in Ruhe; schwüles, feuchtes Wetter; **vor einem Gewitter** (*Psor.*).

**BESSERUNG:** Bettwärme, heiße Applikationen; heftige Anstrengung. Viele Symptome – besonders die von Kopf, Herz und Becken – werden sowohl verschlimmert als auch gebessert durch Ruhe und körperliche Bewegung. Es ist ein Gegenmittel für psychische Auswirkungen von Tabakabusus, bei Patienten mit sitzender Lebensweise, die sich intellektuell überanstrengt und überarbeitet haben.

**Praxis-Tip des Übersetzers:**

*Sepia* ist eines der wichtigsten Mittel für die Behandlung von Dermato- und Onychomykosen, Heuschnupfen, Polyarthritis, chronischen Harnwegsinfekten, Prostatahypertrophie, paroxysmalen Tachykardien, Schilddrüsenerkrankungen u. a., bei Menschen, die sich – oft aus Gutwilligkeit – zuviel haben aufladen lassen, bis ihnen buchstäblich der Kragen platzt (Struma!) und sie in der nervösen Erschöpfung niemanden mehr sehen mögen, weil ihnen alles zuviel ist. Hausbau-Syndrom! Legasthenie-Kinder, die wegen der dauernden Mißerfolge die Lust verloren haben. Kinder autoritärer Eltern, an denen viel herumkritisiert wurde.

---

*Engl. »dry east wind«. Zweifelhaft ist, ob diese Modalität tatsächlich amerikanischen Verhältnissen entspricht oder ob sie aus einer deutschen AMP unverändert übernommen wurde. Vgl. Anmerkung zu *Acon.*

Leicht gekränkt, ärgert sich über jede Kleinigkeit. Hat an allem etwas auszusetzen. Verträgt keinen Widerspruch.

Reizbarkeit und Arbeitswut vor der Regel.

Vom Sprechen wird es gleich so heiß im Gesicht – Personen, die bei der Anamnese zunehmend rot im Gesicht werden. Rote Flecken am Hals.

Trost verschlechtert Weinen und Gereiztheit.

Sehr geräuschempfindlich. Schwüle Luft vor Gewitter beengt ihn, heiter, wenn es blitzt und donnert.

Anorgasmie. Gelbe Flecken an der Stirn, im Gesicht.

Zunge blaß, schlaff, mit **Zahnabdrücken**.

Riß in der Mitte der Unterlippe. Alternieren von kalten Händen und heißen Füßen. Muß unwillkürlich immer wieder schlucken.

Fingernägel blättern ab. Weiße Flecken auf den Fingernägeln (*Sil.*).

Kinder fassen in der Praxis alles an und provozieren damit die mütterliche Aufmerksamkeit um so mehr, je mehr sie ständig von der Mutter zurechtgewiesen werden.

Erschöpfte Mütter, die sich nicht um die Provokationsversuche des Kindes kümmern, sondern in den Sessel sinken und erklären, der Arzt müsse sein Terrain in der Praxis selber verteidigen.

Polemisieren. Neigung, recht zu behalten.

Frauen, die ihren Mann geheiratet haben, um sich am Vater zu rächen.

Frauen, die mit Asthma reagieren, weil ihre äußerst schwierig aufgezogenen Kinder nach den massiven Schulproblemen ihnen zur Krönung die unehelichen Enkel aufhalsen, für die zu sorgen sie nicht imstande sind.

Schwiegertöchter, die ihre Schwiegermutter nicht mehr ertragen können – und umgekehrt; auch Schwiegersöhne mit ständigen Auseinandersetzungen wegen Bevormundungsversuchen.

Werkstudenten, die das Ziel vor lauter guten Jobs aus dem Auge verlieren. Lehrer, die ihre ständige Beaufsichtigung satt haben. Beamte mit Frühpensionswunsch. Männer, die nach Feierabend regelmäßig erst in die Kneipe gehen, bevor sie nach Hause kommen.

Erfolgreiche werden Alkoholiker, weil sie der ständige Erfolg entweder zu sehr anstrengt oder aber langweilt.

Dampfablassen durch körperliche Anstrengung: Jogger, Marathonläufer.

Freude an Rhythmus und Tanz.

Häufiger Partnerwechsel bei jungen Leuten.

Aufbegehren gegen Gängelei. Fühlt sich auf jeden Fall irgendwie benachteiligt.

**Psychopathognostische Trias:** Depression, Opposition und Resignation.

# SILICEA

Kieselsäure — Weihepunkt: KG 9; de la Fuye: 3E 3, 6 37, KG 6, MP 5

Geeignet für das nervöse, reizbare, sanguinische Temperament; Personen psorischer Diathese.

Patienten mit hellem Teint; feine, trockene Haut; blasses Gesicht; schwächlich, mit schlaffen Muskeln.

Patienten mit Mangelernährung, weniger wegen mangelnder Qualität oder Quantität der Nahrung, sondern wegen ungenügender Assimilation (*Bar-c.*, *Calc.*); psychisch und physisch überempfindlich.

Skrofulöse, rachitische Kinder **mit großen Köpfen**; **OFFENE FONTANELLEN UND NÄHTE**; starke Schweiße am Kopf (weniger als *Calc.*), der durch Einhüllen warm gehalten werden muß (*Sanic.*); **aufgetriebener Bauch**; schwache Knöchel; lernen langsam laufen.

Große Müdigkeit und Schwäche; möchte sich hinlegen.

Nervöse Schwäche; Erschöpfung mit Erethismus; Kraftvergeudung, schwere Arbeit mit großer Hingabe verursachen hartnäckige Neuralgien, hysterische Anfälle oder Lähmung; kann durch Willensanstrengung überwunden werden (GS IX, S. 406).

Ruhelos, zappelig, schreckt beim leisesten Geräusch auf.

Ängstlich, nachgiebig, verzagt.

Geistige Arbeit sehr anstrengend; Lesen und Schreiben ermüden; kann es nicht ertragen zu denken.

»Schweres Denken. Auch von geringer Unterhaltung bekommt er sogleich Eingenommenheit des Kopfes und allgemeine Abspannung, so dass er die Unterhaltung abbrechen muss. Die Geistes-Arbeit wird ihm schwer.« (CK V, 35 - 37)

Beschwerden: durch unterdrückten Fußschweiß (*Cupr.*, *Graph.*, *Psor.*); wenn der Kopf oder Rücken dem leisesten Luftzug ausgesetzt wird; schlimme Folgen von Impfungen, besonders Abszesse und Konvulsionen (*Thuj.*); Silikose, Brustbeschwerden von Steinmetzen mit totalem Kräfteverlust.

Mangel an Lebenswärme, immer fröstelnd, sogar bei aktiven Körperübungen (*Led.*, *Sep.*).

Entzündung, Schwellung und Eiterung von Drüsen, zervikal, axillar, Parotis, Mamma, inguinal, Talgdrüsen; bösartig, gangränös.

*Silicea* bewirkt wunderbare Beherrschung des Eiterungsprozesses – Weichteile, Periost oder Knochen –, bringt Abszesse zur Reifung, wenn es gewünscht wird, oder vermindert übermäßige Eiterung (affiziert besonders Weichteile: *Calend.*, *Hep.*).

Kinder widerwärtig, eigensinnig; weinen jedoch, wenn freundlich mit ihnen gesprochen wird (*Jod.*).

»Die Kinder sind während der fieberfreien Zeit höchst eigensinnig und weinen, wenn man sie anfasst oder anredet.« (CK V, 1182)

Schwindel: spinal, aufsteigend vom Genick zum Kopf; als ob man vorwärts fallen würde; vom Aufwärtsschauen (*Puls.* – vom Abwärtsschauen: *Kalm.*, *Spig.*).

»Die Schwindel-Anfälle kommen wie vom Rücken heran schmerzhaft durchs Genick in den Kopf, dass sie nicht weiss, wo sie ist und immer vorwärts fallen will.« (CK V, 63)

Chronische Migräne seit einer schweren Erkrankung in der Jugend (*Psor.*); **aufsteigend vom Genick zum Scheitel**, als käme sie vom Rückgrat und setzte sich in einem Auge fest, vornehmlich im rechten (li.: *Spig.*); schlimmer durch Luftzug oder unbedeckten Kopf; besser durch Druck und warmes Einhüllen (*Mag-m.*, *Stront.*); besser durch reichliche Miktion.

Obstipation: **stets vor und während der Regel** (Diarrhö vor und während der Regel: *Am-c.*, *Bov.*); erschwert **wie durch UNTÄTIGKEIT DES REKTUMS**; mit großer Anstrengung, als wäre das Rektum gelähmt; **WENN DER STUHL TEILWEISE AUSGESCHIEDEN IST, SCHLÜPFT ER WIEDER ZURÜCK** (*Thuj.*).

Faeces bleiben lange Zeit im Rektum.

Analfistel alterniert mit Brustsymptomen (*Berb.*, *Calc-p.*).

Blutiger Ausfluß aus der Vagina jedesmal **beim Stillen** (*Crot-t.*).

Mamille wie ein Trichter eingezogen (*Sars.*).

Schlafwandeln; steht im Schlaf auf, geht umher und legt sich wieder hin (*Kali-br.*).

Ungesunde Haut; jede kleine Verletzung eitert (*Graph.*, *Hep.*, *Merc.*, *Petr.*).

Verkrüppelte Finger- und Zehennägel (*Ant-c.*).

Erkältet sich durch Entblößen der Füße (*Con.*, *Cupr.*).

Schweiße an Händen, Zehen, Füßen und Axillen; **STINKEND**.

Unerträglicher, saurer, aashafter Geruch der Füße, ohne Schweiß, jeden Abend.

Fistula lacrimalis; eingewachsene Zehennägel (*Mag-aust.*, *Teucr.*); Panaritium; Blutblasen; Karbunkel; Ulcera aller Arten; Fisteln, schmerzhaft, stinkend, hohe, schwammige Ränder, mit wildem Fleisch; Fissura ani; starke Schmerzen nach dem Stuhl.

Verlangen, magnetisiert zu werden (Massage), danach besser (*Phos.*).

Fördert die Abstoßung von Fremdkörpern aus dem Gewebe – Fischgräten, Nadeln, Knochensplitter etc.

**VERWANDTSCHAFT:** ergänzt durch: *Thuja*, *Sanic.* Vgl.: *Hep.*, *Pic-ac.*, *Kali-p.*, *Hyper.*, *Ruta*, *Sanic.*, *Gettysburg.* Folgt gut nach: *Calc.*, *Graph.*, *Hep.*, *Nit-ac.*, *Phos.* Wird gut gefolgt von: *Hep.*, *Fl-ac.*, *Lyc.*, *Sep.*

**VERSCHLIMMERUNG:** Kälte; während der Regel; **bei Neumond**; **Entblößen**, besonders des Kopfes; **Hinlegen**.

**BESSERUNG:** Wärme, besonders durch Kopfeinhüllen; alle Symptome außer den Magenbeschwerden, die durch kalte Speisen gebessert werden (*Lyc.*).

*Silicea* ist das chronische Mittel zu *Pulsatilla.*

**Praxis-Tip des Übersetzers:**

E. F. *CANDEGABE* beschreibt die paradoxe Verhaltensweise der *Silicea*-Patienten als Sehnsucht nach dem Mutterschoß (Träume von Wasser und längst vergangenen Ereignissen sowie Heimweh) und gleichzeitiges Zurückweisen von Muttermilch, d. h. Trost.

Wahnidee, zweigeteilt zu sein. Gewissensangst und Gewissenhaftigkeit bewirken die Lampenfiebersituation und die geistige Erschöpfung durch den Versuch der Selbstbehauptung mittels Perfektion.

Furcht vor Nadeln. Auffahren bei jedem Geräusch.

Geistesarbeiter; überanstrengte, erschöpfte Anwälte, die sagen: »... seit diesem Prozeß...«

# SPIGELIA

Wurmfarn / Loganiaceae | Weihepunkt: He 7, KS 7

Paßt für anämische, entkräftete Kranke rheumatischer Diathese; für skrofulöse Kinder mit Spulwurmbefall (*Cina*, *Stann.*).

Personen mit hellem Haar; blaß, dünn, aufgedunsen und schwach; mit runzeliger, gelblicher, erdiger Haut.

Der Körper ist schmerzhaft **empfindlich gegen Berührung**; **im berührten Körperteil wird ein Frösteln empfunden**; durch die Berührung geht ein Schauder über den ganzen Körper (*Kali-c.*).

Fürchtet sich vor scharfen, spitzen Gegenständen, Nägeln, Nadeln usw.

Rheumatische Herzaffektionen (*Kali-c.*, *Led.*, *Naja*); Systolikum über der Herzspitze, Aneurysma.

Nervöser Kopfschmerz; periodisch, beginnt morgens an der Hirnbasis, dehnt sich über den Kopf aus und setzt sich im Auge, in der Augenhöhle und in der Schläfe auf der linken Seite fest (rechts: *Sang.*, *Sil.*); pulsierender, heftiger, klopfender Schmerz.

Kopfschmerzen; bei Sonnenaufgang, mittags auf dem Höhepunkt, geht zurück bis Sonnenuntergang (*Nat-m.*, *Tab.*).

**Unerträglicher drückender Schmerz in den Augäpfeln**; kann die Augen nicht drehen, ohne den ganzen Körper mitzudrehen; Verschlimmerung besonders durch einen falschen Schritt.

Empfindung: als wären die Augen zu groß für die Orbita (*Cimic.*, *Com.*); **empfindlich gegen Berührung**; wie ein Band um den Kopf herum (*Cact.*, *Carb-ac.*, *Sulf.*).

Reichlicher, stinkender Eiter aus den Choanen tropft in den Rachen, verursacht nächtliche Erstickungsanfälle (*Hydr.*).

Scharfe, bohrende, stechende Schmerzen durch die Augäpfel nach hinten in den Kopf; **von kaltem, feuchtem, regnerischem Wetter**.

**Gesichtsschmerz*:** periodisch, linksseitig, in Auge, Orbita, Backen-

*Engl. »prosopalgia«: Trigeminusneuralgie
Dt. »Prosopalgie«: nichtneuralgischer Gesichtsschmerz.

knochen und Zähnen; **von morgens bis Sonnenuntergang**; ziehender, brennender Schmerz, dunkelrote Backe; **bei kaltem, regnerischem Wetter**; von Tee.

**Zahnschmerzen vom Tabakrauchen**; nur durch Hinlegen und **beim Essen** gebessert (*Plan.*); schlimmer durch kalte Luft und kaltes Wasser; kommt wieder, wenn er daran denkt.

Scirrhus im Sigmoid oder Rektum, gräßliche, unerträgliche Schmerzen (*Alumen*).

Dyspnö: muß auf der rechten Seite liegen oder den Kopf hochlagern (*Cact.*, *Spong.*); die Schmerzen in der Brust sind stechend, nadelartig.

Brustaffektionen mit stechenden, pulssynchronen Schmerzen, < durch Bewegung, < durch kaltes, nasses Wetter.

Palpitationen: **heftig, sichtbar und hörbar**; durch die geringste Bewegung; beim Vorwärtsbeugen; Systolikum über der Herzspitze.

Stottern, wiederholt die erste Silbe drei- bis viermal; mit Bauchbeschwerden; mit Helminthiase.

**VERWANDTSCHAFT:** vgl. *Acon.*, *Ars.*, *Cact.*, *Dig.*, *Kali-c.*, *Naja*, *Kalm.*, *Spong.* bei Herzaffektionen.

**VERSCHLIMMERUNG:** durch Bewegung, Geräusche, Berührung, Augenwenden; **durch jedes Schütteln, jede heftige Bewegung oder Erschütterung**. – Koitus; Tabak; periodisch; mit der Sonne. – *U.-ST.*

**BESSERUNG:** Liegen auf der rechten Seite mit hochgelagertem Kopf (*Ars.*, *Cact.*, *Spong.*).

**Praxis-Tip des Übersetzers:**

**Wichtiges klinisches Zeichen:** das Nasentröpfle alter Leute! – Willibald *GAWLIK*.

# SPONGIA TOSTA

Gerösteter Badeschwamm, Euspongia officinalis / Spongidae Weihepunkt: M 16 li.

**Tuberkulinische Diathese.**

Besonders geeignet für Erkrankungen bei Kindern und Frauen; helles Haar, schlaffes Gewebe, heller Teint (*Brom.*).

Schwellung und Verhärtung der Drüsen; Kropf (*Brom.*).

Erwacht mit einem Schreck und dem Gefühl, zu ersticken; als ob er durch einen Schwamm atmen müßte.

Jede seelische Aufregung < oder verstärkt den Husten.

< nach Schlaf oder schläft in die Verschlimmerung hinein (*Lach.*).

Halsschmerzen, < nach Essen von Süßigkeiten.

Thyreoideaschwellung, sogar bis zum Kinn; mit nächtlichen Erstickungsanfällen. Struma.

Große Trockenheit der Schleimhäute der Luftwege – Kehle, Larynx, Trachea, Bronchien – ›knochentrocken‹.

| | |
|---|---|
| Husten: | trocken, bellend, kruppös; krächzend, klingend, keuchend, pfeifend; **alles ist völlig trocken, kein Schleimrasseln.** |
| | **Trocken, zischend, WIE EINE SÄGE, die durch ein Kiefernbrett sägt**; < durch **Süßigkeiten, kalte Getränke**, Rauchen, **Kopftieflage**, trockene, kalte Winde; < durch lautes Lesen, Singen, Reden, Schlucken; > durch warmes Essen oder Trinken. |
| Krupp: | **ängstlich, keuchend, < beim Einatmen** (< beim Ausatmen: *Acon.*); < vor Mitternacht (vor Morgengrauen: *Hep.*). |
| Herzklopfen: | heftig mit Schmerz und keuchender Atmung; plötzliches Erwachen nach Mitternacht mit Erstickung und großer Angst; Herzklappeninsuffizienz; vor oder während der Regel. |

Angina pectoris; zusammenziehender Schmerz, Hitze, Ohnmachtsgefühl; Erstickung, Angst und Schweiß; < nach Mitternacht.

Schmerzhafte Schwellung des Funiculus spermaticus; Hoden geschwollen, Schmerz wie zerdrückt, zerquetscht; nach unterdrückter Gonorrhö oder falsch behandelter Orchitis.

**VERWANDTSCHAFT:** *Spongia* folgt gut auf *Acon.*, *Hep.* bei Husten und Krupp mit vorherrschender Trockenheit; nach *Spongia* folgt *Hepar*, wenn Schleimrasseln einsetzt.

Vergleichsmittel: *Arn.*, *Caust.*, *Jod.*, *Lach.*, *Nux-m.*, Auswurf löst sich, muß aber wieder geschluckt werden.

**Anmerkung des Übersetzers:**

**VERSCHLIMMERUNG:** trocken-kalter Wind; Erwachen aus dem Schlaf; Überanstrengung; Heben der Arme; vor Mitternacht; Kopftieflage.

**BESSERUNG:** Essen einer Kleinigkeit.

# STANNUM

Zinn / Element　　　　Weihepunkt: G 29

Extreme Erschöpfung von Geist und Körper.

Flaues, leeres, ›erledigtes‹ Gefühl im Magen (*Chel.*, *Phos.*, *Sep.*).

»Grosses Leerheits-Gefühl im Bauche (doch ohne Hunger), als wären alle in einem schmachtenden Zustande; das Essen schmeckte; er ass viel und fühlte sich wohler darauf; dabei Haltlosigkeit im Körper. Leerheits-Gefühl im Bauche, nach dem Essen.« (CK V, 279, 280)

**Traurig, verzagt, ihr ist die ganze Zeit nach Weinen zumute**, aber Weinen macht es nur noch schlimmer (*Nat-m.*, *Puls.*, *Sep.*); matt und schwach, besonders beim **Treppabgehen**; kann aber gut nach oben gehen (*Bor.* – umgekehrt: *Calc.*).

Kopfschmerzen oder Neuralgie; Schmerzen beginnen leicht, **steigern sich schrittweise** bis zum höchsten Punkt und **vermindern sich** dann **schrittweise** (*Plat.*).

Kolik: > durch festen Druck, oder indem man das Kind mit dem Bauch über Knie oder Schulter legt (*Coloc.*); Spulwürmer, scheidet Würmer aus.

Menses: zu früh, zu reichlich; Traurigkeit vorher; Schmerz in den Wangenknochen während der Regel.

Leukorrhö; große Erschöpfung; Schwäche scheint von der Brust auszugehen (vom Abdomen, Becken: *Phos.*, *Sep.*).

Prolaps, schlimmer während des Stuhlgangs (mit Diarrhö: *Podo.*); **so schwach, daß sie sich in einen Stuhl fallen läßt**, anstatt sich hinzusetzen.

Muß sich morgens beim Ankleiden mehrere Male hinsetzen, um sich auszuruhen.

Übelkeit und Erbrechen: morgens; durch den Geruch von kochendem Essen (*Ars.*, *Colch.*).

Beim Singen oder Gebrauch der Stimme Schmerzen und Schwäche in Deltamuskel und Armen.

**GROSSE SCHWÄCHE IN DER BRUST**; < durch Reden, Lachen,

lautes Lesen, Singen; **SO SCHWACH, DASS ER NICHT SPRECHEN KANN.**

Husten: tief, hohl, erschütternd, erstickend, stoßweise; in Anfällen von drei Hustenstößen (von zwei: *Merc.*); trocken, im Bett, abends; **leeres Gefühl in der Brust**.

Auswurf: reichlich, wie Eiweiß; **süßlich**, **salzig** (*Kali-j.*, *Sep.*); sauer, eitrig, muffig; gelber, grüner Eiter (schwer, grün, salzig: *Kali-j.*); tagsüber.

Heiserkeit: tiefe, rauhe, hohle Stimme; vorübergehend gebessert durch Husten oder Schleimauswurf.

Schweiß: modriger, muffiger Geruch; jeden Morgen nach 4 Uhr früh; an Nacken und Stirn; sehr schwächend.

**VERWANDTSCHAFT:** komplementär: *Pulsatilla*.

*Stannum* folgt gut nach: *Caust.*, und wird gefolgt von: *Calc.*, *Phos.*, *Sil.*, *Sulf.*, *Tub.*

**VERSCHLIMMERUNG:** Lachen und Singen, Reden, **Gebrauch der Stimme**; Liegen auf der rechten Seite; **durch jedes warme Getränk** (von kalten Getränken: *Spong.*).

**BESSERUNG:** Husten oder Auswurf bessert Heiserkeit; starker Druck (*Coloc.*).

# STAPHISAGRIA

Stephanskörner / Ranunculaceae

Weihepunkt: M 23 li.
de la Fuye: Du 7, LG 3, KS 7

Für die seelisch-geistigen Folgen von Masturbation und sexuellen Exzessen.

Sehr empfindlich für die leisesten seelisch-geistigen Eindrücke; geringste Handlung oder harmlose Worte verletzen (*Ign.*).

Große Entrüstung über Dinge, die er selbst oder andere getan haben; grämt sich wegen der Folgen.

Apathisch, indifferent, niedergeschlagen, schwaches Gedächtnis nach sexuellen Exzessen (*Anac.*, *Aur.*, *Nat-m.*, *Ph-ac.*).

Leiden aufgrund von Stolz, Neid oder Kummer.

Mißgelaunte Kinder schreien nach Sachen, die sie gereizt von sich stoßen oder wegwerfen, sobald sie sie haben (*Kreos.*).

Wurde beleidigt; war zu vornehm, um zu kämpfen, unterdrückte seinen Zorn und kam krank, zitternd und erschöpft nach Hause (umgekehrt: *Nux-v.*).

Empfindung einer runden Kugel in der Stirn, fest sitzend sogar beim Kopfschütteln.

Mechanische Verletzungen durch scharf schneidende Instrumente; **nach chirurgischen Eingriffen**; heftige stechende Schmerzen, wie Messerschnitte.

Schlimme Folgen von: Masturbation, sexuellen Exzessen, Säfteverlust; Ärger, Demütigung; unverdienten Beleidigungen; Entrüstung mit Zorn oder unterdrücktem Ärger (*Aurum*).

Nervöse Schwäche; wie erschöpft nach schwerer Arbeit.

**Hordeolum**, **Chalazion an den Augenlidern oder dem oberen Lid**, **eins nach dem anderen**, **die harte Knoten hinterlassen** (*Con.*, *Thuj.*).

Zahnschmerzen: **während der Regel**; intakte ebenso wie kariöse Zähne; schmerzhaft bei **Berührung von Speisen oder Getränken**, aber nicht beim Beißen und Kauen; < durch Einziehen von kalter Luft in den

Mund; < von kalten Getränken und nach dem Essen.

Zähne werden schwarz, zeigen dunkle Streifen bis ins Innere; können nicht reingehalten werden; bröckeln; **Verfall an den Kanten** (an den Wurzeln: *Mez.*, *Thuj.*); skorbutische Kachexie.

**Verlangen nach Tabak**.

Extremer Hunger, selbst bei vollem Magen.

Gefühl, als hingen Magen und Abdomen schlaff herab (*Agar.*, *Ip.*, *Tab.*).

Kolik: nach Lithotomie oder Ovariotomie; nach Bauchschnitt (*Bism.*, *Hep.*).

Harndrang, muß stundenlang auf dem Klo sitzen; bei jung verheirateten Frauen; nach Koitus; nach schwieriger Geburt (*Opium*); Brennen in der Harnröhre, wenn **nicht uriniert** wird; Harndrang und Schmerzen **nach** dem Wasserlassen bei alten Prostatikern; Blasenprolaps.

Schmerzhafte Empfindlichkeit der Sexualorgane, Vulva so empfindlich, daß kaum Monatsbinden vertragen werden (*Plat.*).

Masturbation; beschäftigt sich ständig mit sexuellen Themen; denkt dauernd an sexuelle Freuden.

Spermatorrhö: mit eingefallenen Gesichtszügen; **schuldbewußtes, verlegenes Aussehen**; Erguß gefolgt von Rückenschmerzen, Schwäche; Erschöpfung und Erschlaffung oder Atrophie der Sexualorgane.

Husten: nur tagsüber oder nur nach dem Essen, < nach Fleischessen; nach Ärger und Entrüstung; durch Zähneputzen.

Kruppöser Husten im Winter alternierend mit Ischialgie im Sommer; **Husten durch Tabakrauch** (*Spong.*).

Rückenschmerzen, < nachts im Bett und morgens vor dem Aufstehen.

Gichtknoten an den Gelenken, speziell an den Fingern (*Caul.*, *Colch.*, *Lyc.*); Entzündung der Phalangen mit Schweiß und Eiterung.

Schläfrig den ganzen Tag, hellwach die ganze Nacht; überall tut es weh.

Fieber; Wolfshunger tagelang zuvor.

Wolfshunger, vor und nach dem Fieberanfall (GS X, S. 23).

Ekzem: gelbes, scharfes Sekret sickert unter den Krusten hervor; neue Blasen bilden sich durch Berührung mit dem Sekret; Juckreiz wechselt beim Kratzen die Stelle.

Feigwarzen: trocken, gestielt, blumenkohlartig; nach Quecksilbermißbrauch (*Nit-ac.*, *Sabin.*, *Thuj.*).

**VERWANDTSCHAFT:** Vergleichsmittel: *Caust.*, *Coloc.*, *Ign.*, *Lyc.*, *Puls.*; *Coloc.* und *Staph.* wirken gut nacheinander; *Caust.*, *Coloc.*, *Staph.* folgen in dieser Reihenfolge gut aufeinander.

**VERSCHLIMMERUNG: seelisch-geistige Affektionen**; von Ärger, Entrüstung, Kummer, Sorgen, Demütigung; von Säfteverlusten; Tabak; Masturbation; sexuellen Exzessen; von der leichtesten Berührung der betroffenen Körperteile.

Feindlich: *Ran-b.*, sowohl vorher als auch nachher.

**Praxis-Tip des Übersetzers:**

Nach Rudolf *PLEUGER*, ehemals Chefchirurg in Plettenberg, hilft bei **postoperativem Ileus** zuverlässig die i.v.-Injektion in D 4, bei **Ileus nach Kaiserschnitt** die i.v.-Injektion in D 8, während oral gegebene Dosen unzuverlässig waren.

# STRAMONIUM

Stechapfel / Solanaceae — Weihepunkt: 3E 16 re., LG 11

Geeignet für Beschwerden junger Plethoriker (*Acon.*, *Bell.*); besonders Kinder mit Veitstanz; Manie und Fieberdelirium.

Delirium: geschwätzig, redet die ganze Zeit, singt, spricht in Versen, tobt; ähnelt *Belladonna* und *Hyoscyamus*, aber unterscheidet sich im Schweregrad.

Das Delirium ist rasender, die Manie akuter, während die Kongestion zwar stärker als bei *Hyoscyamus*-Stadien, aber viel schwächer als bei *Belladonna*-Zuständen ist; es kommt niemals zu einer wirklichen Entzündung.

Geneigt, ständig zu reden (*Cic.*, *Lach.*); unaufhörliches und unzusammenhängendes Reden und Lachen; **BETEN**, **ANFLEHEN**, **INSTÄNDIGES BITTEN**; bei unterdrückter Regel.

**VERLANGEN NACH LICHT UND GESELLSCHAFT**; **kann Alleinsein nicht ertragen** (*Bism.*); < **in Dunkelheit und Einsamkeit**; kann nicht in ein dunkles Zimmer gehen.

Erwacht mit einem zurückweichenden Blick, als fürchte er sich vor dem ersten Gegenstand, den er erblickt.

Halluzinationen, die den Patienten erschrecken.

Verlangen zu fliehen, im Delirium (*Bell.*, *Bry.*, *Op.*, *Rhus-t.*).

Einbildungen aller Art; doppelt zu sein, quer zu liegen usw. (*Petr.*); der Kopf fühlt sich an wie umhergestreut (*Bapt.*).

**Augen weit offen**, **vorstehend**, **glänzend**; **Pupillen stark geweitet**, unempfindlich; Augen und Lider verdreht.

Das Kind bekommt geweitete Pupillen, wenn es getadelt wird.

Gesicht heiß und rot mit kalten Händen und Füßen; umschriebene Rötung der Wangen, Blutwallungen zum Gesicht; risus sardonicus.

**Stammeln:** muß sich lange bemühen, bis er ein Wort herauskriegt; macht große Anstrengungen zu sprechen; verzerrt das Gesicht (*Bov.*, *Ign.*, *Spig.*).

Erbrechen: **sobald er den Kopf vom Kissen erhebt**; durch helles Licht.

Konvulsionen: bei Bewußtsein (*Nux-v.* – ohne: *Bell.*, *Cic.*, *Hyos.*, *Op.*); erneut beim Anblick von hellem Licht, von Wasser oder eines Spiegels (*Bell.*, *Lyss.*).

Zucken einzelner Muskeln oder Muskelgruppen, besonders der oberen Körperhälfte; Chorea.

Hydrophobie: Furcht vor Wasser, mit außerordentlicher Abneigung gegen Flüssigkeiten (*Bell.*, *Hyos.*, *Lyss.*); spastisches Zusammenschnüren der Kehle.

Keine Schmerzen bei den meisten Beschwerden; **SCHMERZLOSIGKEIT** ist charakteristisch (*Op.*).

Schläfrig; kann aber nicht einschlafen (*Bell.*, *Cham.*, *Op.*).

**VERWANDTSCHAFT:** *Stram.* folgt häufig *Bell.*, *Cupr.*, *Hyos.*, *Lyss.* Bei Metrorrhagie und Plazentaretention mit charakteristischem Delirium wirkt *Secale* oft prompt, wenn *Stram.* nicht durchzieht (mit Fieber und Tendenz zu Sepsis: *Pyrog.*).

Nach zu starker Wirkung von wiederholten Dosen von *Belladonna* bei Keuchhusten.

**VERSCHLIMMERUNG: im Dunkeln**; **beim Alleinsein**; beim Anblick heller oder glänzender Gegenstände; nach Schlaf (*Apis*, *Lach.*, *Opium*, *Spong.*); beim Versuch zu schlucken.

**BESSERUNG:** **von hellem Licht**; durch Gesellschaft; Wärme.

**Praxis-Tip des Übersetzers:**

Wichtiges Symptom: Schlaflos bei typhösem Fieber, schläft mit offenen Augen. Singen im Fieber.

Nach E. F. *CANDEGABE* ist *Stram.* in Argentinien häufig als konstitutionelles Mittel angezeigt. Ein Leitsymptom ist der Charakterzug, alle dahingehend manipulieren zu wollen, nett mit ihm umzugehen. Während *Lycopodium*-Typen über zu kleine Geschenke beleidigt sind, bittet der *Stramonium*-Patient um ein kleines Geschenk.

*Stramonium*

Hält sich für einen Abfallhaufen – deshalb manipulatives Verhalten aus Verlassenheitsangst. Küßt und schlägt, weint und bittet um Verzeihung.

# SULFUR

Schwefel / Schwefelblüte — Weihepunkt: N 18 li.; de la Fuye: Y 3, E 4

Paßt für Patienten skrofulöser Diathese, mit venöser Kongestion, speziell im Pfortadersystem.

Personen mit nervösem Temperament, schnell bewegt, temperamentvoll, plethorisch, Haut reagiert äußerst empfindlich auf Wetterwechsel (*Hep.*, *Kali-c.*, *Psor.*).

Für hagere, gebeugte Menschen, die krumm gehen und sitzen; gebeugter Gang wie bei alten Männern.

**STEHEN IST DIE SCHLIMMSTE STELLUNG FÜR** *Sulfur*-**PATIENTEN; SIE KÖNNEN NICHT STEHEN**; jede stehende Haltung ist unbequem.

**Schmutzige**, **dreckige Menschen** mit Neigung zu Hautaffektionen (*Psor.*).

Abneigung gegen Waschen; **immer schlimmer nach einem Bad**. Zu faul, sich aufzuraffen; zu unglücklich, um zu leben.

»Grosse Neigung zu philosophischen und religiösen Schwärmereien.« (CK V, 61)

Kinder: **können es nicht vertragen**, **gebadet oder gewaschen zu werden** (mit kaltem Wasser: *Ant-c.*); abgemagert, dickbäuchig; unruhig, heiß, stoßen nachts die Bettdecken beiseite (*Hep.*, *Sanic.*); Wurmleiden, aber das bestgewählte Mittel versagt.

**Wenn sorgfältig ausgewählte Mittel keine Besserung bringen**, besonders bei akuten Krankheiten, hilft *Sulfur* häufig, die Reaktionskräfte anzufachen; es demaskiert den Fall (bei chronischen Fällen: *Psor.*).

Skrofulöse, psorische, chronische, von unterdrückten Hautausschlägen herrührende Krankheiten (*Caust.*, *Psor.*).

**LEIDEN MIT STÄNDIGEN RÜCKFÄLLEN**; dem Patienten scheint es beinahe gut zu gehen, doch dann fängt die Krankheit immer wieder an.

Kongestion in einzelnen Körperteilen: in Augen, Nase, Brust, Abdomen,

Ovarien, Armen, Beinen oder irgendeinem Organ, weist auf die Entstehungsphase von Tumoren oder malignen Wucherungen hin, besonders im Klimakterium.

**BRENNEN:** am Scheitel; mit stechendem Schmerz in den Augen; im Gesicht, ohne Röte; von Bläschen im Mund; und Trockenheit im Hals, erst rechts, dann links; im Magen; im Rektum; im After, juckende Hämorrhoiden und brühend heißer Urin; wie Feuer in kleinen Wellen (*Ars.*); in der Brust, zum Gesicht aufsteigend; auf der Haut des gesamten Körpers, mit heißen Wallungen; an einzelnen Stellen, zwischen den Schulterblättern (*Phos.*).

Migräne jede Woche oder alle zwei Wochen; entkräftend, schwächend (*Sang.*); mit heißem Scheitel und kalten Füßen.

**Ständige Hitze am Scheitel**; tagsüber kalte Füße **mit brennenden Sohlen nachts**, will für sie eine kühle Stelle finden (*Sang.*, *Sanic.*); streckt sie zur Abkühlung aus dem Bett (*Med.*); nächtliche Waden- und Fußsohlenkrämpfe.

»Immer eine kalte Stelle oben auf dem Kopfe.« (CK V, 211)

Hitzewallungen während des Tages, mit Schwäche- und Ohnmachtsanwandlungen, die mit leichtem Schweiß vorbeigehen.

Hellrote Lippen, als ob das Blut hindurchtreten wollte (*Tub.*).

Gefühl von Schwäche, Leere oder Ohnmacht im Magen gegen 11 Uhr morgens (10 oder 11 Uhr, besser durch Essen: *Nat-c.*); kann nicht aufs Mittagessen warten; häufig Schwäche- und Ohnmachtsanwandlungen im Laufe des Tages (vgl. *Zinc.*).

Diarrhö: nach Mitternacht; schmerzlos; **FRÜHMORGENS AUS DEM BETT TREIBEND** (*Aloe*, *Psor.*); als sei der Darm zu schwach, den Inhalt zurückzuhalten.

Obstipation: Stühle hart, knotig, trocken, wie verbrannt (*Bry.*); **VOLUMINÖS, SCHMERZHAFT, das Kind hat Angst vor dem Stuhlgang wegen der**

**Schmerzen**, oder die Schmerzen nötigen das Kind, beim ersten Versuch aufzuhören; im Wechsel mit Diarrhö.

Ausscheidung von Urin und Faeces **schmerzhaft in den davon berührten Partien**; große Mengen farblosen Urins; **ROTE, WUNDE STELLEN UM DEN AFTER**; **sämtliche Körperöffnungen sind sehr rot**; alle Ausscheidungen scharf; machen wund, was immer sie berühren.

Menses: zu früh, reichlich, zu lang dauernd.

Menorrhagie, hat sich von der letzten Fehlgeburt nicht erholt. »Eine Einzeldosis zu Neumond« – *LIPPE*.

Furunkel: bilden sich in Massen an verschiedenen Körperteilen, oder sobald ein Furunkel geheilt ist, folgt der nächste (*Tub.*).

Haut: wollüstiges Jucken; Kratzen bessert; ›Kratzen tut gut‹; Kratzen verursacht Brennen; schlimmer in der Bettwärme (*Merc.*); Wundheit in den Falten (*Lyc.*).

Mit arzneilichen Seifen und Waschungen behandelte Hautaffektionen; salbenbehandelte Hämorrhoiden.

Zur Resorptionserleichterung seröser oder entzündlicher Exsudate in Gehirn, Pleura, Lunge, Gelenken, wenn *Bryonia*, *Kali-m.* oder das bestgewählte Mittel nicht durchzieht.

Chronischer Alkoholismus; Wassersucht und andere Beschwerden von Säufern; sie ›bessern sich‹, werden aber ständig rückfällig (*Psor.*, *Tub.*). – Betrinkt sich heimlich. – *U.-ST*.

Nächtliche Erstickungsanfälle, möchte, daß Türen und Fenster offen sind; wird plötzlich nachts hellwach; schläfrig nachmittags und nach Sonnenuntergang, Schlaflosigkeit die ganze Nacht über.

Glückliche Träume, wacht singend auf.

Törichte Glückseligkeit und Stolz, glaubt im Besitz schöner Dinge zu sein; selbst Lumpen erscheinen wunderschön.

»Sie bildet sich ein, schöne Kleider zu haben, sieht alte Lumpen für schöne Kleider an, einen Rock für eine Jacke, eine Mütze für einen Hut.« (CK V, 62)

Bewegungen im Abdomen wie von einem Kind (*Croc.*, *Thuj.*).

»Bewegung im Bauche, wie von der Faust eines Kindes.« (CK V, 776)

**VERWANDTSCHAFT:** komplementär: *Aloe*, *Psorinum*. Beschwerden nach Abusus von Metallen allgemein. Verträgt sich mit: *Calc.*, *Lyc.*, *Puls.*, *Sars.*, *Sepia*.

Die Mittel folgen häufig in dieser Reihenfolge: *Sulf.-Calc.-Lyc.* oder *Sulf.-Sars.-Sep.*

*Calc.* sollte nicht vor *Sulfur* gegeben werden.

*Sulfur* ist das chronische Mittel zu *Aconit* und folgt gut bei Lungenentzündung und anderen akuten Krankheiten.

**VERSCHLIMMERUNG:** in der Ruhe; **beim Stehen**; **Bettwärme**; Waschen, Baden; wechselhaftes Wetter (*Rhus-t.*).

**BESSERUNG:** trocken-warmes Wetter; Liegen auf der rechten Seite (umgekehrt: *Stann.*).

**Praxis-Tip des Übersetzers:**

Der in der Literatur wenig erwähnte, zur Plethora neigende, sog. saubere *Sulfur*-Typ ist sehr aktiv und kann sogar eine elegante Großartigkeit an den Tag legen. Aber immer findet der Betrachter Schuppen am Kragen, einen Fettfleck auf der Krawatte, eine offene Naht oder einen abgerissenen Knopf. Diesen Dingen mißt der *Sulfur*-Patient wenig Wert bei.

Leugnet seine Ängste, obwohl er zutiefst beeindruckt ist durch schlechte Nachrichten oder das Schicksal der Freunde, und erlebt alles mit Schuldgefühlen wegen seines Egoismus.

# SYMPHYTUM

Beinwell / Boraginaceae Weihepunkt: Dü 17 li.

Erleichtert Heilung von Knochenfrakturen (*Calc-p.*); **mindert eigentümlich stechenden Schmerz**; begünstigt Kallusbildung. Nicht heilende Knochenfrakturen, insbesondere wenn die Beschwerden nervösen Ursprungs sind (GS X, S. 211).

Empfindlichkeit an der Frakturstelle; Periostschmerz nach erfolgter Wundheilung.

Mechanische Verletzungen; Stöße, Prellungen, Hiebe auf den Augapfel.

Augenschmerzen nach einem Stoß mit einem stumpfen Gegenstand; wenn ein Schneeball das Auge getroffen hat; wenn das Kind seine Faust der Mutter ins Auge geschlagen hat (für die Weichteile rund um das Auge: *Arn.*).

**VERWANDTSCHAFT:** vgl.: *Arn.* bei Prellungen (GS X, S. 211); *Calend.*, *Calc-p.*, *Fl-ac.*, *Hep.*, *Sil.* bei Knochenverletzungen. Folgt gut nach *Arnica* bei **stechenden** Schmerzen und wenn nach einer Verletzung Empfindlichkeit des Periost zurückbleibt.

# SYPHILINUM

Syphiliserreger / Nosode | de la Fuye: B 54

**SCHMERZEN VON DER DUNKELHEIT BIS ZUM MORGENGRAUEN**; beginnen mit der Abenddämmerung und enden beim Morgengrauen (*Merc.*, *Phyt.*).

Schmerzen allmählich an- und abschwellend (*Stann.*); verlagern sich und verlangen häufigen Lagewechsel.

**ALLE SYMPTOME SIND SCHLIMMER IN DER NACHT** (*Merc.*); von Sonnenuntergang bis Sonnenaufgang.

Hautausschläge: matte, rote, kupferfarbene Flecke, werden bei Kälte blau.

Extreme Abmagerung des gesamten Körpers (*Abrot.*, *Jod.*).

Herz: stechende Schmerzen von der Basis zur Spitze, nachts (von der Spitze zur Basis: *Med.* – von der Basis zum Schlüsselbein oder zur Schulter: *Spig.*).

Gedächtnisverlust; kann sich an Namen von Büchern, Personen oder Orten nicht erinnern; Rechnen fällt schwer.

Empfindung: als ob er wahnsinnig würde, als ob er gleich gelähmt würde; von Apathie und Indifferenz.

Entsetzliche Furcht vor der Nacht wegen geistiger und körperlicher Erschöpfung beim Erwachen; es ist unerträglich, er wünscht sich lieber den Tod.

Fürchtet die schreckliche Erschöpfung beim Erwachen (*Lach.*).

Leukorrhö: **STARK**, **sickert durch die Binde** und rinnt bis zu den Fersen hinab (*Alum.*).

Kopfschmerzen, neuralgisch, verursachen Schlaflosigkeit und Delirium in der Nacht; beginnen um 16 Uhr, verschlimmern sich zwischen 22 und 23 Uhr und hören bei Tageslicht auf (hören um 23 oder 24 Uhr auf: *Lyc.*); **HAARAUSFALL**.

Akute Neugeborenenophthalmie; Lider geschwollen, verkleben im Schlaf; Schmerz verstärkt sich nachts, < 2 - 5 Uhr; profuser Eiter; Augenschmerzen > durch kaltes Wasser (GS X, S. 215).

Ptosis: Lähmung des Musculus obliquus superior; durch die schlaff herabhängenden Lider sieht der Patient schläfrig aus (*Caust.*, *Graph.*).

Doppeltsehen; sieht ein Bild unter dem anderen.

Zähne: verfallen am Zahnfleischrand und brechen ab; hohl, mit gezackten Rändern; winzig, konvergent an den Spitzen (*Staph.*).

**VERLANGEN NACH ALKOHOL in jeder Form**. Familiale Neigung zu Alkoholismus (*Asar.*, *Psor.*, *Tub.*, *Sulf.*, *Sulf-ac.*).

Jahrelange hartnäckige Verstopfung; Rektum scheint durch **Strikturen** verschlossen; nach Gebrauch eines Klistiers war die Stuhlentleerung so qualvoll wie Wehen (*Lac-c.*, *Tub.*).

Fissuren in Anus und Rektum (*Thuj.*); Rektumprolaps; hartnäckige Fälle mit Syphilis in der Anamnese.

Rheuma im Schultergelenk oder an der Insertionsstelle des Deltoideus, < beim seitlichen Heben des Arms (*Rhus-t.* – re. Schulter: *Sang.* – li.: *Ferr.*).

Wenn das bestgewählte Mittel versagt oder nicht dauerhaft wirkt bei syphilitischen Krankheiten oder syphilitischer Diathese.

Syphilitikern oder Patienten, die nach lokal behandeltem Schanker jahrelang mit Hals- und Hautleiden behaftet sind, nützt es fast immer, wenn die Behandlung mit diesem Medikament begonnen wird – es sei denn, ein anderes Mittel ist klar indiziert.

**VERWANDTSCHAFT:** vgl. *Aur.*, *Asaf.*, *Kali-j.*, *Merc.*, *Phyt.* bei Knochenleiden und syphilitischen Krankheiten.

**VERSCHLIMMERUNG: nachts**, zwischen Dämmerung und Tageslicht.

**Anmerkung und Praxis-Tip des Übersetzers:**

Auch durch Antibiotika oder andere moderne Therapiemethoden behandelte Fälle sind nicht als in der Diathese geheilt zu betrachten, wie die Reaktionen und Eliminationskrisen auf *Syphilinum*-Gabe beweisen.

Kindlicher Analprolaps – wie eine Rose.

Krankhafte Furcht vor Ansteckung: **Waschzwang!**

# TABACUM

Tabak, Nicotiana tabacum / Solanaccae — Weihepunkt: 3E 17 li., KG 4, KG 14

Durch zerebralen Reizzustand verursachte Erkrankungen, gefolgt von ausgeprägter Vagusreizung.

Abmagerung von Wangen und Rücken.

Vollständige Entkräftung der gesamten Muskulatur.

Empfindung größter Übelkeit.

Eiseskälte der Haut, **bedeckt mit kaltem Schweiß**.

Die Symptome treten anfallsweise auf – Asthma, Migräne, Schwindel, Niesen.

Große Verzweiflung mit Magenverstimmung, Herzklopfen und aussetzendem Puls.

Schwindel: **totenähnliche Blässe** und das Gefühl, sich nicht aufrechthalten zu können, zunehmend bis zur Bewußtlosigkeit (GS X, S. 233); Besserung in frischer Luft und durch Erbrechen; beim Aufstehen oder Nach-hinten-Schauen; **BEIM ÖFFNEN DER AUGEN**.

Migräne beginnt am frühen Morgen, unerträglich gegen Mittag, tödliche Übelkeit, heftiges Erbrechen; < durch Lärm und Licht; periodisch, hält ein, zwei Tage an.

Plötzlicher Kopfschmerz auf der rechten Seite, wie von einem Hammer oder einer Keule getroffen.

Verschwommenes Sehen: sieht wie durch einen Schleier; Strabismus infolge von Hirnerkrankungen.

Amaurose durch Atrophie der Retina oder des Nervus opticus.

Gesicht blaß, blau, hager, eingefallen, verfallen; bedeckt mit kaltem Schweiß (kalter Schweiß auf der Stirn: *Verat.*).

Nausea: unaufhörlich, wie seekrank; Erbrechen bei der geringsten Bewegung; mit Ohnmachtsgefühl; > durch frische Luft.

Erbrechen: **heftig, MIT KALTEM SCHWEISS; sobald er**

**sich bewegt**; in der Schwangerschaft, wenn *Lac-ac.* nicht durchzieht (*Psor.*).

Seekrankheit: tödliche Übelkeit, Blässe, Kälte; < durch die leichteste Bewegung und > **AN DECK IN DER FRISCHEN, KALTEN LUFT**.

**Schreckliches, ohnmachtsartiges Schwächegefühl und Flauheit in der Magengrube.**

Empfindung von Erschlaffung des Magens mit Übelkeit (*Ip.*, *Staph.*).

**Kind will den Bauch unbedeckt haben**, weil dies die Übelkeit und das Erbrechen erleichtert; Kältegefühl im Bauch (*Colch.*, *Elaps*, *Lach.*).

Obstipation: Darm inaktiv oder Rektumparalyse; Sphinkterspasmen; Analprolaps; seit Jahren bestehend; Herpes ani.

Diarrhö: plötzlich, gelblich, grünlich, schleimig; dringend, wäßrig, **mit Übelkeit**, **Erbrechen**, **Schwäche und kaltem Schweiß** (*Verat.*); mit extremer Mattigkeit; nach exzessivem Rauchen.

Nierenkolik: heftige krampfartige Schmerzen entlang des Ureters, linksseitig (*Berb.*); tödliche Übelkeit und kalter Schweiß.

Palpitationen: heftig beim Liegen auf der linken Seite; hören beim Liegen auf der rechten Seite auf.

Puls: schnell, voll und groß; klein, unterbrochen, äußerst langsam; schwach, unregelmäßig, beinahe nicht tastbar.

Hände eiskalt bei warmem Körper.

Eiskalte Beine vom Knie abwärts; Zittern der Gliedmaßen.

**VERWANDTSCHAFT:** Antidote für Tabakabusus sind: *Ip.*: für exzessive Nausea und Erbrechen.

*Ars.*: für schlimme Folgen von Kautabak.

*Nux-v.*: für Magenbeschwerden am nächsten Morgen nach Rauchen.

*Phos.*: Palpitationen, Raucherherz, sexuelle Schwäche.

*Ign.*: für lästigen Singultus nach Kautabak.

*Sep.*: rechtsseitige Gesichtsneuralgien; Dyspepsie; chronische Nervosität, besonders bei sitzender Beschäftigung.

*Clem.* oder *Plan.*: für **TABAKZAHNSCHMERZEN**.

*Lyc.*: für Impotenz, Spasmen, kalte Schweiße nach exzessivem Rauchen.

*Gels.*: Hinterhauptkopfschmerz und Vertigo nach exzessivem Mißbrauch, besonders Rauchen.

*Tabacum* in C 200 oder M: zur Erleichterung des unstillbaren Verlangens beim Abgewöhnen des Tabakgenusses. – (*Calad.*, *Plan.*) – *U.-ST.*

**BESSERUNG:** **freie, frische, kalte Luft**; Aufdecken.

**Anmerkung des Übersetzers:**

**VERSCHLIMMERUNG:** Bewegung; Fahren; Liegen auf der linken Seite.

# TARANTULA

Kubanische und spanische Tarantel / Araneideae

Paßt für hochnervöse Patienten, besonders mit choreatischen Affektionen, wobei der ganze Körper oder der rechte Arm und das linke Bein angegriffen sind (linker Arm und rechtes Bein: *Agar.*).

Ständige Bewegung der Beine, Arme, des Rumpfes, dabei unfähig, irgendetwas zu tun; Zucken und Rucken der Muskeln.

**RUHELOSIGKEIT, konnte sich in keiner Stellung ruhig verhalten;** muß in Bewegung bleiben, **obwohl Gehen alle Symptome verschlimmert** (umgekehrt: *Rhus-t.*, *Ruta*).

Überempfindlichkeit: geringste Aufregung reizt, gefolgt von träger Traurigkeit; extreme Überempfindlichkeit der Fingerspitzen.

Leichte Berührung entlang der Wirbelsäule ruft spasmodischen Schmerz in der Brust und Herzgegend hervor. Angst, krank zu sein

Kopfschmerzen: stark, als ob Tausende von Nadeln ins Gehirn stächen.

Abszesse, Furunkel, Nagelbetteiterungen, betroffene Stellen sind von **bläulicher Farbe** (*Lach.*), mit **fürchterlich brennendem Schmerz** (*Anthr.*, *Ars.*); die **Qualen einer Nagelbetteiterung** zwingen den Patienten, nächtelang im Zimmer auf- und abzuwandern.

Bösartige Geschwüre; Karbunkel, Anthrax; Gangrän.

Symptome treten periodisch auf.

Kopfschmerzen, neuralgisch, < durch **Geräusch**, **Berührung**, **helles Licht**, > durch Reiben des Kopfes gegen das Kissen.

Bei jedem Menstruationsbeginn Hals, Mund und Zunge unerträglich trocken, besonders beim Schlafen (*Nux-m.*).

Extreme sexuelle Erregung, selbst bis zur Manie; Uterusspasmen; Pruritus vulvae wird unerträglich.

**VERWANDTSCHAFT:** ähnlich: *Apis*, *Crot-h.*, *Lach.*, *Plat.*, *Mygal.*, *Naja*, *Ther.*

**VERSCHLIMMERUNG:** Bewegung; **Berührung**; **BERÜHRUNG**

**DER BETROFFENEN STELLEN**; Geräusch; Wetterwechsel.

**BESSERUNG:** im Freien; Musik; **Reiben der betroffenen Körperteile**.

Die Nervenenden wurden so gereizt und empfindlich, daß irgendeine Art von Reibung nötig war, um Erleichterung zu verschaffen.

**Praxis-Tip des Übersetzers:**

Nach G. *VITHOULKAS* häufig bei zwanghaften, sorgfältigen Arbeitern angezeigt, die unter großem Verantwortungsstreß stehen, wie z. B. Fluglotsen, Journalisten.

Wirft sich die ganze Nacht im Bett umher, kann wochenlang mit Minimalschlaf auskommen. Die nervöse Ruhelosigkeit ist stammhirnbezogen – wird zornig, wenn ihm zu langsame Leute über den Weg laufen.

Reagiert stark auf kräftige, leuchtende Farben. Zerstörungswut, Selbstverstümmelung, Schlagen mit dem Kopf, in späteren Stadien auch Verlangen zu schlagen, zu töten. Erotische Besessenheit nötigt den Patienten zu offenen sexuellen Annäherungsversuchen.

Auslöser: Kummer, Liebesenttäuschung)

# TARAXACUM

Löwenzahn / Compositae Weihepunkt: G 3 li.

Für gastrische und Gallenattacken, besonders für gastrischen Kopfschmerz.

**LANDKARTENZUNGE** (*Lach.*, *Merc.*, *Nat-m.*); bedeckt mit einem weißen Belag mit Gefühl von Roheit. Dieser Belag geht **in Stücken** ab, hinterläßt dunkelrote, zarte, **sehr empfindliche Stellen** (*Ran-s.*).

Gelbsucht mit Vergrößerung und Verhärtung der Leber (Landkartenzunge). – Weiße Stühle; biliöse Diarrhö. – *U.-ST.*

Schwäche, Appetitlosigkeit, **starke Nachtschweiße**, besonders in der Erholungsphase nach biliösen Fieberzuständen oder Typhus.

Ruhelose Glieder bei Typhus (*Rhus-t.*, *Zinc.*). – Kalte Fingerspitzen. Brennende Zehen. – *U.-ST.*

**VERWANDTSCHAFT:** vgl.: *Bry.*, *Chel.*, *Hydr.*, *Nux-v.* bei gastrischen und biliösen Erkrankungen.

**VERSCHLIMMERUNG:** beinahe alle Symptome erscheinen im Sitzen; Hinlegen; Ausruhen.

**Anmerkung und Praxis-Tip des Übersetzers:**

**BESSERUNG:** Gehen; Berührung.

Nach Hilmar *DEICHMANN* in C 7 bewährt bei Migräne mit matschigen Stühlen.

# TERBINTHINA

Terpentinöl / ätherisches Öl	de la Fuye: B 23, G 26, B 41

**Der Urin hat den Geruch von Veilchen.**

| | |
|---|---|
| Zunge: | **glatt**, **glänzend**, **rot**, als ob sie der Papillen beraubt sei, oder wie glasiert (*Pyrog.*); erhöhte Papillen; Belag schält sich in Stücken ab, die hellrote Flecken zurücklassen, oder der gesamte Belag löst sich plötzlich ab (bei Exanthemen); trocken und rot; Brennen an der Spitze (*Mur-ac.*). |
| Abdomen: | extrem empfindlich gegen Berührung; Aufblähung, Flatulenz, **extreme Blähsucht**; Meteorismus (*Colch.*). |
| Diarrhö: | Stuhl wäßrig, grünlich, schleimig; **häufig**, **reichlich**, **stinkend**, **blutig**; **Brennen** in After und Rektum; **Ohnmacht** und **Erschöpfung** danach (*Ars.*). |
| Würmer: | fauliger Atem, Würgen (*Cina*, *Spig.*); trockener, kurzer Husten; Kitzeln im After; Askariden, Würmer, Bandwurmsegmente werden ausgeschieden. |
| Hämaturie: | Blut **vollständig mit dem Urin vermischt**; Sediment wie Kaffeesatz; **wolkig**, **rauchig**, **eiweißhaltig**; **reichlich**, **dunkel oder schwarz**, **schmerzlos**. |

Kongestion und Entzündung der Eingeweide; Nieren, Blase, Lunge, Darm, Uterus; mit Blutung und Neigung zur Bösartigkeit.

Purpura haemorrhagica; frische Ekchymosen in großer Anzahl von Tag zu Tag (*Sulf-ac.*).

Aszites mit Anasarka, bei organischen Nierenschäden; Wassersucht nach Scharlach (*Apis*, *Hell.*, *Lach.*).

Blutungen; **aus dem Darm**, mit Ulzerationen; passive Blutungen, dunkel, mit Geschwürbildung oder Epitheldegeneration.

**Heftige brennende und ziehende Schmerzen in Nieren, Blase und Urethra** (*Berb.*, *Cann-s.*, *Canth.*).

Heftiges Brennen und Schneiden in der Blase; Tenesmus; empfindliches Hypogastrium; Zystitis und Restharn durch Blasenfundusatonie.

Albuminurie: akut, in frühen Stadien, wenn mehr Blut und Eiweiß vorhanden sind als Harnzylinder und Epithel; nach Diphtherie, Scharlach, Typhus.

Urin reich an Eiweiß und Blut, aber nur wenige Harnzylinder, wenn überhaupt; < durch Leben in feuchten Wohnungen.

Strangurie; spasmodische Harnverhaltung.

**VERWANDTSCHAFT:** Vergleichsmittel: *Alumen*, *Arn.*, *Ars.*, *Canth.*, *Lach.*, *Nit-ac.*

Wird als Prophylaktikum bei Malaria und Afrikanischen Fiebern empfohlen.

**Anmerkung des Übersetzers:**

**VERSCHLIMMERUNG:** Feuchtigkeit; Kälte; nachts; Liegen; Druck.

**BESSERUNG:** Bewegung.

# THERIDION CURASSAVICUM

Orangenspinne, Curaçaospinne / Araneideae  Weihepunkt: LG 19

Die Zeit vergeht zu schnell (zu langsam: *Arg-n.*, *Cann-i.*, *Nux-m.*).

Schwindel: **BEIM SCHLIESSEN DER AUGEN** (*Lach.*, *Thuja* – beim Öffnen: *Tab.* – beim Aufwärtsschauen: *Puls.*, *Sil.*); **DURCH JEDES, SELBST DAS GERINGSTE GERÄUSCH**; labyrinthärer Schwindel. – Kann sich nicht beeilen wegen Schwindel. – *U.-ST.*

Übelkeit: durch die geringste Bewegung und **besonders beim Schließen der Augen**; durch schnelles Fahren im Wagen.

Kopfschmerzen: zu Beginn einer Bewegung, wie von einem dumpfen, schweren Druck hinter den Augen; heftig, tief im Gehirn; < beim Hinlegen (*Lach.*); sehr viel < durch Schritte anderer oder durch die geringste Bewegung des Kopfes.

**JEDER LAUT SCHEINT DEN GANZEN KÖRPER ZU DURCHDRINGEN, VERURSACHT ÜBELKEIT UND SCHWINDEL.**

Chronischer Nasenkatarrh; Absonderung dick, gelb, grünlich, stinkend (*Puls.*, *Thuja*).

Zahnschmerzen; **jeder schrille Klang** fährt durch die Zähne.

**Seekrankheit** bei nervösen Frauen; **sie schließen die Augen**, um von den Schiffsbewegungen loszukommen, und ihnen wird sterbensübel.

Heftige Stiche nach oben in der linken Brust, unter der Schulter, erstrecken sich bis zum Hals (*Anis.*, *Pix*, *Sulf.*).

Schmerzen in allen Knochen, wie gebrochen.

Große Empfindlichkeit zwischen den Wirbeln, sitzt seitlich auf dem Stuhl, um Druck gegen die Wirbelsäule zu vermeiden (*Chin-s.*); < durch das geringste Geräusch und die geringste Erschütterung, selbst durch Schritte auf dem Boden.

**Für extreme nervöse Empfindlichkeit**; in Pubertät, Schwangerschaft und Klimakterium.

»Bei Rachitis, Karies, Nekrose dringt es offensichtlich zur Wurzel des Übels vor und vernichtet die Ursache.« – Dr. *BARUCH*.

Bewirkt häufig eine Heilung bei Phthisis florida, wenn es in den frühen Stadien der Krankheit gegeben wird.

Bei Skrofulose, wenn die bestgewählten Mittel keine Erleichterung verschaffen.

**VERWANDTSCHAFT:** folgt gut auf *Calc.* und *Lyc.*

**Anmerkung und Praxis-Tip des Übersetzers:**

**VERSCHLIMMERUNG:** Augenschließen. Geräusch, Lärm; Berührung; leiseste Bewegung. Fahren.

**BESSERUNG:** Ruhe; Wärme.

Über die Jahre entwickelte enorme Hypersensitivität.

Nervös-trockene Typen. Erregt schwatzhaft, leicht müde werdend, erhöhtes Schlafbedürfnis. Nach Schock keine Energie, morgens aufzustehen. Kopfschmerz über dem linken Auge < durch Reden, < durch warmes Trinken, < durch Flatulenz. Wenig Selbstvertrauen, wenig sexuelles Interesse.

Erektionen schwach, Pollutionen nachts und im Mittagsschlaf (jede Nacht: *Nat-p.* – unterdrückter Sex, Mönche, Lumbago: *Cob.*).

# THLASPI BURSA PASTORIS

Hirtentäschelkraut / Cruciferae

Reichliche passive Blutung aus jeder Körperöffnung; **Blut dunkel und klumpig**. – Folgen unterdrückter Uteruserkrankung. – *BURNETT*.

Metrorrhagie: mit heftigen Krämpfen und uteriner Kolik; bei Chlorose; nach Abort (vgl. Anmerkung zu *Caul.*), Wehen, Fehlgeburt; im Klimakterium; bei Gebärmutterkrebs (*Phos.*, *Ust.*).

Menses: zu früh; zu reichlich; sich lange hinziehend (8, 10, sogar 15 Tage); zögernder Beginn, am ersten Tag kaum ein Anzeichen; am zweiten Tag Kolik, Erbrechen, eine Blutung mit großen Klumpen; eine Periode sehr profus, die nächste weniger (GS X, S. 305).

Zu häufige und reichliche Blutung oder Verzögerung der Menses durch Inertia uteri; erschöpfend, erholt sich kaum von der einen Periode, ehe die nächste beginnt.

Leukorrhö: blutig, dunkel, stinkend; einige Tage vor und nach den Menses.

**VERWANDTSCHAFT:** Vergleichsmittel: *Sinapis*, *Trillium*, *Viburnum*, *Ustilago*. – *Croc.*, *Mill.*, *Urt-u.* – *U.-ST*.

Bei Blutungen, und besonders beim Nasenbluten, genügt es oft, wenn ein paar Samenkapseln oder ein grünes Blatt des Hirtentäschelkrauts in der hohlen Hand zerrieben werden (von *BÖNNINGHAUSEN*, Die Aphorismen des Hippokrates, Burgdorf-Verlag).

**Anmerkung des Übersetzers:**

Rückenschmerzen wie geprellt. Schmerzen zwischen den Schulterblättern.

Harnwege: häufiger Harndrang, phosphatreicher Urin, Harngrieß, Ziegelmehlsediment. Chronische Cystitis, Urethritis, Dysurie und Spasmen. Hämaturie. Nierenkoliken. Urin geht in kleinen Stößen ab.

Auffallendes ich-nahes Symptom: Verlangen nach Buttermilch.

# THUJA OCCIDENTALIS

Lebensbaum / Cupressaceae　　　　Weihepunkt: KG 12

Paßt für die hydrogene Konstitution nach v. *GRAUVOGL*, die durch Sykose verursacht wird.

*Thuja* zeigt die gleiche Beziehung zur Sykose nach *HAHNEMANN* – Feigwarzen, Kondylome und warzenartige Auswüchse von Haut und Schleimhäuten – wie *Sulfur* zur Psora oder *Mercur* zur Syphilis.

Wirkt gut bei phlegmatischer Veranlagung, bei sehr molligen Personen, dunkler Teint, schwarzes Haar, ungesunde Haut.

Beschwerden durch schlimme Folgen von Impfungen (*Ant-t.*, *Sil.*); von unterdrückter oder ungenügend behandelter Gonorrhö (*Med.*).

Fixe Ideen: als ob eine fremde Person an seiner Seite stünde; als wären Körper und Seele getrennt; als wäre ein lebendiges Tier im Abdomen; als stünde er unter dem Einfluß einer höheren Macht.

Geisteskranke Frauen wollen keine Berührung und keine Annäherung.

Schwindel beim **Schließen der Augen** (*Lach.*, *Ther.*).

Kopfschmerzen: als ob ein Nagel in den Scheitel getrieben würde (*Coff.*, *Ign.*) – oder als ob ein konvexer Knopf auf die betroffene Stelle gedrückt würde; schlimmer nach sexuellen Exzessen; Überhitzung; von Tee (*Sel.*); chronisch, oder sykotischen oder syphilitischen Ursprungs.

Weiße Kopfschuppen; trockenes Haar und Haarausfall.

Augen: Ophthalmie der Neugeborenen; sykotisch oder luetisch; **große Granulationen**, **wie Warzen oder Blasen**; besser in der Wärme und durch Einhüllen; wenn abgedeckt, Empfindung, als ob ein kalter Luftstrom durch sie hinausbliese.

Augenlider: verklebt über Nacht; trocken, schuppig an den Rändern; Gerstenkörner und Lidknorpeltumoren; Chalazion, dicke harte Knoten, wie kleine Kondylome; durch *Staphisagria* teilweise gebessert, aber nicht geheilt.

Ohren: chronische Otitis; Ausfluß purulent, wie faules Fleisch riechend; Granulationen, Kondylome; blaßrote Polypen, zellig, leicht blutend.

Chronischer Katarrh: nach Exanthemen; dicker grüner Schleim, Blut und Eiter (*Puls.*).

Zahnverfall an den Wurzeln, die Kronen bleiben gesund (*Mez.* – an den Rändern: *Staph.*); bröckeln, werden gelb (*Syph.*).

Ranula: bläulich, umgeben von Krampfadern; Krampfadern im Mund, unter der Zunge oder im Rachen (*Ambr.*) (GS X, S. 316).

Zahnschmerzen vom Teetrinken.

»Beim Nasenschneuzen Preßschmerz im hohlen Zahn oder an dessen Seite (*Culex*).« (v. *BÖNNINGHAUSEN*)

Abdomen: als ob ein Tier schreien würde; »hörbares Knurren im Unterleibe« (RAML V, (136)); Bewegung wie von etwas Lebendigem; etwas ragt hier und da hervor wie der Arm eines Foetus (*Croc.*, *Nux-m.*, *Sulf.*).

Quälender, brennender Schmerz in der linken Ovarialregion beim Gehen oder Reiten, muß sitzen oder liegen (*Croc.*, *Ust.*); schlimmer bei jeder Periode.

Obstipation: heftige Schmerzen im Rektum erzwingen das Einstellen der Bemühungen; »beim Stuhlgange, heftiger Schmerz im Mastdarme, dass sie ablassen musste« (RAML V, 124); **Stuhl schlüpft zurück, nachdem er teilweise herausgepreßt ist** (*Sanic.*, *Sil.*).

Hämorrhoiden geschwollen, **schmerzen am meisten beim Sitzen**.

Diarrhö: frühmorgens; gewaltsam mit vielen Winden herausschießend (*Aloe*); **gurgelnd, wie Wasser aus einem Spundloch**; schlimmer nach dem Frühstück, nach Kaffee, fettem Essen, Impfung, Zwiebeln.

Anus eingerissen, schmerzhaft bei Berührung, umgeben von flachen Warzen oder feuchtschleimigen Kondylomen.

Koitus verhindert durch außerordentliche Empfindlichkeit der Vagina (*Plat.* – durch Trockenheit: *Lyc.*, *Lyss.*, *Nat-m.*).

Haut: schmutziges Aussehen; braune oder bräunlichweiße Flecken hier und dort; **Warzen, groß, absiedelnd, gestielt** (*Staph.*); Ausschläge nur an bedeckten Stellen, brennen nach Kratzen.

Gefühl, wie wenn das Fleisch von den Knochen geschlagen wäre (*Phyt.* – wie geschabt: *Rhus-t.*).

Empfindung nach dem Wasserlassen, als tröpfle Urin durch die Harnröhre; scharfes Schneiden **bei Beendigung der Miktion** (*Sars.*).

Frösteln, in den Oberschenkeln beginnend.

Schweiß: **nur an unbedeckten Körperteilen**; oder überall **außer am Kopf** (umgekehrt: *Sil.*); **im Schlaf, hört beim Erwachen auf** (umgekehrt: *Samb.*); reichlich, saurer Geruch, stinkend, nachts.

Schweiß an den Genitalien riecht nach Honig.

Beim Gehen Gefühl, als wären die Beine aus Holz.

Empfindung, als wäre der Körper, besonders die Glieder, **AUS GLAS UND KÖNNTE LEICHT ZERBRECHEN**.

**Unterdrückte Gonorrhö: Ursache für Gelenkrheuma** (Monarthritis! – *U.-ST.*); Prostatitis; Sykosis; Impotenz, Kondylome und viele konstitutionelle Beschwerden.

Nägel: verformt, spröde (*Ant-c.*).

**VERWANDTSCHAFT:** ergänzt durch: *Med.*, *Sabin.*, *Sil.* Vgl.: *Cann-s.*, *Canth.*, *Cop.*, *Staph.* Für Warzen am Präputium ist *Cinnabaris* vorzuziehen. Folgt gut nach *Med.*, *Merc.*, *Nit-ac.*

**VERSCHLIMMERUNG:** nachts; durch Bettwärme; um 3 Uhr und 15 Uhr; von kalter, feuchter Luft; von Schlafmitteln.

**Praxis-Tip des Übersetzers:**

Übergewichtige Babies.

Nach Pierre *SCHMIDT* soll immer bei Viruskrankheiten an *Thuja* gedacht werden, wenn keine handfesten Symptome vorhanden sind.

T. P. *PASCHERO* beschreibt seine *Thuja*-Patienten als sicher und selbständig mit eigennütziger, kalt berechnender Ich-Hypertrophie, wobei eine schützende und ausgleichende Art mit Schuldgefühlen und Reizbarkeit abwechselt. Bei instinktiven Entgleisungen mahnt sofort die Moral. Vergißt Konkretes. Mißtrauisch, Furcht vor Fremden, deshalb distanziert. Informationen werden nur angedeutet, um den Arzt zu testen, wie weit er darauf eingeht, und weil die eigenen Vermutungen angezweifelt werden.

## TRILLIUM PENDULUM

Amerikanische Waldlilie / Liliaceae

Hämorrhagie: reichlich, sowohl aktive als auch passive Blutung, gewöhnlich hellrot; aus Nase, Lungen, Nieren und Uterus (*Ip.*, *Mill.*).

Tendenz zu Fäulnis der Säfte.

Nasenbluten: reichlich, passiv, hellrot.

Blutung aus der Zahnhöhle nach dem Zahnziehen (*Ham.*, *Kreos.*).

Menses: **REICHLICH, ALLE ZWEI WOCHEN, EINE WOCHE ODER LÄNGER DAUERND** (*Calc-p.*); nach Überanstrengung oder einer zu langen Fahrt.

**GEBÄRMUTTERBLUTUNG MIT OHNMACHT.**

Menorrhagie: Regel **reichlich**, **herausschießend**, **hellrot**; **bei der geringsten Bewegung** (*Sabin.*); durch verlagerten Uterus; **im Klimakterium**; **alle zwei Wochen**, dunkel, klumpig (*Thlas.*, *Ust.*).

Hämoptö: beginnende Phthisis, mit blutigen Sputa; in fortgeschrittenen Stadien mit reichlichem eitrigem Auswurf und beschwerlichem Husten.

Gefühl, als ob Hüften und Kreuz auseinanderfielen, Verlangen, sie fest zusammenzubinden (GS X, S. 341); als ob die Sakroiliakalgelenke auseinanderfielen; als wären die Beckenknochen gebrochen (*Aesc.*); mit Blutung.

Reichliche uterine Blutung im Klimakterium; mit äußerster Erschöpfung, Schwindel, **Trübsehen**, Herzklopfen, **Verstopfungsgefühl und Geräuschen in den Ohren** (*Form.*) und schmerzhaftem Schwächegefühl in der Magengrube. Klimakterium mit Schwachsichtigkeit, ängstlichem Aussehen, blaß, **schwach**, Blutung kehrt alle zwei Wochen wieder (GS X, S. 341).

**VERWANDTSCHAFT:** komplementär: *Calc-p.* bei Menstruations- und hämorrhagischen Beschwerden.

Vergleichsmittel: *Chin.*, *Bell.*, *Kali-c.*, *Mill.*, *Lach.*, *Sep.*, *Sulf.*, *Thlas.*, *Ust.*

**Anmerkung des Übersetzers:**

**VERSCHLIMMERUNG:** Bewegung. Klimakterium.

**BESSERUNG:** Anstrengung in frischer Luft. Feste Bandagen. Vorwärtsbeugen.

# TUBERCULINUM / BACILLINUM

Tuberkelbakterienhaltiger Eiter aus einem Tuberkel-Abszeß / Nosode

Die Potenzen von *FINCKE* und *SWAN* waren aus einem Eitertropfen präpariert, der aus einem Lungentuberkulose-Abszeß oder -Sputum gewonnen war. Die Potenzen von *HEATH* stammten von einer tuberkulösen Lunge, in der mikroskopisch Tuberkulosebakterien nachgewiesen wurden. Daraufhin waren die ersteren *Tuberculinum*, die letzteren *Bacillinum* genannt worden. Beide Präparationen sind zuverlässig und wirksam.

Geeignet für Personen mit hellem Teint; Blauäugige und Blonde eher als Brünette; groß, schlank, flache, enge Brust; geistig aktiv und frühreif, körperlich schwach; die tuberkulinische Diathese.

Wenn bei Tuberkulose in der Familienanamnese **das bestangezeigte Mittel nicht hilft oder keine Dauerwirkung zeigt**; der Name der Krankheit spielt dabei keine Rolle.

**STÄNDIGER SYMPTOMENWECHSEL**; Beschwerden befallen ein Organ, dann ein anderes – Lungen, Hirn, Nieren, Leber, Magen, Nervensystem – beginnen plötzlich und hören plötzlich auf.

**ERKÄLTET SICH LEICHT, OHNE ZU WISSEN WIE UND WO**; scheint sich jedesmal zu erkälten, ›wenn er zum Luftschnappen nach draußen geht‹ (*Hep.*).

**SCHNELLE UND AUSGEPRÄGTE ABMAGERUNG**; fällt vom Fleisch, obwohl er gut ißt (*Abrot.*, *Calc.*, *Con.*, *Jod.*, *Nat-m.*).

Melancholisch, verzweifelt; mürrisch, reizbar, übellaunig, verdrießlich; schweigsam, schmollend; von Natur aus liebenswürdig veranlagt, ist er nun am Rande des Wahnsinns.

Alles im Raum erscheint fremd, als wäre er an einem fremden Ort.

Kopfschmerzen: chronisch, tuberkulös; Schmerzen stark, scharf, schneidend, von oberhalb des re. Auges zum Hinterkopf; wie von einem eisernen Reifen um den Kopf (*Anac.*, *Sulf.*); wenn das bestgewählte Mittel nur palliativ wirkt.

Schulmädchen-Kopfschmerz: < durch Lernen oder selbst leichte geistige Anstrengung; bei Gebrauch der Augen in Naharbeit, und wenn keine Besserung durch eine Brille; bei Tuberkulose in der Anamnese.

Akute zerebrale oder basilare Meningitis mit drohendem Erguß; nächtliche Halluzinationen; erwacht erschreckt und schreiend aus dem Schlaf; wenn *Apis*, *Hell.* oder *Sulfur* trotz guter Indikationen nicht durchziehen.

Haufen kleiner Geschwüre, sehr schmerzhaft, erscheinen nacheinander in der Nase; **grüner, stinkender Eiter** (*Sec.*).

Plica polonica; eine Reihe schlimmer Fälle wurde dauerhaft geheilt, nachdem *Borax* und *Psorinum* versagt hatten.

Diarrhö: frühmorgens, plötzlich, imperativ (*Sulf.*); Abmagerung, obwohl er gut ißt (*Jod.*, *Nat-m.*); Stuhl dunkel, braun, wäßrig, übelriechend; gewaltsam abgehend; große Schwäche und reichliche Nachtschweiße.

Menses: zu früh; zu reichlich; zu lang; zögernder Eintritt; mit gräßlicher Dysmenorrhö; bei Patienten mit Tuberkulose in der Anamnese.

Der tuberkulöse Primärkomplex beginnt in der Lungenspitze, gewöhnlich in der linken (*Phos.*, *Sulf.*, *Ther.*).

Ekzem: knötchenförmig über den ganzen Körper; starker Juckreiz, < abends beim Ausziehen, durch Baden; enorme Mengen weißer, kleieartiger Schuppen; nässend hinter den Ohren, im Haar, in Hautfalten schmerzhaft und wund; feuerrote Haut. Trichophytie*.

**VERWANDTSCHAFT:** komplementär: *Psor.*, *Sulf.* Wenn *Psor.*, *Sulf.* oder das bestgewählte Mittel nicht durchzieht oder dauerhaft wirkt; *Tub.* folgt *Psor.* als konstitutionelles Mittel bei Heuschnupfen und Asthma. *Belladonna* kommt bei tuberkulinischen Krankheiten für akute, kongestive oder entzündliche Attacken in Frage. *Hydrastis*

---

*Engl. »ringworm«, vgl. Anmerkungen zu *Nat-m.* und *Sanicula*

verbessert (erhöht) das Gewicht bei mit *Tuberculinum* geheilten Patienten.

**Anmerkung und Praxis-Tip des Übersetzers:**

**VERSCHLIMMERUNG: geschlossene Räume**; Bewegung; Anstrengung.

Feuchtkaltes Wetter; Wetterwechsel; Zugluft.

Erwachen; Geräusche; Aufregungen; wenn er daran denkt; Gürteldruck.

**BESSERUNG:** kalter Wind; frische Luft.

Wenn das Mittel als Nosode nach klinischen Diagnosen eingesetzt wird, bringt es unnötige Unruhe in den Fall. Nach der Simile-Regel angewandt, wirkt es zuverlässig. Reiselust, häufiger Ortswechsel. Asthma zu Hause bei Extrem-Bergsteigern mit Verlangen nach Speck. Neurodermitis-Kinder aus Allergikerfamilien mit Lust auf Gewürztes, Geräuchertes und Speiseeis. Boshafte Kinder, die absichtlich Verbote übertreten und mit ihren Wutanfällen die Familie tyrannisieren. Zerbricht mit Schadenfreude kostbare Dinge, an denen andere hängen. Furcht oder Ekel vor Hunden und Katzen; Tierhaarallergie.

## VALERIANA

Baldrian / Valerianaceae

Außerordentliche nervöse Erregbarkeit; hysterisches, nervöses Temperament (*Ign.*, *Puls.*); Menschen mit überwiegend intellektuellen Fähigkeiten; wechselhafte Stimmung.

Rote Körperteile werden weiß (*Ferr.*).

Fühlt sich leicht, wie in der Luft schwebend (*Asar.*, *Lac-c.* – als ob die Beine schwebten: *Sticta*).

Überempfindlichkeit aller Sinne (*Cham.*, *Nux-v.*).

Gefühl von großer Kälte im Kopf (auf dem Scheitel: *Sep.*, *Verat.*).

Gefühl, als ob ein Faden im Hals herunterhinge (auf der Zunge: *Nat-m.*, *Sil.*).

Kind erbricht: **geronnene Milch**, **in großen Klumpen**; dasselbe im Stuhl (*Aeth.*); **sobald es gestillt wurde**, **nachdem die Mutter zornig war**.

Ischialgie: Schmerz < **IM STEHEN und wenn der Fuß auf dem Boden ruht** (*Bell.*); beim Ausstrecken des Beins, während des Ausruhens von vorausgegangener Anstrengung; > beim Gehen.

**VERWANDTSCHAFT:** Vergleichsmittel: *Asaf.*, *Asar.*, *Croc.*, *Ign.*, *Lac-c.*, *Spig.*, *Sulf.*

Nach Mißbrauch von Kamillentee.

Gegen Schmerzen in den Fersen: *Agar.*, *Caust.*, *Cycl.*, *Led.*, *Mang.*, *Phyt.*

**Anmerkung des Übersetzers:**

**VERSCHLIMMERUNG: Ruhe**; **Stehen**; Aufregung; abends.

**BESSERUNG:** Lagewechsel; Herumgehen; Reiben.

# VARIOLINUM

Eiter aus Pockenpusteln / Nosode

Ist bisher nur unvollständig geprüft.

Hat die gleiche Beziehung zu Pocken wie Antitoxin zu Diphtherie.

Ein ausgedehnter klinischer Bericht von kompetenten und zuverlässigen Beobachtern bezeugt seinen Heilungswert bei Variola – einfache, zusammenfließende und bösartige – ebenso wie bei Variolois und Windpocken.

Es hat hervorragende Wirkung in allen Potenzen von der C 6 bis zur CM gezeigt.

Als ein Prophylaktikum für oder als Schutz gegen Pocken ist es der einfachen Impfung weit überlegen und absolut sicher vor den Folgeschäden, besonders vor septischen und tuberkulösen Infektionen. Der Nutzen der potenzierten Arznei ist der Stein des Anstoßes für den Materialisten. Aber ist dies schwieriger zu verstehen als die infektiöse Natur von Pocken, Masern oder Keuchhusten? Diejenigen, die sie nicht verwendet haben, sind ebenso wie diejenigen, die das Gesetz der Ähnlichkeit nicht experimentell geprüft haben, keine kompetenten Zeugen. Man teste es und gebe die Fehlschläge der Welt bekannt.

**Anmerkung des Übersetzers:**

**ALLGEMEINE SCHMERZEN: < im Rücken, im Nacken und in den Beinen**; wie wenn der Rücken durchbricht.

Sklerotische Ablagerungen in den Gefäßen und im Rückenmark.

Grünsehen beim Aufrichten.

Alle Gerüche verursachen Übelkeit.

Geschmack eitrig, wie Kupfer.

Streckt die Zunge während des Schlafes heraus.

Brechwürgen nach Nahrungsaufnahme.

Blähsucht, aufgeblasen, sieht aus wie schwanger.

Als ob Käfer unter der Haut krabbelten (*Coca*).

Palmarekzem.

**PUSTULÖSE AUSSCHLÄGE** mit üblem Geruch. Windpocken.

Herpes zoster und Zosterneuralgien. Geschwüre wie mit der Kelle ausgeschöpft.

Wie wenn kaltes Wasser den Rücken hinunterläuft.

Heftiger Schüttelfrost. Hohes Fieber. Übelriechende Schweiße.

**VERSCHLIMMERUNG:** Bewegung. Pockenimpfung.

In den USA wurde die Pockenimpfung abgeschafft, nachdem maligne sarkomatöse Entartungen der Impfnarben wiederholt beobachtet worden waren und homöopathische Ärzte auf ihre guten Ergebnisse mit Statistiken verweisen konnten. – Jost *KÜNZLI*.

# VERATRUM ALBUM

Weiße Nieswurz / Liliaceae — Weihepunkt: KG 14; de la Fuye: Di 4, Du 7

Für Kinder und alte Leute; **die Extreme des Lebens**; Personen, die gewohnheitsmäßig frieren und mangelhafte Reaktionsfähigkeit aufweisen; junge Menschen mit nervös-sanguinischem Temperament.

Geeignet für Erkrankungen mit **RAPIDEM ABSINKEN DER LEBENSKRAFT; VÖLLIGE ENTKRÄFTUNG; KOLLAPS.**

**KALTER SCHWEISS AUF DER STIRN** (am ganzen Körper: *Tab.*); bei nahezu allen Beschwerden.

Kann es nicht ertragen, allein gelassen zu werden; lehnt es aber hartnäkkig ab, zu reden.

Glaubt, schwanger zu sein oder bald entbunden zu werden.

Manie mit Verlangen, alles zu zerschneiden und zu zerreißen, besonders Kleider (*Tarant.*); mit obszönen, unzüchtigen Reden; erotische oder religiöse Manie (*Hyos.*, *Stram.*) – Wochenbettpsychose. – *U.-ST.*

Ohnmachtsanfälle von der geringsten Anstrengung (*Carb-v.*, *Sulf.*); äußerste Schwäche.

Ohnmachtsartiges Schwächegefühl während Hämorrhagie (Ohnmacht: *Trillium*).

Gefühl **eines Eisklumpens am Scheitel**, mit Frösteln (*Sep.*); wie von Hitze und Kälte zur gleichen Zeit auf der Kopfhaut; als ob das Hirn in Stücke gerissen würde.

Gesicht: **BLASS, BLAU, EINGEFALLEN; ZÜGE EINGESUNKEN, HIPPOKRATISCH**; rot im Liegen, wird blaß beim Aufstehen (*Acon.*).

Durst: stark, unstillbar, auf große Mengen sehr kaltes Wasser und saure Getränke; will nur Kaltes.

Verlangen **nach Saurem oder erfrischenden Dingen** (*Ph-ac.*).

**Eisige Kälte:** an Gesicht, Nasenspitze, Füßen, Beinen, Händen, Armen und vielen anderen Körperteilen. Kältegefühl im Bauch (*Colch.*, *Tab.*).

**HEFTIGES ERBRECHEN MIT REICHLICHEM DURCHFALL.**

Erbrechen: sehr heftig mit Übelkeit und großer Schwäche; < durch Trinken (*Ars.*); bei der geringsten Bewegung (*Tab.*); mit nachfolgender großer Schwäche.

Schneidender Schmerz im Bauch wie von Messern.

Cholera*: Erbrechen und Stuhlentleerung; Stühle reichlich, wäßrig, herausschießend, schwächend; nach Schreck (*Acon.*).

Diarrhö: häufig, grünlich, wäßrig, herausschießend; gemischt mit Flocken; schneidende Kolik mit in Händen und Füßen beginnenden Krämpfen, die sich überallhin ausbreiten; erschöpfend, nach Schreck; < bei der geringsten Bewegung; mit Erbrechen, kaltem Schweiß auf der Stirn und nachfolgender Schwäche (*Ars.*, *Tab.*).

Obstipation: kein Drang; Stühle großkalibrig, hart (*Bry.*, *Sulf.*); in runden, schwarzen Bällen (*Chel.*, *Op.*, *Plb.*); durch untätiges Rektum; häufiger Drang wird im Epigastrium empfunden (*Ign.* – im Rektum: *Nux-v.*); schmerzhaft bei Säuglingen und Kindern, nach *Lyc.* und *Nux-v.*

Dysmenorrhö: mit Erbrechen und Stuhlentleerungen oder erschöpfender Diarrhö mit kaltem Schweiß (*Am-c.*, *Bov.*); ist bei jeder Regel so schwach, daß sie zwei Tage lang kaum stehen kann (*Alum.*, *Carb-an.*, *Cocc.*).

Schlimme Folgen von Opiumessen und Tabakkauen.

Schmerzen in den Gliedern bei feuchtem Wetter, verschlimmern sich in der Bettwärme, besser bei fortgesetztem Gehen.

**Bei kongestivem oder bösartigem intermittierendem Fieber mit extremer Kälte**, Durst, **kaltes, eingefallenes Gesicht**; Haut kalt und feucht, große Schwäche; kalter Schweiß auf der Stirn und totenblaß im Gesicht.

---

*Engl. »cholera«: 1. früher eine unspezifische Bezeichnung für verschiedene gastrointestinale Störungen
2. Cholera asiatica, Erreger: Vibrio comma

**VERWANDTSCHAFT:** nach: *Ars.*, *Arn.*, *Chin.*, *Cupr.*, *Ip.*

Nach *Camph.* bei Brechdurchfällen und Cholera. Nach *Am-c.*, *Carb-v.* und *Bov.* bei Dysmenorrhö mit Erbrechen und Stuhlabgang.

**VERSCHLIMMERUNG:** durch die geringste Bewegung; nach Trinken; vor und während der Regel; während des Stuhlgangs; beim Schwitzen; nach Schreck. – Wochenbett. – *U.-ST.*

Vertreibt häufig schlimme Folgen von exzessivem Gebrauch von Alkohol und Tabak.

**Anmerkung und Praxis-Tip des Übersetzers:**

**BESSERUNG:** heiße Getränke. Herumgehen. Zudecken. Liegen.

Überaktive Kinder, malen, singen, spielen ohne Unterlaß.

Ziellose Aktivität bei Erwachsenen. Irrt sich bezüglich seiner Identität. Überaus kritisch und tadelsüchtig. Er ist der einzig Gesunde, alle anderen sind verrückt.

# VERATRUM VIRIDE

Grüne Nieswurz / Liliaceae Weihepunkt: N 25 li.

Für vollblütige, plethorische Menschen.

Blutandrang, besonders **ZUR SCHÄDELBASIS, zu Brust, Wirbelsäule und Magen**.

Heftige Schmerzen begleiten die Entzündungen.

Akuter Rheumatismus, hohes Fieber, voller, harter, schneller Puls, starke Schmerzen in Gelenken und Muskeln (*Bry.*, *Sal-ac.*); spärlicher, roter Urin.

Kind zittert, zuckt, drohende Konvulsionen; ständiges Rucken oder Nikken des Kopfes.

Nervöser Kopfschmerz oder Migräne; Blutandrang durch unterdrückte Menses; stark, fast apoplektisch, mit heftiger Übelkeit und Erbrechen.

Apoplexie infolge von Blutüberfülle, heißer Kopf, blutunterlaufene Augen, belegte Stimme, **langsamer**, **voller Puls**, **hart wie Eisen**.

Konvulsionen: getrübtes Sehen; **BASILARMENINGITIS**; Kopf nach hinten gezogen; Kind dicht an Spasmen.

Zerebrospinale Krankheiten; mit Spasmen, erweiterten Pupillen, tetanischen Konvulsionen; Opisthotonus; **feucht-kalter**, **klebriger Schweiß**.

Sonnenstich, Kopf voll, Pochen der Arterien, geräuschempfindlich; Doppeltsehen oder Halbsehen (*Gels.*, *Glon.*).

Zunge: weiß oder gelb mit **ROTEM STREIFEN IN DER MITTE**; trockener oder feuchter, weißer oder gelber Belag, oder auf beiden Seiten kein Belag; fühlt sich verbrüht an (*Sang.*).

Puls: steigt plötzlich an und sinkt allmählich bis unter normal; **langsam**, **weich**, **schwach**; unregelmäßig, intermittierend (*Dig.*, *Tab.*).

*Veratrum viride* sollte nicht einfach gegeben werden, um ›den Puls herunterzubringen‹ oder ›die Herztätigkeit zu kontrollieren‹, sondern, wie jedes andere Mittel auch, für die Totalität der Symptome.

## Praxis-Tip des Übersetzers:

Nach Kurt *WIENER* wichtigstes Mittel bei Poliomyelitis neben *Gels.* und *Lathyrus sativus*.

# ZINCUM METALLICUM

Zink / Element Weihepunkt: M 12 re., KS 6, LG 19

Personen, die an zerebraler und nervöser Erschöpfung leiden; **MANGEL AN LEBENSKRAFT**; **mangelnde Gehirn- oder Nervenkraft**; zu schwach, um Exantheme oder die Menses hervorzubringen, auszuhusten, zu urinieren; zu verstehen, sich zu erinnern.

**UNAUFHÖRLICHES UND HEFTIGES UNRUHEGEFÜHL IN DEN FÜSSEN ODER UNTEREN EXTREMITÄTEN; MUSS SIE STÄNDIG BEWEGEN.**

Fühlt sich immer in jeder Hinsicht besser, **sobald die Regelblutung einsetzt**; **sie erleichtert alle ihre Leiden**; diese kehren aber wieder, sobald die Blutung aufhört.

Bei zerebralen Affektionen: bei drohender Gehirnlähmung; wo die natürliche Heilkraft zu schwach ist, um Exantheme zu entwickeln (*Cupr.*, *Sulf.*, *Tub.*); bei Hydrocephalus.

Kind wiederholt alles, was zu ihm gesagt wird.

Kind schreit im Schlaf auf; der ganze Körper zuckt im Schlaf; wacht erschreckt auf, schreckt hoch, **rollt den Kopf von einer Seite auf die andere**; Gesicht abwechselnd blaß und rot.

Konvulsionen: während des Zahnens, **MIT BLASSEM GESICHT**, **KEINE HITZE**, mit Ausnahme vielleicht des Hinterkopfes, kein Temperaturanstieg (umgekehrt: *Bell.*); Rollen der Augen; Zähneknirschen.

Automatische Bewegung von Händen und Kopf, oder einer Hand und des Kopfes (*Apoc.*, *Bry.*, *Hell.*).

Chorea: durch unterdrückten Ausschlag; durch Schreck.

**HUNGER:** Heißhunger gegen 11 oder 12 Uhr (*Sulf.*); **große Gier beim Essen**; kann nicht schnell genug essen (beginnende Gehirnerkrankung bei Kindern).

Exzessives nervöses Bewegen der Füße im Bett Stunden nach dem Hinlegen, sogar im Schlaf.

Füße schweißig und um die Zehen wund; stinkender, unterdrückter Fußschweiß; sehr nervös.

Frostbeulen, schmerzhaft, < durch Reiben.

Spinale Affektionen; **Brennen entlang der ganzen Wirbelsäule**; Rükkenschmerzen, **viel < durch Sitzen**, > durch Umhergehen (*Cob.*, *Puls.*, *Rhus-t.*).

Spinale Reizung; große Entkräftung.

Kann Berührung des Rückens nicht ertragen (*Chin-s.*, *Tarant.*, *Ther.*).

Kann **nur** nach hinten gebeugt sitzend **Harn ausscheiden**.

Zucken und Rucken einzelner Muskeln (*Agar.*, *Ign.*).

»Muskel-Zucken hie und da am Körper. Fippern in verschiedenen Muskeln. Fippern und Zucken in verschiedenen Muskel-Theilen. Viel sichtbares Zucken am Körper und im Gesichte. Sichtbares Zucken in beiden Armen und Händen. Heftiges Zittern aller Glieder.« (CK V, 1246 - 1251)

Schwäche und Zittern der Extremitäten; der Hände beim Schreiben; während der Menses.

Kann während eines Schweißausbruchs keine Bedeckung vertragen.

»Nacht-Schweiss, die ganze Nacht, mit Hitze; sie konnte keine Decke leiden.« (CK V, 1373)

**VERWANDTSCHAFT:** vgl.: *Hell.*, *Tub.* bei beginnenden Gehirnerkrankungen durch unterdrückte Ausschläge.

**VERSCHLIMMERUNG:** vieler Symptome durch den Genuß von Wein, selbst einer kleinen Menge (*Alum.*, *Con.*).

»Wein erhöht sehr fast alle Beschwerden, selbst wenn sie schon durch Kampher getilgt schienen.« (CK V, 1241)

**BESSERUNG:** Symptome der Brust: durch Aushusten; der Blase: durch Urinieren; des Rückens: durch Samenergüsse (< durch: *Cob.*); allgemein: durch Regelblutung. Wird gut gefolgt von *Ign.*, aber nicht von *Nux-v.*, welches nicht paßt.

**FEINDLICH:** *Cham.* und *Nux-v.* sollten weder vorher noch nachher verwendet werden.

**Anmerkung des Übersetzers:**

**ÜBELKEIT:** Würgen mit Erbrechen bitteren Schleims und zuletzt des Gegessenen unter Hustenstößen, Wärmegefühl im Bauch, Schweiß, Frösteln über die Arme, Schütteln des Körpers, leerem Aufstoßen, Schlucksen, Kollern und Kneifen im Bauch. Besser bei Gekrümmtsitzen, beim Aufrichten sofort schlechter.

# Index der Arzneien